CORRER ES ALGO MÁS

El papel utilizado para la impresión de este libro ha sido fabricado a partir de madera procedente de bosques y plantaciones gestionadas con los más altos estándares ambientales, garantizando una explotación de los recursos sostenible con el medio ambiente y beneficiosa para las personas. Por este motivo, Greenpeace acredita que este libro cumple los requisitos ambientales y sociales necesarios para ser considerado un libro «amigo de los bosques». El proyecto «Libros amigos de los bosques» promueve la conservación y el uso sostenible de los bosques, en especial de los Bosques Primarios, los últimos bosques vírgenes del planeta.

Papel certificado por el Forest Stewardship Council®

Primera edición: marzo de 2017

© 2017, Motorpress Rodale, S.L.
© 2017, Isabel del Barrio
© 2017, Penguin Random House Grupo Editorial, S.A.U.
Travessera de Gràcia, 47-49. 08021 Barcelona

Penguin Random House Grupo Editorial apoya la protección del *copyright*.
El *copyright* estimula la creatividad, defiende la diversidad en el ámbito de las ideas y el conocimiento, promueve la libre expresión y favorece una cultura viva. Gracias por comprar una edición autorizada de este libro y por respetar las leyes del *copyright* al no reproducir, escanear ni distribuir ninguna parte de esta obra por ningún medio sin permiso. Al hacerlo está respaldando a los autores y permitiendo que PRHGE continúe publicando libros para todos los lectores.
Diríjase a CEDRO (Centro Español de Derechos Reprográficos, http://www.cedro.org) si necesita fotocopiar o escanear algún fragmento de esta obra.

Printed in Spain - Impreso en España

Diseño: Meritxell Mateu / Penguin Random House Grupo Editorial
Fotografías: Sebas Romero / Black&Rad, Barcelona;
con la excepción de pp. 9 y 194, cedidas por la autora;
y pp. 67, 68 y 69 © Motorpress-Rodale, S. L.
Maquetación: Roser Colomer

ISBN: 978-84-16449-77-4
Depósito legal: B-2211-2017

Impreso en Soler Talleres Gráficos
Esplugues de Llobregat (Barcelona)

DO4977C

Penguin Random House Grupo Editorial

ISABEL DEL BARRIO

CORRER ES ALGO MÁS

ESTAR EN FORMA PARA CORRER, Y NO AL REVÉS
CALIDAD DE MOVIMIENTO Y PREVENCIÓN DE LESIONES

Grijalbo

ÍNDICE

8   **PRÓLOGO, POR CRISTINA MITRE**
      Las razones que nos llevan a crear algo diferente y único, y los objetivos principales. El ser humano como animal corredor por naturaleza: estamos hechos para correr y somos animales de resistencia. Mi concepto sobre reaprender a correr

10   **INTRODUCCIÓN: ALGO MÁS QUE CORRER**
      Introducción
11   Correr... ¿por qué?

14   **CAPÍTULO 1: *CORE POWER* O EL NÚCLEO DE TODO**
16   El *core* en tu vida
18   ¿Por qué es tan importante el *core*?
20   ¿Cómo y cuándo entrenamos esta zona del cuerpo?

26   **CAPÍTULO 2: LA POSTURA**
28   ¿Qué postura adoptas ante las cosas?
30   La postura del corredor
33   La postura en la carrera
35   La práctica

42   **CAPÍTULO 3: CONSTRUIR UNA BUENA BASE**
46   Construir una buena base aeróbica y muscular
50   ¿Qué es crear una buena base aeróbica?
55   Conclusión

56   **CAPÍTULO 4: LOS PIES. LA HERRAMIENTA PRINCIPAL DEL CORREDOR**
59   Los pies
63   *Fit Feet*
64   ¿Por qué es importante ejercitar los pies y activar la fascia plantar?
66   *Feet Training*: pies fuertes y flexibles. Corre mejor

70   **CAPÍTULO 5: *BE FLEXIBLE. ADAPTABILITY***
74   Flexibilidad
76   Menos es más
77   Incluir el trabajo de flexibilidad en los planes de entrenamiento
79   ¿Qué ejercicios podemos hacer?

84   **CAPÍTULO 6: *DON'T UPSET THE RHYTHM* / QUE EL RITMO NO PARE**
87   Ritmo y cadencia de carrera
92   Trabajar la cadencia
94   Para saber más
94   *Tip* Cadencia

- **96 CAPÍTULO 7: LA FUERZA**
  - 99 La fuerza
  - 100 Programa de entrenamiento de fuerza
  - 101 Objetivos básicos de un entrenamiento de fuerza
- **108 CAPÍTULO 8: *TRAIN THE MOVEMENT, NOT JUST THE MUSCLE***
  - 110 Lo que suele ocurrir...
  - 113 Entrenar los patrones de movimiento de la carrera y mejorar el control dinámico y estabilidad
  - 114 Sobre la estabilización
  - 114 ¿Cómo integrar esto en los deportistas corredores?
- **120 CAPÍTULO 9: *TRAIN SMART. TRAIN YOUR MIND***
  - 123 Cuando la cabeza lo es todo
  - 126 Entrenar con cabeza
  - 132 Entreno mental: *Mental fitness*
  - 135 Consejos para entrenar nuestra mente
- **138 CAPÍTULO 10: ENTRENAMIENTO CRUZADO**
  - 142 ¿Qué es el entrenamiento cruzado?
  - 144 Nosotros corremos, ¿qué más podemos hacer?
- **146 CAPÍTULO 11: CUESTIÓN DE PRINCIPIOS**
  - 148 Tus principios básicos
- **150 CAPÍTULO 12: NUTRICIÓN, DESCANSO Y PREPARADOR FÍSICO**
  - 154 Nutrición. Rindes tal cual te alimentas
  - 157 Descansar y dormir: no te prives de estos placeres
  - 162 Tu entrenador, tu mejor aliado
  - 162 ¿Cuerpo en forma, cuerpo sano?
- **166 GUÍA DE EJERCICIOS *FIT4RUNNING***
  - 169 1. Calentamiento: estiramientos dinámicos - activación
  - 174 2. Estabilidad, *core* y corrección postural
  - 181 3. Pies fuertes y flexibles
  - 183 4. Fuerza de tren inferior
  - 191 5. Estiramientos dinámicos - secuencia de saludos al sol
- **192 MOTÍVATE**
  - 194 Expertos: ayudan, enseñan e inspiran
  - 203 Secuencia de los saludos al sol. Beneficios
- **208 ANEXOS**
  - 210 La ITV del deportista: la prueba de esfuerzo
  - 212 Consejos para tus primeras zancadas
  - 218 Consejos para las semanas pre- y poscompetición
  - 222 Agradecimientos
  - 224 Bibliografía y biografía de la autora

«El movimiento es vida. Mejorando la calidad de movimiento, mejorará la calidad de vida.»

Isabel del Barrio

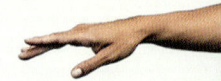

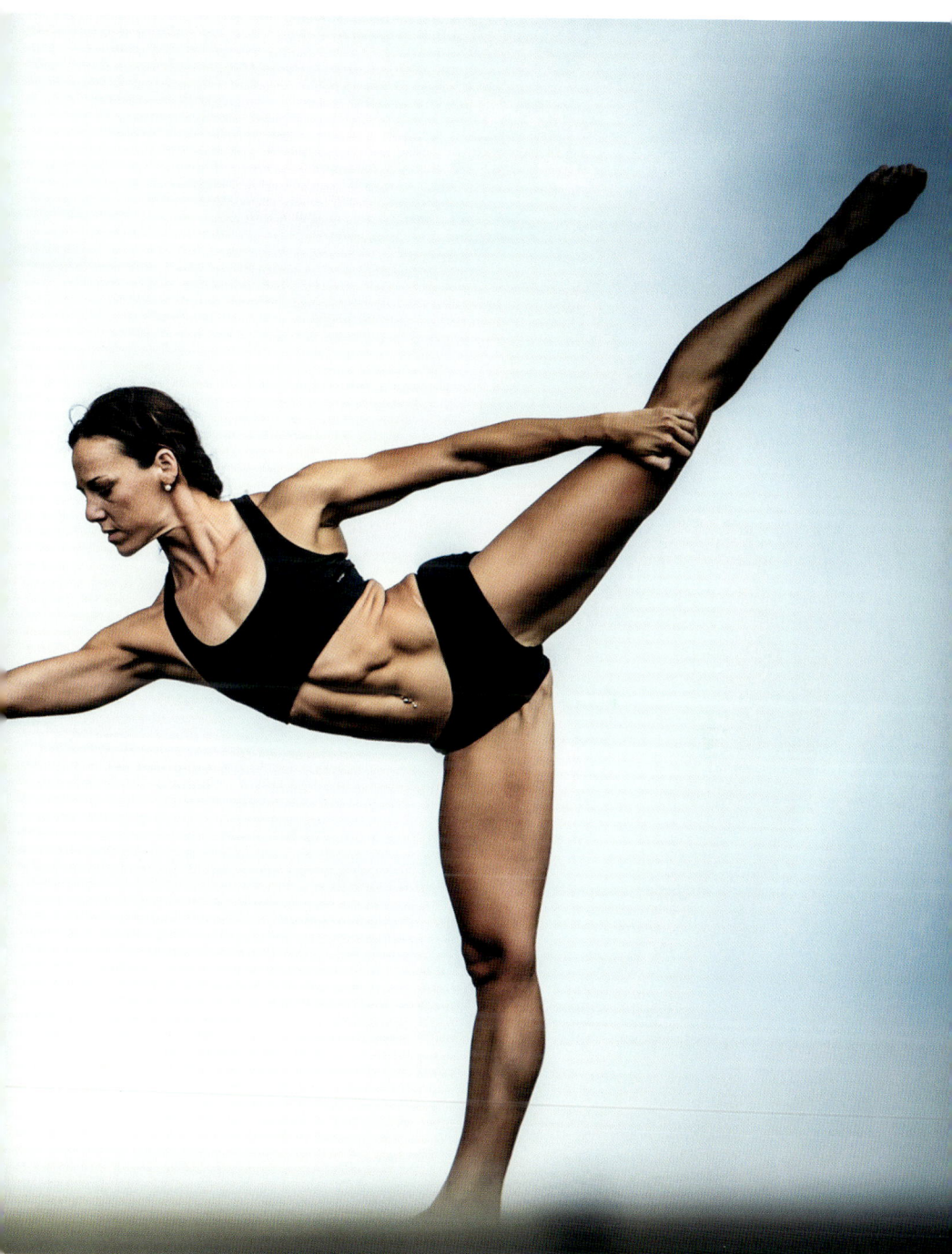

PRÓLOGO, POR CRISTINA MITRE

A diferencia de Isa, yo nunca di el perfil de deportista. En mi infancia probé con el tenis y en la adolescencia me apunté al gimnasio, a aérobic, pero mi motivación desaparecía al tiempo que se me deshinchaban las ganas. Hasta que, en 2009, comencé a correr, y algo tan básico como poner un pie delante del otro transformaría mi vida para siempre. De creerme nula para el deporte pasé a ser capaz de cruzar el arco de meta de un maratón. Y por el camino escribí dos libros sobre el tema: *Mujeres que corren: todo lo que necesitas saber sobre el running* y *Correr es vivir a tope de power* y promoví un movimiento social a través de la web mujeres-que-corren.com que promociona el deporte femenino a la vez que se recaudan fondos para la investigación de la leucemia infantil (proyectocorre.org). Como suele ocurrir cuando haces algo por primera vez, te equivocas en todo, y con el el running no fue muy distinto. El error más grave fue, sin duda, haber corrido como pollo sin cabeza. No quería entender la palabra descanso, ni cuando entrenaba ni cuando participaba en alguna carrera, no estiraba, no tocaba una mancuerna, y el corazón lo tenía completamente acelerado. No notaba ningún progreso y, además, comencé a lesionarme. Empezaba así mi particular posgrado en anatomía avanzada. No había músculo de mi cuerpo que no me doliese: desde la «pata de ganso» pasando por los isquiotibiales hasta llegar al psoas, todas ellas partes de mi anatomía que hasta la fecha ni sabía que existían. El día que un entrenador me hundió en la miseria al calificar «mis glúteos inhibidos» como mis puntos débiles, me hizo también un gran favor, porque empecé a prestar atención al entrenamiento de fuerza, que no solo me ha convertido en mejor corredora sino que, además, me ha proporcionado una mayor conciencia corporal y una mejor preparación para los futuros embates de la menopausia.

Como les pasa a muchas otras personas, me calcé las zapatillas de correr impulsada por mi deseo de perder peso, pero hoy mi meta es disfrutar de un cuerpo sano. Correr me hace feliz y es, además, una cuestión de salud. Como dice Isa con tanto criterio en las páginas de este libro: «Para correr necesitamos estar en forma; tener una musculatura fuerte, mantener el control y el equilibrio, ser flexibles, movernos de forma habilidosa con el fin de disfrutar por mucho tiempo de esta actividad, de forma saludable y evitando cualquier tipo de lesión». Practicar algún tipo de deporte significa embarcarte en un viaje increíble que nos hará redescubrir nuestro cuerpo y aprender a usarlo como una herramienta maravillosa para experimentar cosas increíbles. Así que ábrete a nuevas experiencias, disfrútalas y ponlas en práctica, porque tú también puedes.

CRISTINA MITRE es periodista, conferenciante y autora de *Mujeres que corren: todo lo que necesitas saber sobre el running* y *Correr es vivir a tope de power*. En 2009, cometió la locura de calzarse unas zapatillas de correr y decidió que no había más límite que el que una misma quería ponerse. Hoy, le acompañan en sus aventuras a golpe de zapatilla miles de mujeres que corren (mujeres-que-corren.com). Puedes unirte a su banda siguiéndola en www.thebeautymail.es.

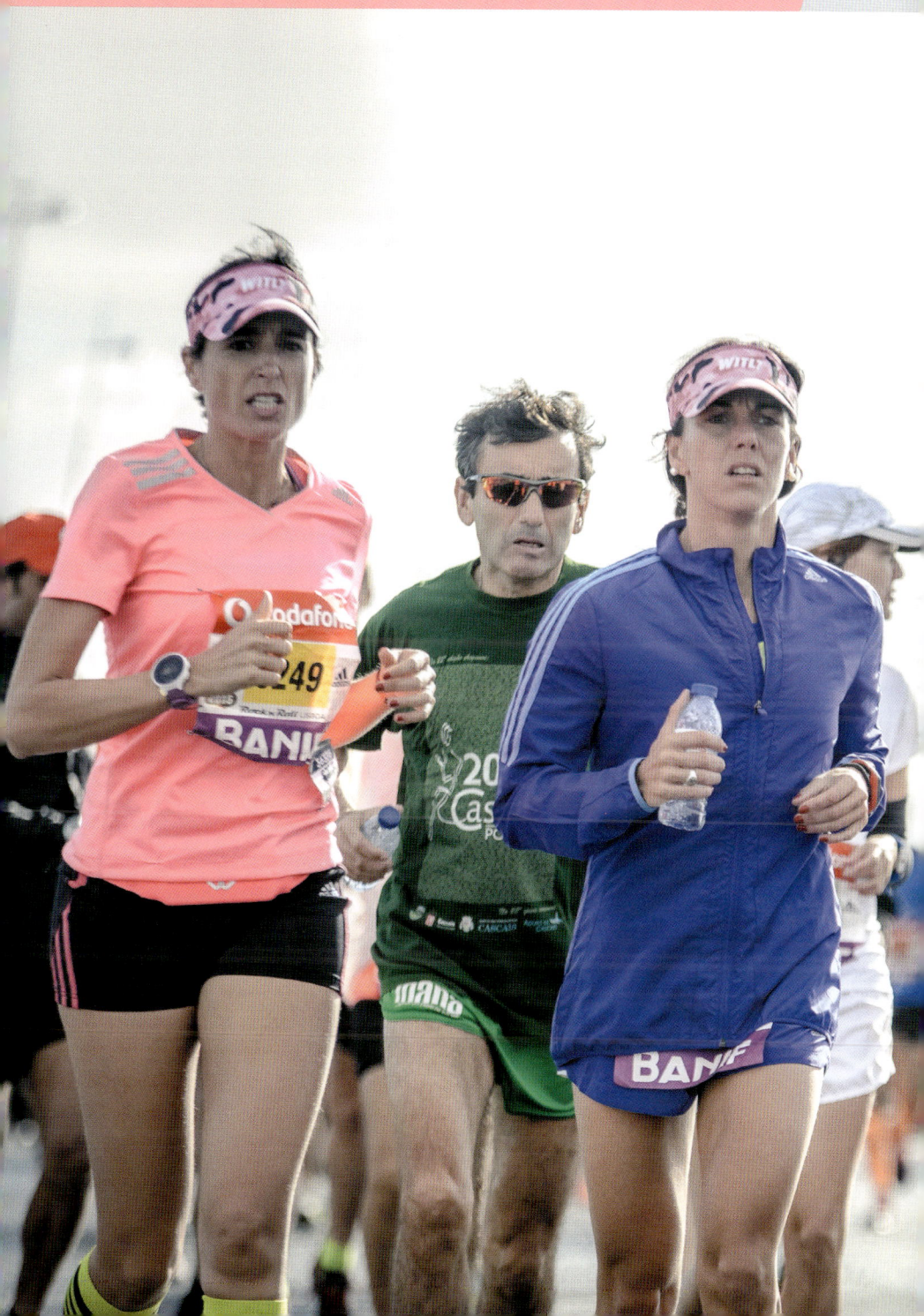

CUANTO MÁS ENSEÑO, MÁS APRENDO. CUANTO MÁS APRENDO, MÁS GANAS TENGO DE SEGUIR HACIÉNDOLO. ES ASÍ COMO FUNCIONA.

Lo más complicado de todo camino no es solo dar el primer paso, sino elegir bien la dirección que quieres tomar. Lo mismo me ha ocurrido a mí con este proyecto profesional y personal que supone plasmar en un libro los conceptos con los que trabajo y muchas de las experiencias que me han ayudado a aprender.

La dirección la tengo clara: quiero aportar algo diferente, enseñar y aprender a la vez en este proceso de llevar una vida activa, correr, practicar deporte… Así que te adelanto, sobre todo porque no quiero que pierdas un segundo de tu valioso tiempo, que si buscas una serie de rutinas de ejercicios o entrenamiento, no los vas a encontrar aquí. Si es así, lamento decepcionarte.

Lo que encierran estas páginas es todo lo que he aprendido como deportista amateur, y como profesional del sector; a través de mis entrenadores, de las personas a las que entreno, y mis propias experiencias. Al fin y al cabo, la vida no es sino la suma de experiencias y lo que aprendes de cada una de ellas.

Por un lado, cómo una persona evoluciona cuando desea aprender y experimentar, y cómo, finalmente, las pasiones mueven el mundo. Por otro lado, desmitificar un poco esta fiebre de la carrera siguiendo mis máximas de «entrenar con cabeza» y de que «menos es más». Y cómo ambas cosas se han ido fusionando, dando vida la una a la otra hasta llegar a comprender que para correr hay que estar fuerte, y no al revés. Cuando digo «estar fuerte», me refiero a tener una buena forma física. En cualquier caso, aparte de los consejos profesionales, no he querido dejar pasar la oportunidad de explicarte por qué hoy escribo lo que escribo, y por qué hago lo que hago.

Todos los cuentos comienzan con «érase una vez»…

Tenía unos cuatro años cuando mis padres me apuntaron a una escuela de danza clásica, a la que iba mi prima. No sabían entonces el enorme regalo que acababan de hacerme y que, sin duda, ha constituido una de las etapas más bonitas que he vivido.

Como todo, lleva su tiempo; un proceso de aprendizaje, de conocerte si eso de colocarte en la barra, llevar el moño perfectamente peinado cada día y empezar el ejercicio con la primera nota del piano, va a ser lo tuyo… Empiezas siendo un simple ratoncito en la obra clásica de El cascanueces, *para acabar siendo un copo de nieve, o una sílfide…, pero todo ese camino, si lo llevas bien, es absolutamente maravilloso. Progresión.*

Lo que empezó siendo una actividad extraescolar, se convirtió en mi pasión: la danza, ver las obras clásicas en los vídeos VHS una y otra vez, escuchar música clásica, inventarme coreografías en mi cuarto… y esforzarme mucho por bailar un poquito mejor cada día… a eso no me ganaba nadie.

El objetivo no es otro que darte las herramientas necesarias para comprender que correr, como la vida, aunque es algo innato a nuestra condición de seres humanos, debemos reaprenderlo, hacerlo nuestro de nuevo de manera natural, usando bien nuestro cuerpo y nuestra mente y, lo que es más importante, evitando cualquier tipo de lesión que nos aparte de ello.

Por supuesto, lo que encontrarás aquí no ha salido por arte de magia. Primero aprendes, muchas veces a base de una caída tras otra, y nos liamos en seguir por el mismo camino en lugar de hacerlo fácil..., experimentas, pruebas y sigues probando hasta dar con lo que te funciona, lo aplicas y posteriormente lo enseñas.

> «SI DAS PESCADO A UN HOMBRE, LO ALIMENTAS DURANTE UNA JORNADA; SI LE ENSEÑAS A PESCAR, LO NUTRES PARA TODA SU VIDA.»
> Lao-Tsé

Lo importante no es solo que correrás en función de como entrenes, sino que para correr hay que estar fuerte, lo que se dice estar en forma, pero no solo físicamente, también deberás trabajar tu mente. Al final, somos un todo integrado por nuestro cuerpo y nuestros pensamientos, y las dos cosas hay que trabajarlas.

Este viaje será tan fácil como tú quieras que sea. Te doy las herramientas, y con eso ya tendrás una gran parte del camino recorrido.

CORRER... ¿POR QUÉ?

La eterna pregunta: ¿por qué corremos?

A priori, creo que existen tantas respuestas válidas como personas que corren, todas y cada una de ellas con sus razones propias.

En los últimos tres años, desde que decidí emprender mi proyecto personal y seguir creciendo en el ámbito del mundo deportivo y fitness, he aprendido infinidad de cosas nuevas relativas a planificación de entrenamientos, técnica de carrera, programación y periodización... muchísimas cosas que sabía y que se han ido asentando con la práctica y experiencias propias y la de los deportistas con los que trabajo.

En este tiempo, he reiniciado todo mi sistema operativo y le he ido añadiendo diferentes actualizaciones, porque de otro modo quedaría obsoleto y sería imposible que funcionara correctamente.

La pregunta más simple y, a la vez, más compleja que me he hecho es: ¿por qué corro? Podría contestar con algo fácil como: «Practico triatlón y en el triatlón hay que correr». Pero, claro, hacer algo porque sí, sin más, sin que te guste ni apasione, por el mero hecho de cumplir tiene un tiempo limitadísimo.

Empecemos por el principio. Tómate tu tiempo, en silencio, y trata de responder a esta simple pregunta: ¿por qué empezaste a correr?

Todos empezamos a correr a edades muy tempranas, de hecho, es el siguiente paso a gatear y caminar, va intrínseco en nuestra condición humana. Es un modo más de desplazarnos que descubrimos al poco de aprender a caminar.

Corremos en el patio del colegio, en los parques, en los juegos con amigos, cuando nos dejan al aire libre para jugar. De niños corremos porque es parte natural del juego. A medida que vamos creciendo, la cosa se vuelve diferente cuando ya nos vemos obligados a correr en las clases de Educación física del colegio, a superar diferentes pruebas, a practicar esprints... Y con el tiempo, esa actividad innata en el ser humano ocupa un segundo lugar, tercero o incluso ninguno. Algunos adultos solo corren para coger el autobús y nada más.

Empecé a correr de forma voluntaria para mejorar el test de 1 kilómetro que hacíamos en la clase de Educación física del colegio. Sí, he de decir que amaba estas clases. Debía de tener unos ocho o nueve años, y allí estaba tan feliz con unas deportivas y uno de esos chándales con un acabado brillante (ahora espantosos, por cierto), que entonces eran lo más moderno, yéndome a correr a una zona árida del barrio donde vivía. Lo hacía para obtener mejores resultados en los próximos test, pero en el camino me di cuenta de que aquello de salir a dar una vuelta corriendo, escuchar mi respiración, sudar y sentir el movimiento, me gustaba.

Más adelante, animé a alguna compi del cole, como mi amiga Ángela, a acompañarme, e incluso a practicar algún ejercicio de los que hacíamos en Educación física para completar nuestra rutina.

A partir de aquel momento, siempre que podía, salía a correr por el barrio. Al principio daba una vuelta al perímetro. Con la práctica, intentaba hacer dos vueltas completas o una y media. Me encantaba la sensación de llegar empapada de sudor a casa. Una niña de 12 años a quien le daba por salir a correr. ¡Qué cosa más extraña!

Entonces, pasaba toda la mañana en el colegio y la tarde en la escuela de ballet. No había mucho tiempo para practicar la carrera, de hecho, solo lo hacía cuando estaba de vacaciones con mi familia e iba al pueblo de veraneo. Me había convertido en la deportista de la familia.

No había lugar al que no llevase mi ropa de deporte y mis zapatillas de correr. Precisamente, una de las cosas que más me gustaban, y por supuesto sigue gustándome, era descubrir los lugares adonde mis pasos y zancadas me llevaban. Era algo más profundo: sentir el silencio de algunos sitios, el bullicio de otros, los olores característicos que quedan grabados ya para siempre a modo de fotografía en la memoria sensorial, caminos que, de otro modo, no hubiese descubierto jamás, ciudades y calles... Puf, eso me encanta, conocer las ciudades a base de pasos y pasos corriendo.

Creo que todas las ciudades a las que he tenido la suerte de viajar, las he conocido verdaderamente recorriendo sus calles: Londres, París, Amsterdam, Nueva York, San Francisco, Budapest, Barcelona, las orillas del río Miño a su paso por Ourense, todos y cada uno de los lugares en los que he veraneado, las carreteras que circundan el pueblo segoviano de mi padre... No acabaría jamás, y lo mejor de todo es que siempre ha sido una de las cosas que más me han motivado para correr, descubrir nuevas rutas, senderos, caminos, calles, tiendas...

Pronto comenzaría a coleccionar zapatillas de deporte que me acompañarían en cada viaje. Imagino que, leyendo esto, comprenderás el porqué del nombre de mi web «On my Training Shoes». Y es que con zapatillas, mi mente es capaz de calmarse y agitarse al mismo tiempo, de soñar y crear, y lo mejor de todo, es una manera de sacar a la luz lo que está en lo más profundo de mi alma.

Corría porque me hacía sentir libre, mejoraba la confianza en mí misma, ordenaba las pocas o muchas ideas que rondasen mi cabeza, repasaba exámenes en voz baja o creaba coreografías... sin duda, era algo especial y por eso lo hacía.

Pero era bailarina. Sentía la danza y el movimiento en todo momento. Sin duda, era la única pasión que me movía y me mantenía despierta y concentrada para todo lo demás. Era bailarina y corría de vez en cuando para sentir la libertad y el bienestar que te aporta correr sin prisas. Ahora soy corredora, triatleta, y bailo cuando nadie me ve.

Hice mis incursiones en un equipo de atletismo cuando dejé parcialmente la escuela de danza. La cuestión era no parar quieta, pese a estar en esa etapa en que la mente, antes clara y segura, se nubla parcialmente sin saber qué camino tomar. Iba tres veces por semana a las pistas de atletismo del polideportivo de Moratalaz. Realmente era malísima, y no tan disciplinada como con la danza.

Probé a hacer un cross, del cual alcanzo a recordar que casi desfallezco de lo rápido que intenté correr y lo rápido que mi cuerpo me impidió hacerlo. Recuerdo mi primera y última carrera de 400 metros lisos en pista. Fue una agonía desde el pistoletazo de salida. Duré poco, 10 meses, porque no encontré la pasión suficiente para disfrutar de aquello.

En todo caso, el movimiento es vida, estamos hechos para movernos; es una condición del ser humano, más desarrollada en unos que en otros, pero existe, en definitiva, en todos. El movimiento ha formado parte de mi vida desde siempre, y no soy capaz de recordar ninguna etapa en la que el deporte, de un modo u otro, no haya estado presente. Estuve cuatro años practicando equitación los fines de semana, comencé a esquiar tarde, con 14 años, pese a la prohibición de la escuela de danza ante el riesgo de lesión. Con los años, y por otras circunstancias, empecé a deslizarme en monopatín (solo deslizarme y rebanarme la cadera, pero bien), y una pasión frustrada que practico en cuanto puedo es intentar surfear las olas, o simplemente esperarlas sobre la tabla sintiendo el olor a salitre.

Un día del mes de mayo de 2007, acudí a Somo (Santander) con unas amigas. Acompañamos a una de ellas a tomar su primera clase de kitesurf y, por supuesto, opté por aprender a coger olas. Ese verano, no había fin de semana que no cogiese el coche y subiese a Somo. Así pasé los meses de junio a noviembre, sin duda algo realmente maravilloso con gente única a la que hoy día sigo visitando siempre que puedo y que me hace sentir como en casa. David, Nacho, Escuela Cántabra... ¡cuánto bien y cuánta felicidad habéis aportado a mi vida!

Siempre que he podido me he escapado, sola o acompañada, disfrutando más de la serenidad de la soledad buscada que de la soledad impuesta, y siempre he corrido por la costa cántabra disfrutando de sus olores y paisajes.

Han pasado los años y sigo corriendo, de otra manera, con otra experiencia. Desde que comencé a practicar triatlón, la perspectiva ha cambiado, pero no dejo de salir a correr por sensaciones, sin pulsómetro, sin música, solo dejándome estar.

¿Por qué corres tú?

Existe un sinfín de razones. Siempre y cuando encuentres aquello que buscas, te hará bien. Insisto, hay que moverse, estamos hechos para correr. Somos animales de resistencia, no lo olvidemos.

También lanzo un grito en defensa de aquellos que no quieren o no pueden correr, pues con esta fiebre del running, parece un excéntrico quien no lo practica. Alguna vez se me han acercado chicas que me han dicho: «Isabel, es que a mí no me gusta correr, me aburro». En estos casos, la pregunta es exactamente la misma: «Entonces, ¿por qué corres?». Si algo no te gusta, no te llena, o no le encuentras sentido, no lo hagas. Existen infinidad de deportes que se pueden practicar para encontrar el bienestar físico y mental que todos necesitamos, de modo que haz aquello que creas que te va a gustar más y que motive tu movimiento.

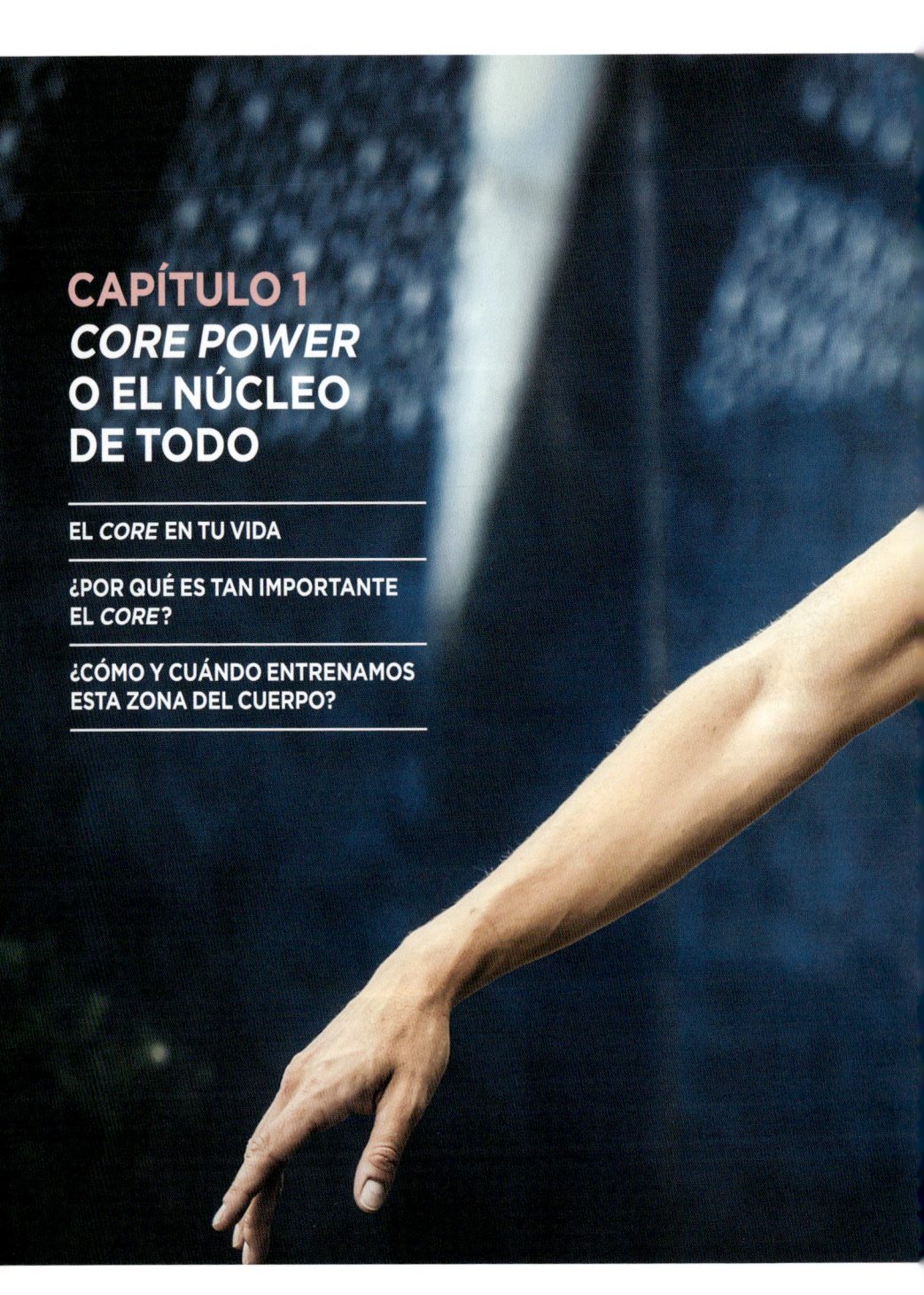

CAPÍTULO 1
CORE POWER O EL NÚCLEO DE TODO

EL *CORE* EN TU VIDA

¿POR QUÉ ES TAN IMPORTANTE EL *CORE*?

¿CÓMO Y CUÁNDO ENTRENAMOS ESTA ZONA DEL CUERPO?

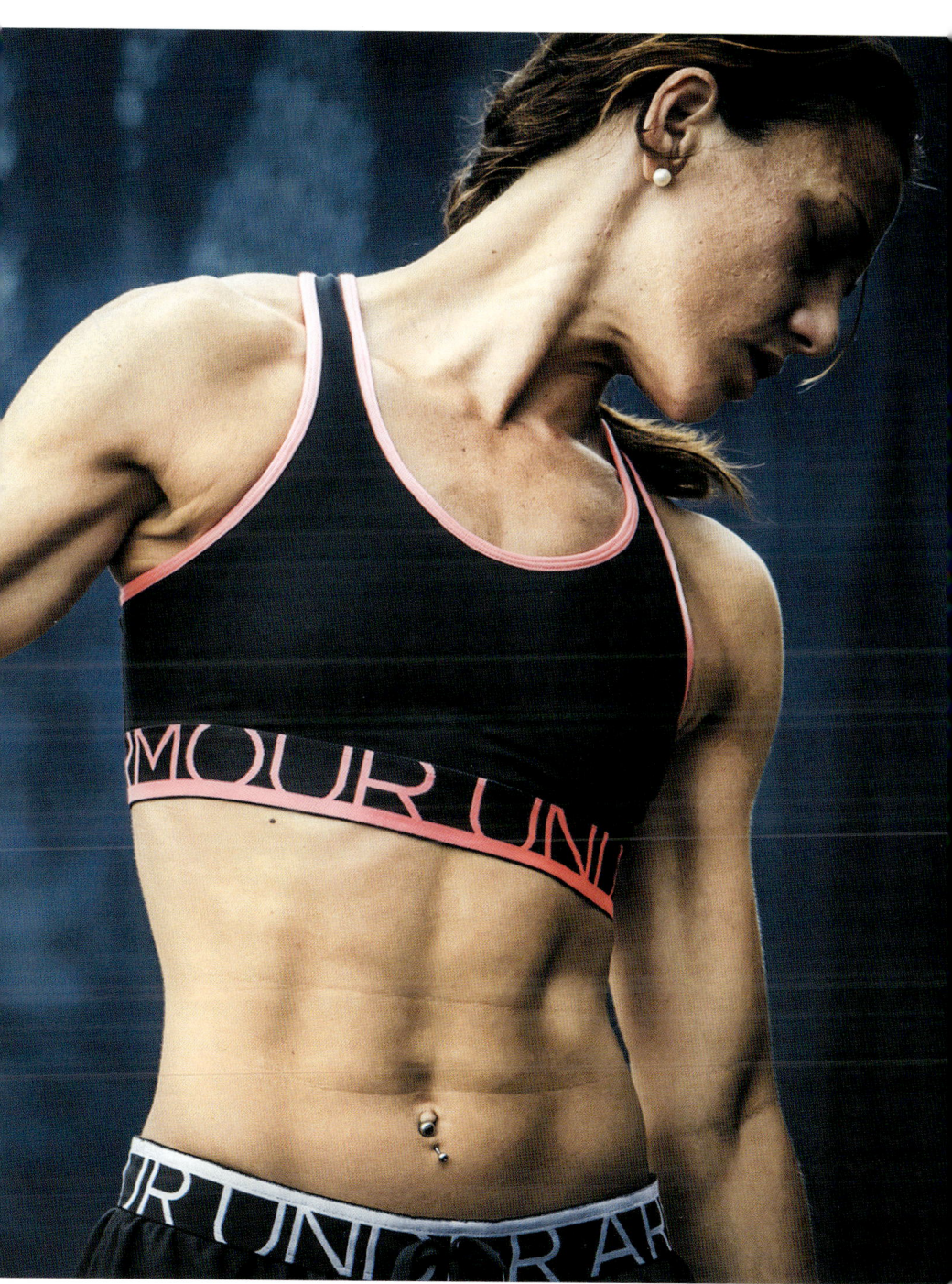

EL *CORE* EN TU VIDA

En nuestra vida, entre todo ese entramado de situaciones, vivencias, experiencias positivas y negativas, responsabilidades, anhelos y sueños, existe una serie de elementos que conforman algo firme que aporta estabilidad: el núcleo de todas las cosas. Como si de una estructura arquitectónica se tratase, en el momento en que alguna de esas piezas que conforman tu base se debilita, todo se va al traste, porque todas están interconectadas. Los músculos, los tendones, y las estructuras de nuestro cuerpo funcionan prácticamente de la misma manera.

La idea es buscar el equilibrio y cuidar esa estructura que conforma la razón de ser de cada uno de nosotros.

Ese núcleo central del que parten nuestras decisiones y que nos mantiene en equilibrio o, al menos, nos ayuda a buscarlo, es nuestro *CORE*. Todos lo tenemos, aunque en ocasiones parece difícil encontrarlo; unas veces por miedo a reconocer nuestros propios principios, otras veces por buscar estabilidad fuera de nuestro núcleo. Lo importante es que encuentres el tuyo, tomándote el tiempo que sea necesario, pues ese centro, *core* o núcleo, es vital.

Con el tiempo, cuanto más lo entrenas, buscando esa armonía de movimiento en cada cosa, ese núcleo más se desarrolla y se fortalece. Dicen que el deporte no forja el carácter, sino que lo pone de manifiesto. Parte de ese núcleo vital es el carácter y, sin duda, es a través del deporte y sus experiencias donde más se manifiesta.

Cuando bailaba, el mundo de la danza en toda su extensión era mi núcleo, era la razón de cada cosa que hacía y de cada decisión que tomaba. Me esforzaba en sacar las mejores notas, en ser disciplinada con mis tareas, en llegar puntual a clase. Si era capaz de estudiar y sacar buenas notas, seguro que podría continuar haciendo lo que más me llenaba: bailar.

Hoy en día, después de muchas decisiones tomadas por el camino, mi núcleo sigue siendo: mi familia, a la que admiro profundamente y que me apoya, tome la decisión que tome, siempre que sea lo que quiero de corazón, mi pasión por el deporte; y poder enseñar, al mismo tiempo que no dejo de aprender.

Mi núcleo implica también hacer lo que siento desde lo más profundo, aunque *a priori* sea una locura. Es la esencia que no quiero perder, porque es la que da estabilidad a mi vida.

En el momento en que decides dejar tu esencia para confluir con la de los demás, estás vendido. Creo firmemente en la obligación de ser uno mismo, con las cosas buenas y no tan buenas, y en el afán de superarse y ser mejor persona cada día. No es tarea fácil, y lo más probable es que tengas que perder muchas batallas por ser tú mismo, pero recuerda: el equilibrio y la estabilidad parten de ahí.

REFUERZA TU NÚCLEO, ENTRÉNALO, FORTALÉCELO Y TE MANTENDRÁ RECTO Y ESTABLE.

Seguro que has sentido alguna vez como esa parte vital dentro de ti se debilitaba, o has percibido un enorme desequilibrio por haberte dejado llevar por algo que no es tu yo más profundo. Puedes aceptarlo sin vergüenza, todos pasamos por ello. Si, pese a todo, eres capaz de ser consciente y recuperar esa esencia, estarás entrenando tu núcleo vital.

¿Qué ocurre cuando una de esas piezas clave de tu núcleo vital está débil o se «le-

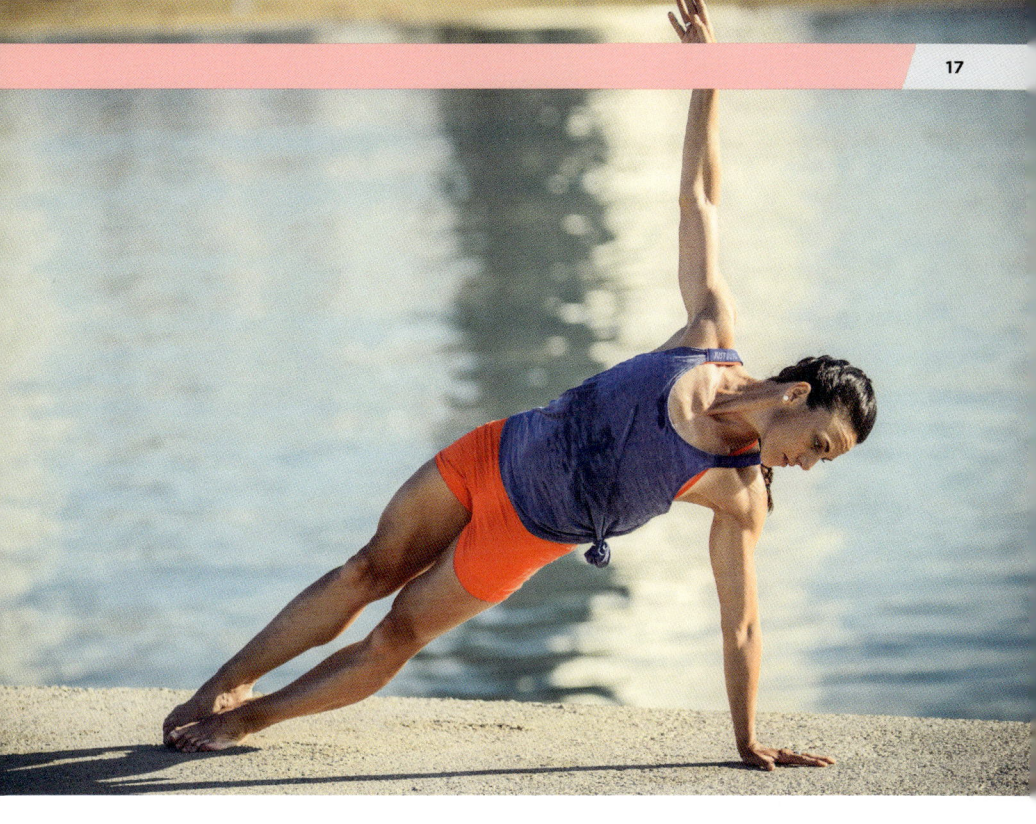

siona»? Cuando ese engranaje se rompe, se produce un desequilibrio en el plano general. Todos hemos pasado por ello, la pérdida de equilibrio nos desorienta, nos hace tambalear. Cuando una de esas piezas clave se rompe o debilita, el paso inmediato es poner solución para lograr estabilizarnos de nuevo.

Lo más duro del día a día es mantener ese centro estable y fuerte para no perder el equilibrio. Mantener ese estado estable constantemente requiere de paciencia, y mucho entrenamiento.

Quizá te estés preguntando qué tiene esto que ver con el *core*, o más aún, con correr. Espero que a lo largo de este libro lleguemos a comprender que es lo más importante de todo.

Acabamos de ver que toda actividad tiene un núcleo importante del que parten las ideas, los actos o cualquier base que sustenta una teoría. Incluso en la vida, cada uno posee un núcleo fundamental que constituye su razón de ser. Es ese centro vital alrededor del cual te mueves el que aporta la fuerza y el significado suficientes para llevar a cabo los proyectos más difíciles.

Si la trasladamos al mundo de los deportes, la palabra *core* representa el centro del cuerpo, desde el cual se producen todos y cada uno de nuestros movimientos. Hay que cuidar este centro, protegerlo y trabajarlo. Debemos colocarlo en un lugar preeminente de nuestra disciplina de entrenamiento.

Los movimientos parten del *core*, y este será el pilar fundamental sobre el que construir. Su importancia es esencial y el modo en el que mantengamos su alineación y función se relaciona directamente con la salud del organismo, nuestros movimientos y nuestra calidad de vida.

Cuanto más trabajado tengamos ese centro, mejor se moverán nuestras extremidades, mejor calidad tendrán nuestros movimientos, y por tanto mejorará la calidad de nuestra salud en general.

Pero ¿qué es realmente el *core*? Es un término que en los últimos años no dejamos de escuchar y de leer, pero muy pocos tienen claro qué significa ni qué músculos conforman el *core*.

El término fue acuñado por Bergmark (1989) para referirse al centro del cuerpo, más específicamente a la región lumbo-pélvica. Más tarde, en 1992, Panjabi amplió el concepto más allá de los músculos, integrando también los sistemas pasivos (articulaciones, ligamentos, cápsulas), los subsistemas activos (músculos) y los de control.

Por tanto, vamos a trabajarlo no como un sistema aislado, sino como la integración de las funciones sinérgicas entre los diferentes grupos musculares y estructuras. Su función principal es estabilizar la columna tanto en situaciones dinámicas como estáticas (Akuthota *et al.*, 2004).

El sistema musculoesquelético está formado por cadenas musculares interconectadas que soportan las tensiones del cuerpo. Los músculos estabilizadores se encargan de mantener el tronco erguido y una posición del cuerpo natural y neutra; además, amortiguan las fuerzas externas ayudando a disminuir la carga en los segmentos espinales.

El *core* es el grupo formado por todos los músculos que integran la zona media del tronco.
- Cuadrado del abdomen
- Músculos oblicuos
- Musculatura profunda del abdomen
- Transverso abdominal y zona pélvica
- Estabilizadores de la espalda y zona lumbar

¿POR QUÉ ES TAN IMPORTANTE EL *CORE*?

Es la zona que une la parte superior del cuerpo con la inferior, de modo que si no está bien construida, el resto de estructuras y sus funciones se ven afectadas.

Este núcleo central cobra mayor relevancia por asociarse a las cadenas cinéticas y, por tanto, a su relación con la función y posición de los miembros inferiores y superiores, así como a todas las disfunciones que pueden afectarle, sobre todo, patologías asociadas a la región lumbar.

El *core* es el máximo responsable de la estabilidad global del cuerpo. Como deportistas, debemos prestar especial atención al control, al entrenamiento y al trabajo de esta zona del cuerpo. Todo este grupo de músculos forma la denominada «faja abdominal» y es el responsable de que nuestro tronco esté erguido y mantengamos una postura correcta y alineada, lo más natural posible.

Por otro lado, en nuestra zona media están la mayor parte de nuestros órganos vitales (riñón, corazón, pulmones, vísceras, aparato digestivo), que han de estar protegidos por algo que los envuelva firmemente. Construir una buena faja abdominal es una cuestión de protección, no solo se trata de lucir un abdomen bonito.

¿Qué tiene que ver esto con correr, montar en bici, nadar o jugar al fútbol?

Una zona media fuerte permite que tu columna esté protegida y tu postura esté lo más erguida posible, algo que es fundamental para garantizar una forma de correr eficiente y natural como verás más adelante. Cualquier gesto que realices pasa por tener un buen control y tono muscular de tu zona media, de ese *core*.

Si tienes lo que denomino core power, ya tendrás algo ganado.

Te expongo una situación que estoy segura de que has presenciado más de una vez:

—*Oye, ¿tú cuántos abdominales haces?*
—*Uf, un montón, hasta que me duelen la tripa y el cuello de tanto tirar para arriba.*
—*Ah, pues yo he leído que hay que trabajar el core.*
—*¿Y eso qué narices es?*
—*Pues no tengo ni idea pero suena bien, ¿a que sí?*
—*Entonces, ¿cuándo haces los abdominales?*
—*Después de levantar los hierros o de marcarme unos 20 kilómetros, así que estoy cansado, como se hacen tumbado…*

Imagino que en el gimnasio ves un montón de gente esforzándose por hacer no 100 (eso son muy pocos), sino hasta 200 abdominales clásicos de flexión de tronco. 1, 2, 3… 100, y venga a dar pequeños tirones en la zona cervical para hacerlo aún más emocionante. Está claro que nos gusta el riesgo, pero no hay nada que tenga menos sentido que provocarse daño innecesariamente.

¿Por qué es importante en los corredores y para el resto de deportes y actividades diarias?

Precisamente, porque necesitamos tener un cuerpo en equilibrio y compensar las fuerzas, sobre todo la de la gravedad, hay que trabajar de forma correcta toda la musculatura implicada en nuestro tronco.

Tener un *core* fuerte y estable ayuda a que la posición sea erguida y correcta. Además, el resto de estructuras implicadas en el patrón de movimiento de la carrera (caderas, glúteos, zona cervical) podrán actuar de forma correcta sin recibir alteraciones de movimiento o sobrecargas por falta de fortaleza en la musculatura.

TENER UN *CORE* FUERTE:
- Mejora el equilibrio y la estabilidad.
- Nos ayuda a tener conectada toda la musculatura del tronco y del tren inferior (caderas, glúteos y piernas), y crear movimientos más controlados.
- Evita lesiones y dolores de espalda, y existen ejercicios para rehabilitar la zona en casos específicos.

Mi lema es «Menos es más», de manera que no es necesario complicarse con ejercicios difíciles, basta con un buen control y una correcta ejecución de otros más sencillos.

Existen infinidad de ejercicios de *core* (no confundir con los de abdominales, estos solo son una parte del *core*): lo ideal es trabajar en progresión, de menos a más intensidad.

Un corredor necesita una zona media fuerte que sea capaz de resguardar los órganos frente a los impactos repetitivos, y que proteja la parte baja de la espalda (zona lumbar) que es la responsable de mantener el cuerpo erguido y las caderas estables durante el tiempo que se está corriendo.

A nivel fisiológico, el patrón de movimiento de carrera conlleva una continua flexión-extensión de la cadera, formada por diversos músculos, entre otros, los flexores de la cadera y el psoas ilíaco que están en continua contracción y se insertan también en todo el núcleo.

La casa no puede empezar a construirse por el tejado. Del mismo modo, un buen corredor empieza por comprender cómo funciona su cuerpo y la funcionalidad de cada una de sus estructuras.

Así que la funcionalidad del *core* consiste en proteger los órganos internos y la columna, y mantener el tronco erguido y estabilizado.

Ya definido, veamos ahora cómo podemos trabajarlo correctamente.

Hacer abdominales a diestro y siniestro no es una opción, fundamentalmente porque el *core* es un conjunto que agrupa diferentes músculos, no solo el cuadrado abdominal, o lo que conocemos como «six pack».

Un *core* fuerte proporciona la piedra angular del movimiento eficiente, fuerte y enérgico. El clásico ejercicio en posición de plancha, activa y desarrolla fuerza del *core* de forma única y beneficiosa, eso se traduce en casi cualquier actividad que realizamos en la vida cotidiana. A diferencia de los *crunches* y los *sit ups* abdominales, la plancha protege la columna vertebral como un refuerzo que ayuda a mantener la estabilidad, resistir la rotación y transmitir eficazmente la fuerza y la potencia hacia los brazos y piernas. Cuando se realiza una plancha, la atención debería centrarse en el mantenimiento de la tensión y la estabilidad del núcleo para permitir la movilidad en las extremidades cuando sea necesario.

Dado que esta zona tiene el poder, hay que cuidarla y trabajarla muy mucho. En el día a día, aunque no seas consciente, el *core* está trabajando en todo momento. Te mantiene erguido, protege tu cuerpo frente a acciones externas que supongan inestabilidad, salvaguarda tus órganos...

¿CÓMO Y CUÁNDO ENTRENAMOS ESTA ZONA DEL CUERPO?

Precisamente porque es una zona que está en modo «on» a lo largo del día, no hay que someterla a un mayor estrés y trabajo después de una sesión de carrera, en la que ha estado activada al doscientos por cien. ¿Qué te dice el sentido común? Tiene poca lógica trabajarla y pretender estar concentrados tras una sesión intensa de trabajo de fuerza o de series de carrera. La fatiga se acumula y nuestra concentración se ve mermada.

Mi recomendación es sencilla: igual que dedicas sesiones específicas a la técnica de carrera, a las series o al trabajo de fuerza en el gimnasio, dedica un par de sesiones específicas de trabajo de CORE, ESTABILIDAD Y CORRECCIÓN POSTURAL en tu plan de entrenamientos. Si crees que ya tienes suficientes cosas, separa lo urgente de lo importante, el *core* está dentro de este segundo grupo. Puedes trabajar esta zona con ejercicios específicos, siguiendo una progresión de menos a más intensidad e inestabilidad, al comienzo de tus sesiones, cuando la zona aún está descansada y mentalmente podrás concentrarte mejor en la correcta ejecución. Esperar al final solo hará que hagas un amago de trabajar el *core*.

> INTEGRANDO EJERCICIOS DE ESTABILIDAD Y EQUILIBRIO EN EL CALENTAMIENTO

La opción que te propongo, que vengo realizando los últimos años con las personas con las que trabajo, es introducir una serie de ejercicios de equilibrio y estabilidad postural como parte del calentamiento, al inicio de la sesión que vayamos a realizar.

El objetivo último es mejorar la activación neuromuscular, estimular tanto a nivel sensorial como motor los sistemas musculoesqueléticos a través de la integración de patrones de movimiento funcionales, para la carrera o cualquier otro deporte.

El fin no es más que preparar el cuerpo para la actividad posterior. Es decir, es una

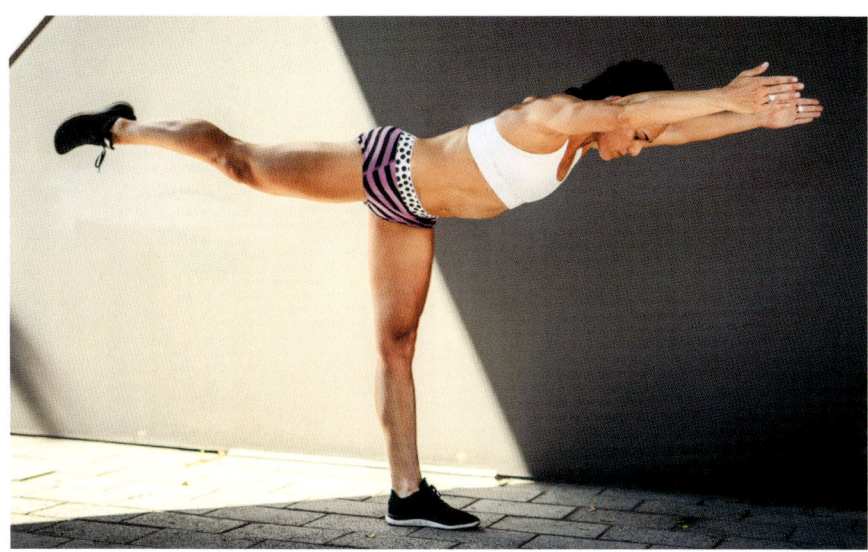

manera de mejorar la información propioceptiva (sensorial) y tomar conciencia del entorno y nuestra posición.

Vamos a trabajar la estabilidad dinámica del *core*, que es la capacidad del cuerpo para mantener una posición del tronco después de una perturbación o movimiento que lo desestabilice.

Nos preparamos para el movimiento desde lo más interno. No solo es válido para los corredores, cuyo *core* debe ser lo más estable y fuerte posible, sino también para otro tipo de sesiones que se vaya a realizar, por ejemplo, sesiones de fuerza cuyo fin sea mejorar el rendimiento deportivo. Estas sesiones pueden incluir movimientos con un fuerte componente inestable, por lo que preparar el centro resulta especialmente importante para mantener esa estabilidad dinámica del *core* y una correcta alineación postural.

Correr es saltar de un pie a otro, y ello implica ciertos momentos de inestabilidad sobre un único apoyo. Buscaremos, pues, movimientos que simulen esa inestabilidad, con el objetivo de preparar el cuerpo para lo que vamos a realizar. Queremos ejercicios que desarrollen un buen control neuromuscular tras fases o movimientos que presentan inestabilidad. El objetivo es tener una buena forma física, un cuerpo fuerte, reactivo y capaz de alejarnos de cualquier tipo de lesión causada por algún déficit.

Una clave para el desarrollo de un cuerpo fuerte y con una buena condición física, también preparado para prevenir o bien para prehabilitarnos de lesiones, es, sin duda, un correcto entrenamiento del equilibrio y el *core*. Para mí, lo es todo; quizá siga pensando como una bailarina, controlando y tomando conciencia del centro en todo momento.

Debemos tener en cuenta que durante la carrera se presentan continuos desequilibrios y cambios del centro de gravedad sobre la base de apoyo que son nuestros pies. Necesitamos tener la habilidad de re-

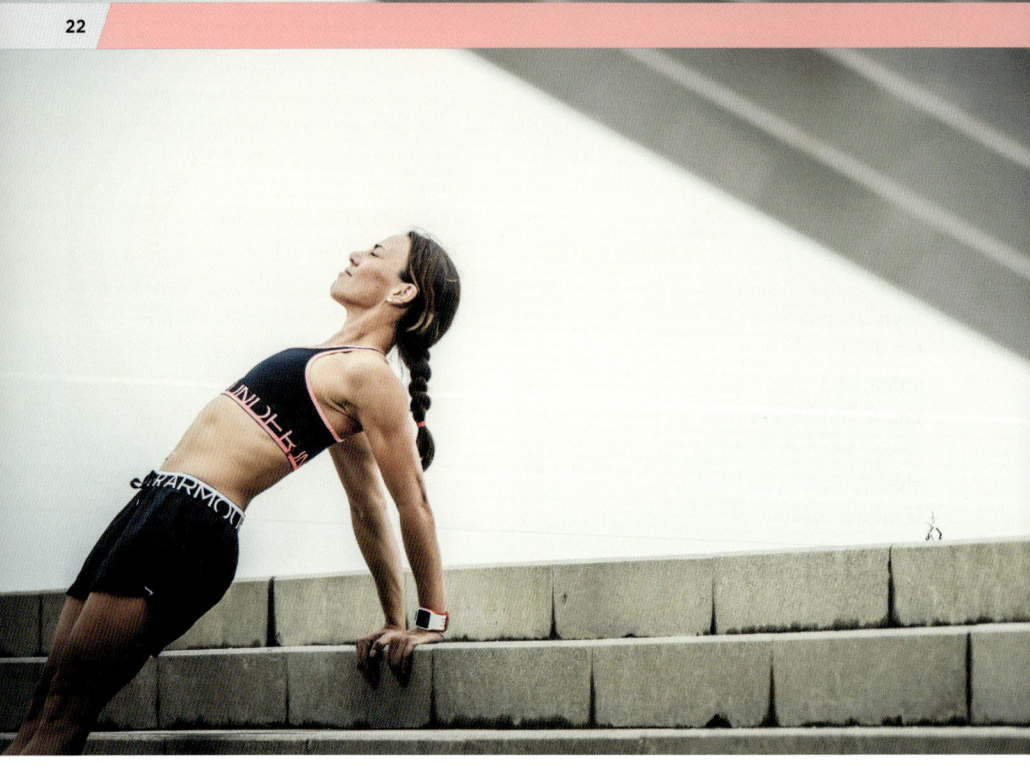

cuperar la estabilidad de nuestros miembros ante esos desequilibrios constantes de forma automática.

En muchas disciplinas deportivas y artísticas, se explica que los movimientos nacen del centro, de este núcleo vital que es el *core*.

¿Te parece que tiene sentido ahora el *core power*? Cuanto más trabajemos este núcleo vital y entendamos su importancia, seremos más conscientes de la posición de la columna lumbar y de la orientación de nuestra pelvis durante estos movimientos.

¿Cuánto cuidas tu núcleo vital? Desde un punto de vista más práctico, como bailarina, siempre nos hacían mantener la tripa hacia dentro y el culete apretado, al mismo tiempo que la columna crecía hacia arriba, permitiendo una postura elegante, erguida.

En el momento en que te relajabas, sobre todo en los adagios, en el trabajo de puntas, en los equilibrios... ¡zas!, todo se iba al traste. Entonces empecé a comprender la importancia de esa zona, que para nosotras era el centro.

Y eso ha sido para mí, desde el mundo de la danza clásica con todo lo que engloba (sus risas, su disciplina, los moños, los exámenes de la Royal Academy of Dance de Londres, los ensayos...), uno de los elementos fundamentales que ha integrado, integra e integrará mi *core* particular y mi *core power* para correr y hacer deporte buscando siempre una columna protegida y una posición estable.

> EL *CORE* DEL CORREDOR

¿Eres corredor popular habitual?, ¿triatleta? ¿Corres para completar tus entrenamientos de gimnasio? ¿No has corrido nunca pero quieres iniciarte y no sabes cómo? En cualquiera de los casos, siempre debemos empezar por el principio: lograr estar en buena forma, y en ese proceso, lograr un centro fuerte y estable que nos mantenga en equilibrio. Introducir prácticas posturales de estabilidad y equilibrio para fortalecer el *core* ahora será una prioridad, independientemente del nivel que tengamos.

Existen infinidad de ejercicios para ello, algunos con complementos que aumentan la inestabilidad para activar tu sistema propioceptivo y neuromuscular.

Los ejercicios son sencillos pero fundamentales en un buen programa de entrenamiento, no solo de carrera, sino como parte complementaria a otros planes de entrenamientos específicos.

Como siempre, en cada ejercicio encuentras opciones de trabajo-intensidad que debes adecuar a tu nivel de condición física, y modificar de menos a más, de forma progresiva.

¿Cuándo hacemos estos ejercicios? ¿Antes o después de correr?

Mi recomendación, como he apuntado previamente, es practicarlos antes de tus sesiones de carrera o de una sesión específica de gimnasio, siempre que estas vayan a ser intensas. La razón es que, al necesitar un alto grado de control, haciéndolos al principio tras un período de calentamiento, evitamos la fatiga acumulada y la falta de concentración.

¿Existen niveles y progresiones?

Es fundamental que realices el ejercicio que mejor se adecue a tu condición y control del movimiento, e ir progresando a medida que tengas controladas las opciones básicas.

¿Qué material necesitamos?

Lo mejor de todo es que pueden hacerse en cualquier lugar. Sí es recomendable el uso de una esterilla o colchoneta.

Para opciones más avanzadas, con el objetivo de variar rutinas y no caer en el aburrimiento, muchos de ellos pueden realizarse con bases inestables como el bosu, el fitball, TRX (entrenamiento en suspensión) u otras opciones caseras (un monopatín, unas toallas...), elementos que supongan un desafío mayor al control y la estabilidad de tu centro.

¿Cuántas series o cuánto tiempo se necesita para cada ejercicio o posición?

Cuando realicemos una postura que tengamos que mantener de forma isométrica, lo ideal es empezar por 15-20 segundos e ir aumentando el tiempo de permanencia en la postura entre 30 y 60 segundos.

En las progresiones en las que existen movimientos con ambas piernas, una rutina general, pueden realizarse de 2 a 3 series de 15 repeticiones con cada pierna.

¿Qué ejercicios sirven para trabajar el *core*?

Puesto que, como hemos visto, la mayoría de los movimientos funcionales parten de este centro o bien lo involucran, en las actividades que realicemos, activamos de un modo u otro esa musculatura. En la «Guía» final de ejercicios, encontraréis muchas variaciones para trabajar este núcleo.

Uno de los ejercicios más sencillos y con mayor número de variaciones posibles en función del nivel de fitness de cada uno, es la conocida «tabla» o «plancha» isométrica, si bien el trabajo de equilibrios con ejercicios unipodales o con materiales de bases inestables, supone un reto para el trabajo de mejora del corsé natural.

> **TRABAJO ISOMÉTRICO**

Los ejercicios que propongo son básicos para trabajar la fuerza a través de este tipo de contracción muscular. Te explico qué son, y cómo responde nuestra musculatura. Son sencillos, pueden realizarse en cualquier lugar e incluirse en nuestras rutinas entendiendo cómo funciona este tipo de trabajo, sus beneficios y contraindicaciones.

¿Qué es el trabajo isométrico?

Las fibras musculares pueden trabajar de diferentes formas. De manera concéntrica, las fibras se contraen para realizar el movimiento principal del músculo que está trabajando (ejemplo: fase de subida en ejercicios *curl* de bíceps con mancuernas o barra); de manera excéntrica, las fibras musculares se alejan del centro, del eje del movimiento (ejemplo: fase de bajada del bíceps). En estos casos, se produce un cambio de longitud de las fibras musculares.

Otro modo de actuación de la musculatura tiene lugar con las contracciones isométricas, en las que visualmente no hay cambios en ángulos articulares y el músculo no presenta movimiento; sin embargo, internamente sí se produce una tensión intramuscular, actúan contra una resistencia, pero no se produce movimiento.

En este caso, no se trabajan amplitudes de movimiento. Sin embargo, es una buena manera de ganar fuerza y tono musculares. Se trata de ejercicios muy adecuados en procesos de recuperación, pues el músculo se fortalece sin forzar las articulaciones.

¿Cómo responde nuestro cuerpo?

Al no haber movimiento, la ganancia de fuerza y tono musculares se puede incrementar en el ángulo que trabajamos.

Las fibras se contraen sin alargarse, por lo que estos ejercicios, e incluso mantener ciertas posiciones durante ejercicios dinámicos, favorecen el trabajo de la musculatura profunda.

Es importante tener en cuenta que el objetivo es ganar tono y fuerza musculares, pero que al no «entrenar el movimiento», no existe una transferencia directa a los movimientos corrientes de los deportes.

La mayoría de los deportes incluyen desplazamientos rápidos, potencia, velocidad, agilidad, movimientos articulares... y estas facetas no las trabajamos de manera isométrica; en cambio, ganamos tono muscular, que es fundamental para que la estructura musculoesquelética responda bien a los movimientos y ejercicios de potencia y velocidad.

En líneas generales, los ejercicios isométricos aumentan el grado de fuerza cerca del ángulo de flexión del músculo, no aumentan la fuerza en todo el rango de movimiento, puesto que no lo hay. Por tanto, son recomendables para mejorar ciertas fases del movimiento, pero no tienen un efecto sobre el recorrido total de la articulación.

Es importante que tengamos en cuenta que no podemos entrenar la fuerza solo de esta manera, sino que debe ir acompañada de ejercicios dinámicos con cargas ligeras y ejercicios pliométricos.

Podemos realizar el ejercicio en diferentes ángulos de apertura, aumentando esta progresivamente.

Ejercicios isométricos con el peso corporal, ¿durante cuánto tiempo?

En este caso, la carga utilizada (nuestro cuerpo) constituye una carga submáxima, y lo ideal es mantener la posición de trabajo entre 15-30 segundos, en el nivel inicial, y unos 40 segundos en personas con un buen nivel de forma física, evitando llegar a la situación de fatiga muscular o espasmos musculares. En tal caso, deja de ser eficiente (por ejemplo, cuando permaneces mucho tiempo en posición de plancha o sentadilla en isométrico y empiezas a notar temblor y falta de control). Unas dos o tres repeticiones de cada ejercicio son más que suficientes para sentir el trabajo y los resultados en un período de tiempo bastante corto.

En todo caso, hay diferentes opciones de trabajo en función del nivel y la condición física de cada uno, y progresiones hacia posturas más avanzadas. Poco a poco.

Beneficios y contraindicaciones

Con este tipo de entrenamiento, la ganancia llega un punto en el que disminuye la velocidad de contracción, y a nivel neuromuscular esto puede afectar a la coordinación. Con estos ejercicios se produce un aumento de presión arterial, a altas intensidades, por lo que no son recomendables en aquellas personas que padecen hipertensión o enfermedades cardiovasculares ni en embarazadas.

Pero tiene beneficios, pues es una forma ideal de ganar fuerza sin implicar a las articulaciones, por lo que es un buen método en los procesos de recuperación y/o rehabilitación de una lesión. No se necesita mucho tiempo ni espacio, por lo que pueden realizarse en cualquier lugar.

Mantener la tensión durante estos ejercicios ayuda a mantener una postura correcta, por lo que son excelentes para tonificar toda la zona media o *core*.

TABLA EN POSICIÓN FRONTAL AL SUELO, INVERTIDA Y LATERAL

OBJETIVO: Sin un abdomen y glúteos activados, se desprotege la parte posterior (recuerda las cadenas musculares interconectadas), produciéndose un debilitamiento de la espalda.

Es el ejercicio perfecto para activar la musculatura estabilizadora y coger tono muscular.

Se trabaja de forma isométrica (no existe movimiento articular, los músculos generan fuerza contra una resistencia pero no la mueven, no se acortan, ni se alargan).

Es una postura sencilla que aporta fuerza y tono muscular en toda la zona del *core* y en la musculatura estabilizadora de la espalda —tan importante para los corredores—, fortalece el tronco, ayuda a mantener una posición recta, a no bascular la pelvis, y a evitar lesiones y dolores en la parte baja de la espalda.

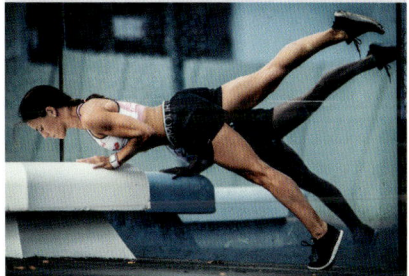

CAPÍTULO 2
LA POSTURA

¿QUÉ POSTURA ADOPTAS ANTE LAS COSAS?

LA POSTURA DEL CORREDOR

LA POSTURA EN LA CARRERA

LA PRÁCTICA

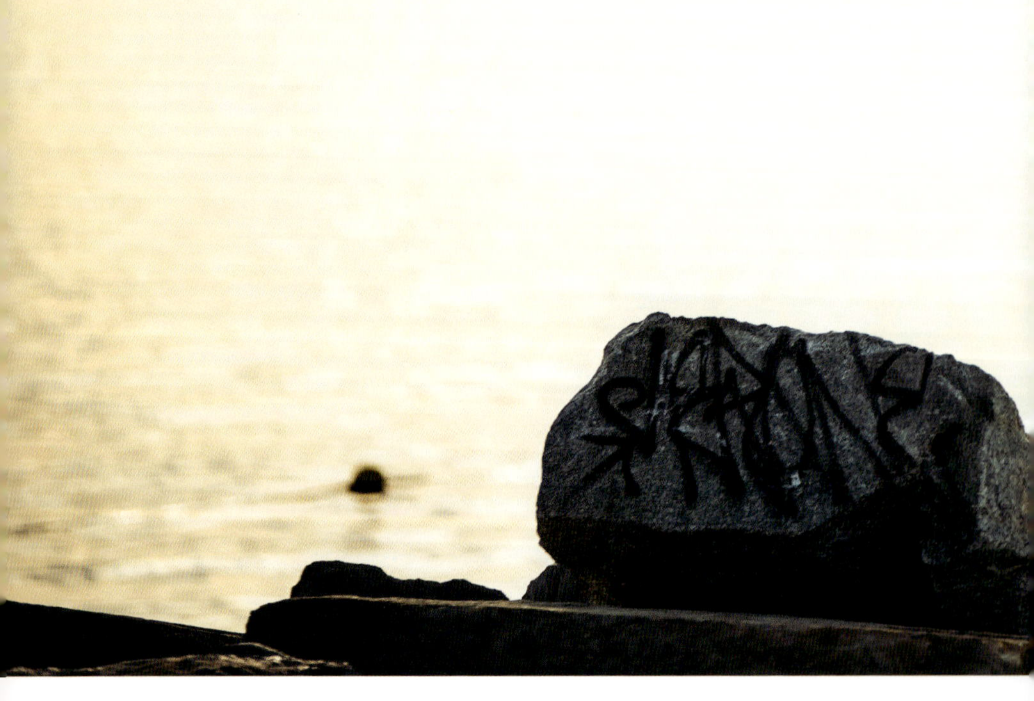

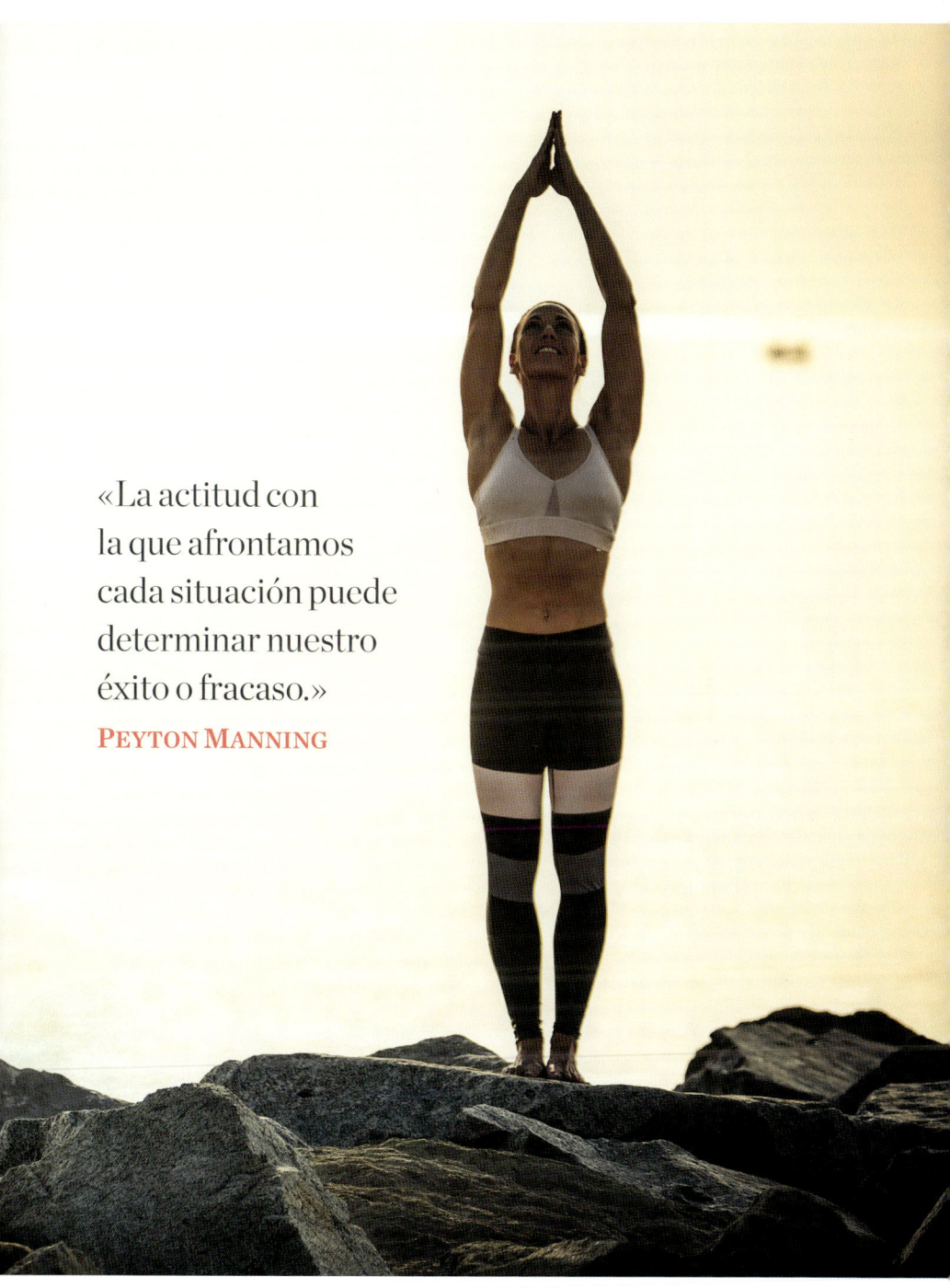

«La actitud con la que afrontamos cada situación puede determinar nuestro éxito o fracaso.»
Peyton Manning

¿QUÉ POSTURA ADOPTAS ANTE LAS COSAS?

En la vida, depende de la actitud que tengas ante las situaciones y decisiones que se van cruzando en tu camino. Es lo que se denomina adoptar una postura. Esa actitud influye también en las actividades que hagamos como correr, nadar, montar en bici o jugar al fútbol.

Desde que nos levantamos hasta la última hora del día, no dejamos de tomar decisiones, por muy pequeñas que estas sean, nos encontramos ante situaciones en las que tenemos que elegir constantemente. En la mayoría de las ocasiones, nos resultan fáciles de tomar, por el mero hecho de que hemos creado un hábito y conocemos las consecuencias de esa elección.

Pero otras veces, esas decisiones son más complicadas, nos llevan a salir de esa zona cómoda a la que estamos acostumbrados para movernos a un terreno desconocido. En este caso, nos impulsa nuestro instinto, el deseo de explorar nuevos caminos o superar nuevos retos.

APROVECHA CADA OPORTUNIDAD QUE TENGAS, DISFRUTA CADA NUEVA EXPERIENCIA. LA CLAVE DE TODO ES NO TENER MIEDO A EQUIVOCARSE.

Soy de las que piensan que el sentido común debe liderar siempre cualquier decisión, que hay que escuchar esa voz interior que no para de gritarte el camino que debes tomar. Algunos lo llaman instinto. ¿Le haces caso alguna vez?

Creo que la postura que adoptes en tu vida se verá reflejada en la forma en la que se llevan a cabo los proyectos y en la consecución de los resultados. Los miedos y la falta de seguridad son los mayores enemigos para lograr tus objetivos.

Son muchas las decisiones importantes que tenemos que tomar a lo largo de nuestra vida, y todas van conformando lo que somos hoy. Buenas o malas decisiones, sean cuales sean, debes aprender a extraer lo positivo de cada una de ellas y entrenar esa postura ante determinadas situaciones. Tú decides. ¿O prefieres que sean los demás quienes decidan por ti?

Quizá, una de las decisiones más importantes que recuerdo, y que definen mi postura o actitud ante la vida, fue la de elegir mi primer trabajo, mi primera incursión en el mundo empresarial tras finalizar la doble licenciatura en Derecho y ADE.

De mi promoción, no era la estudiante con mejores notas, ni muchísimo menos, de hecho, los primeros años tuve que reaprender a estudiar porque no aprobaba todas las asignaturas. Poco a poco fui aprendiendo a dedicarle tiempo, que no todo, y dejando hueco también a otras actividades que eran importantes para mí.

Acabé la doble licenciatura en los cursos académicos que correspondían (seis años para los estudios conjuntos). Por supuesto, solicité una beca para tener la oportunidad de estudiar fuera, y eso suponía un reto apasionante. Nueva cultura, nuevo idioma y una nueva vida. En lugar de ir al Trinity College en Dublín por la rama de ADE, opté por ir a estudiar la rama de Derecho a la University College de Londres. Sin duda alguna, ese último año adopté una postura muy clara y firme. Había ido a aprender, y a aprobar.

Aprobé todo, aprendí muchísimo y, además, lo importante es que viví al máximo la experiencia.

Ese era todo mi *curriculum vitae*, al cual añadía diversos cursos de Bolsa y Mercados financieros y toda mi experiencia como bailarina y profesora de ballet. Imaginaos la mezcla.

Tras dos meses de enviar cartas de presentación con currículums perfectamente cuidados, impresos en un papel carísimo y otros pequeños detalles, se me plantearon dos oportunidades únicas.

Opción 1: Multinacional francesa del sector de la auditoría y consultoría de reconocido prestigio. Me ofrecían un trabajo muy bueno, con contrato indefinido, con una carrera y proyección profesionales excelentes, aprendizaje y formación constantes. El salario para una recién licenciada era buenísimo, además de todos los beneficios sociales.

Opción 2: Multinacional francesa del sector de la belleza y cosmética. Me ofrecían un contrato de prácticas por seis meses, con posibilidad de contratación al final de la beca, siempre que hubiese hecho un buen trabajo. El salario de la beca no estaba mal, al menos podía cubrirme los desplazamientos. Para mí, poder entrar a formar parte de esa compañía suponía que el aprendizaje iba a ser mayor que cualquier máster MBA.

Los procesos de selección para cada uno de ellos ya marcaban la diferencia de la cultura empresarial de una y otra, uno se podía hacer perfectamente a la idea de qué podía encontrarse. El de la primera era de esos procesos largos, llenos de test, de exámenes, de entrevistas con unos y con otros... No se me dieron mal, todo lo contrario, fue muy bien, pero me resultaron muy cansinos.

El proceso de la segunda fue mucho más divertido (aunque saliese casi llorando de la primera dinámica de grupo). Entonces ahí ya había marcado mi postura: firme, segura (aunque estuviese hecha un manojo de nervios). Ocurrió al poco de regresar de mi estancia en Londres. Éramos unas seis chicas. Todas iban perfectamente vestidas, maquilladas y peinadas. Sus experiencias curriculares me dejaron boquiabierta: quien no era bilingüe, era estudiante graduada con honores en universidades prestigiosas de España, EE.UU. o Francia. Además, todas tenían experiencia previa en el sector, tras períodos de prácticas. Y ahí estaba yo, sin acabar la carrera, con un inglés mediocre y, eso sí, con una parte artística, que era mi bagaje como bailarina e instructora de fitness.

La situación empezaba a ser aún más difícil con los entrevistadores, que no paraban de ponernos a prueba. Tras diversas preguntas tuve que realizar un plan de marketing para un producto de la casa: un agua termal. ¿Plan de marketing? Pero si no me gustaba nada el marketing en la universidad, no recordaba cuáles eran los cuatro puntos clave para hacer un plan de marketing. Menos mal que lo hacíamos por parejas y la mía se lo sabía perfectamente.

Delante de todos, de pie junto a una pantalla y una pizarra con nuestro diseño de marketing, y en la mano, el botecito de un agua termal. De pronto, uno de los entrevistadores empezó a lanzarme preguntas, a poner en evidencia las decisiones planteadas, y encima en inglés.

Tenía que adoptar una postura firme.

Estaba completamente segura del porqué de esa decisión. La defendí con todos los recursos que tenía, con el inglés que había aprendido, sin ofender pero sin dejar que me echase atrás, para acabar pronunciando una frase que marcó un antes y un después: «It´s just water!». Se enojó bastante, o al menos así pareció, cuando insistía en que aquello que pretendía venderse a un precio altísimo «era solo agua».

Te imaginarás, después de aquello, la sensación con la que llegué a casa, esa que aparece cuando sabes que la has liado, pero, sobre todo, sabiendo que había chicas mejor preparadas, aunque su exposición fuese más conservadora. De hecho, su postura y sus gestos corporales dejaban mucho que desear, casi me atrevo a decir que mostraban inseguridad. Mi postura, por el contrario, fue clara. Había ido porque quería trabajar allí, así que, espalda larga, pecho abierto y postura firme y segura.

No hace falta contar cómo pasé los meses siguientes, por supuesto, di por hecho que tras esa agitada y caótica intervención, mi proceso de selección había acabado en esa dinámica de grupo. Me equivoqué. Sí, esa frase quedó en el recuerdo de los entrevistadores, y un par de meses más tarde, escuché a alguien pronunciar mi nombre en una feria de empleo de la Universidad. Una de las personas de RRHH que estuvieron en aquella dinámica, y que me ayudó muchos años después. Continué el proceso de selección, y finalmente ahí estaba la oferta de becaria.

Me dejé guiar por mi instinto y finalmente opté por esa beca. Jamás me arrepentí de rechazar la otra oferta que ofrecía más seguridad y estabilidad. No llegué a cumplir los seis meses de prácticas; al quinto mes me ofrecieron formar parte del equipo de marketing y comenzar un camino de aprendizaje constante que, sin duda alguna, fue maravilloso (pese a trabajar más de 12 horas al día). Mi postura ante las cosas me había llevado hasta allí.

Son muchas las decisiones que he tenido que tomar hasta llegar aquí, en el terreno profesional, personal y, cómo no, también en el deportivo. Mantener una postura firme no siempre te lleva adonde crees que mereces estar, pero no hay nada mejor que ser fiel a uno mismo.

La última decisión importante que dejó entrever una vez más mi actitud, fue dejar de lado el mundo empresarial; la extinción de un contrato laboral de una marca de lujo española del sector textil, me ayudó a poner en marcha un proyecto personal que llevaba tiempo bailando en mi cabeza: crear un sitio desde el que compartir mi pasión por el deporte, mis crónicas de competiciones y poder enseñar a la gente a entrenar lo mejor posible. Al principio, fue la manera de demostrarme que era capaz de construir y crear.

Con las ideas claras y un camino previo trazado, ya tendrás parte de la carrera hecha. Así que no dudes, y esfuérzate por mantener esa postura erguida, alineada con el resto de elementos que conforman tu carácter.

Ahora reflexiona, ¿cuál es la postura que adoptas en tu vida?

LA POSTURA DEL CORREDOR

Lo anterior es para que entendamos que eso mismo podemos trasladarlo a la postura que adoptamos cuando corremos. Y una buena postura dependerá de lo entrenado que tengamos el núcleo.

Cuando se tiene miedo, cansancio o inseguridad, se tiende a agachar la cabeza y a dejar que el peso de los hombros venza nuestro cuerpo hacia delante, con la mirada perdida en el suelo. Ese peso, finalmente, no permite que tus pies despeguen del suelo, de modo que el cuerpo se acaba arrastrando a merced de esa postura encorvada, como si la espalda estuviese cargada con una mochila pesadísima. Y sentirás cada vez más ese peso

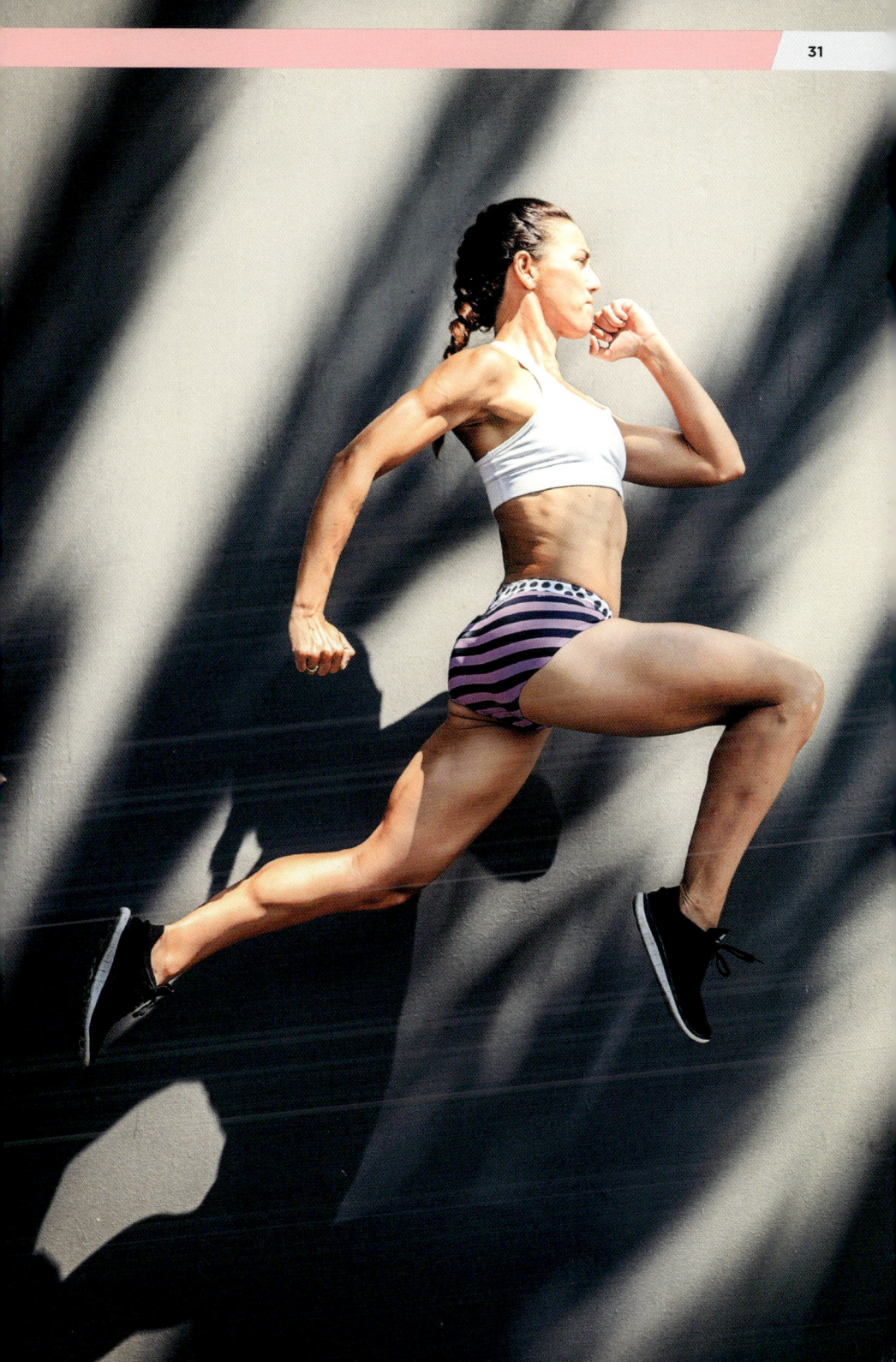

sobre tus hombros, sentirás el cansancio, te costará respirar porque estás cerrando tu pecho… tu correr se volverá poco hábil, lento.

Quizá no acabamos de ser conscientes de la importancia del lenguaje corporal y de lo que puede llegarse a conocer a través de los gestos, los ademanes y por supuesto, la postura que adopta un cuerpo en una u otra situación.

A menudo, veo a la mayoría de la gente que camina por la calle mucho más bajita de lo que es. Os contaré qué significa esto: hombros echados hacia delante, una pequeña joroba que nace en la parte alta de la espalda, y con un paso torpe, como si les costase caminar con gracia.

El hecho de haber convertido los smartphones en una extensión del brazo tiene gran parte de culpa, la otra es que la gente sale de casa con la mochila llena de cosas que no necesita.

Lo más triste es que no solo ocurre en los adultos, cada vez es mayor el número de adolescentes que padecen diferentes patologías relacionadas con una mala higiene corporal, como dolores en la columna o en las cervicales, descompensaciones y desequilibrios.

Si Darwin levantase la cabeza, se pellizcaría para comprobar que no es un sueño. El ser humano que en su día evolucionó al *Homo erectus*, está en vías de extinción. Es una verdadera lástima que todos los miles de años que la especie ha luchado por evolucionar y crear seres bípedos vayan al traste por cargar con demasiado peso.

Como seres bípedos que luchamos contra la fuerza gravitatoria, las cuestiones relativas a la biomecánica se encierran dentro de las leyes de la física, y los números no mienten.

El patrón de movimiento de la carrera se produce en plano sagital, un movimiento del cuerpo humano hacia delante luchando no solo contra la gravedad, sino también contra la resistencia, el rozamiento y otros mil factores más. Correr es saltar de un pie a otro, hacia delante.

¿Qué tiene que ver la postura corporal en todo esto?

LA POSTURA LO ES TODO A LA HORA DE CORRER DE MANERA NATURAL Y PODER SER UN CORREDOR EFICIENTE.

Hagamos algo muy, muy sencillo, ya veréis como así lo vamos a entender perfectamente. Una imagen visual de cómo corremos y cómo deberíamos correr bien, en relación con nuestra postura hará que comprendamos por qué es importante el trabajo de corrección e higiene posturales.

Este ejercicio es uno de los que José Acosta suele usar para poder comprenderlo: imagínate a ti mismo en una carrera, o visualiza cómo corren los corredores en las carreras populares. Observarás que hay de todo, por lo general cada uno avanza como quiere. Sin embargo, existe un denominador común. ¿Qué hacemos, qué haces a pocos metros de llegar a la meta? Sí, en la recta final, preparado para la *photo finish*. ¿Te das cuenta de que, de pronto, hasta el corredor que va peor, abre el pecho, alarga su espalda y aumenta la frecuencia de sus pasos? De repente, todos adoptamos un tronco erguido y un correr bonito.

Pues, así, con esa postura, es como deberíamos correr.

¿Has visto alguna vez a algún atleta profesional correr como si buscase algo que se le hubiese caído al suelo? Miran al frente, seguros, erguidos, firmes y con el pecho bien abierto, como diciendo: «Aquí estoy yo».

¿Crees que la postura es un factor determinante a la hora de correr bien?

LA POSTURA EN LA CARRERA

Verdaderamente, un punto clave para correr bien es la postura. La alineación corporal es determinante del modo en que corremos, en cómo se van a comportar el resto de estructuras y miembros.

Correr es un movimiento lineal, nos movemos hacia delante en una línea recta, y el cuerpo no debe presentar rotaciones (cadera y hombros) excesivas.

Una correcta alineación postural, determinará cómo se coloque y se mueva el resto del cuerpo; todos los miembros están conectados y, por eso, trabajar el *core* o núcleo estabilizador permitirá mantener una postura y alineación correctas.

- ¿Cómo llevas la posición del tronco cuando corres?
- ¿Qué supone llevar una posición recta y alineada al correr?
- ¿Qué implicaciones tiene una mala postura al correr?

Al igual que nos ha ocurrido con los pies, nuestra postura va perdiendo la rectitud, y en lugar de permanecer erguidos con la columna extendiéndose hacia lo alto, vamos agachados, con los hombros elevados y el cuello hundido, cegados por el móvil, forzando la posición neutra frente al ordenador, demasiado tiempo sentados en uno de los mayores saboteadores de la postura: las sillas. Estas nos invitan a adoptar posiciones cifóticas, con un acortamiento de los flexores de la cadera e isquiotibiales, que afecta a nuestro rendimiento en la carrera

y a nuestra condición de seres bípedos y erguidos. Además, producen un acortamiento de la musculatura anterior y debilitan los glúteos y la cadena posterior.

En efecto, la descompensación y el debilitamiento de estas zonas son causa directa de lesión en muchos corredores. Los glúteos forman el grupo muscular más grande que tenemos, el máximo responsable del gesto técnico de carrera. Un trabajo de glúteos y de movilidad de la cadera, junto con estiramientos dinámicos, completan una buena rutina preparatoria para salir a correr.

Fijémonos en los niños, en su proceso de aprendizaje innato atraviesan la fase de gatear, la de sentarse y, a medida que van superando los pequeños desafíos de la inestabilidad, pasan a ponerse en pie y empiezan a andar. Van rectos, ágiles, dentro de la torpeza propia del proceso hacia la bipedestación.

Es una evolución que les lleva a la estabilidad resolviendo situaciones de inestabilidad. Recuerdo cuando mi sobrino empezó a caminar. Iba erguido, con pasos cortitos pero seguros y con su espina dorsal completamente en vertical. Para descansar y jugar, lo hacía desde una sentadilla profunda perfecta manteniendo la espalda perpendicular al suelo.

Esta posición natural del cuerpo y esa fluidez de movimientos, los adultos suelen perderla si dejan de moverse o al introducir otro tipo de actividades en sus vidas.

¿Cómo llevas la posición del tronco cuando corres?

Por lo que vengo observando, sobre todo en los últimos años que he centrado parte de mi actividad en ello, la enorme mayoría de los corredores populares van echados hacia delante; si te fijas en las cintas de correr de un gimnasio, la mayoría van inclinados hacia la pantalla de la máquina.

Piensa ahora en una bailarina o un bailarín. ¿Te los imaginas echados hacia delante? Yo desde luego que no, siempre ofrecen esa sensación de ingravidez, su columna crece a lo largo, y se mueven erguidos con el pecho abierto, favoreciendo así la apertura de los pulmones.

Es necesario partir de la base de que **para realizar movimientos más complejos, primero hay que dominar los más sencillos y simples.** Para correr bien, primero hemos de aprender a andar correctamente, y esto es así, sea cual sea el sistema de entrenamiento o deporte que estemos realizando.

¿Qué supone llevar una posición correcta al correr?

Existen muchos factores, de la cabeza a los pies en los tres planos (sagital, frontal y transversal), que de manera conjunta ayudan a crear una postura equilibrada.

Una forma fácil de comprobarlo es observar el movimiento alrededor de caderas y pelvis, y lo que se produce en la parte superior e inferior del cuerpo. Lo realmente importante es adoptar una postura esbelta y alineada.

Mi entrenador observó que, pese a que no corría mal, llegado un momento, empezaba a vencerme ligeramente hacia delante, de manera que acababa arrastrando un poco los pies; el resultado era que no corría «de forma elegante», vaya. La solución, para poder comprender cómo debía colocarme, fue adoptar la misma posición que cuando era bailarina: pecho abierto, columna alargada, y con caderas y pelvis altas. Creciendo siempre.

Así que debemos fijarnos en la alineación del corredor.

1. Corredor NO ALINEADO: Inclinado hacia delante desde la cadera, flexionándola y perdiendo alineación. Tenderá a sentarse hacia atrás y para contrarrestarlo inclina el cuerpo hacia delante.

Conclusión: Esto provoca una zancada forzada, un aumento de fuerzas de frenado y un apoyo alejado del centro de masas. Se gasta más energía entre zancadas, al perder el pico de fuerza.

2. Corredor ALINEADO: Las caderas y la pelvis están hacia arriba, mirando al frente y sin realizar rotaciones de un lado a otro.

Conclusión: Esto provoca que el primer impacto se realice debajo del centro de masas (la cadera), disminuyendo así las fuerzas de frenado y de impacto; es decir, haciendo más eficiente cada zancada.

Imagina que somos marionetas a las que siempre están tirando hacia arriba, alargando nuestra columna con la cabeza neutra y los hombros relajados; parecerá que flotamos en lugar de sentirnos pesados y poco habilidosos.

Ahora no estamos observando si eres taloneador, entras con el antepié o corres descalzo, estamos hablando de algo a lo que siempre hemos de prestar especial atención para realizar una carrera eficiente. El primer aspecto básico que hay que trabajar para mejorar nuestra salud y nuestra condición física es la POSTURA.

Nuestro cuerpo adopta una forma debido a la evolución de sus estructuras en el proceso de adaptación a ciertos condicionantes como la bipedestación y el hecho de mantenerse erguido en contra de la gravedad. Estos condicionantes implican que ciertos puntos de nuestro cuerpo deban estar alineados para mostrar estabilidad biomecánica, cinética adecuada y distribución correcta de las cargas. No es anatomía, es biomecánica, nos fijamos en puntos y no en segmentos (cintura escapular —hombros, cintura pélvica y torso).

Debemos fijarnos en que la zona del ligamento cervical (marca evolutiva que condiciona la posición erguida) esté en línea y en la vertical sobre el centro de masas de la caja torácica, ambos en línea en la vertical con el centro de gravedad y todos ellos en línea con el punto de apoyo del pie cuando este ya está en carga.

En resumen, en la postura tomada al correr, estos cuatro puntos deben coincidir en el momento de carga formando una línea recta, perpendicular al suelo: el punto de apoyo del pie, el centro de gravedad, el centro de masas del tórax y la zona del primer ligamento cervical en línea vertical.

¿Qué ocurre cuando el cuerpo no lleva una posición natural erguida, perpendicular al suelo?

Se tiende a que la pierna de apoyo se encuentre en una posición adelantada y alejada del centro de masas (cadera). Esto provoca un aumento de las fuerzas de frenado e impacto sobre el cuerpo, e implica que las acciones musculares sean distintas, aumentando las sobrecargas sobre las diferentes estructuras durante el desplazamiento:

- Se pierde la alineación del eje que conforman la nuca, el centro de la caja torácica, el centro de gravedad y el punto de apoyo.
- Se acorta la musculatura anterior.
- Se cierra la caja torácica, por lo que cuesta más que entre el aire.
- Se corre en posición semiflexionada, sobre todo con las caderas en retroversión. Pérdida de eficiencia biomecánica.

En conclusión, abandonar nuestra posición erecta natural provoca cambios en nuestra forma de correr, de caminar y, en definitiva, de desplazarnos, y nos lleva a perder la técnica.

Puedes comprobar tú mismo la postura que llevan los atletas profesionales para observar esa posición del tronco; independientemente de la distancia que recorran, su postura es prácticamente la misma. Busca algún vídeo de Michael Johnson, del que decían que «corría raro». No dejes de ver el clásico de Craig «Crowie» Alexander, tres veces campeón del mundo de Ironman. Lo importante no es su apoyo, sino cómo, incluso en fatiga, mantiene su posición erguida de pies a cabeza. Incluso los sprinters, una vez pasada la fase de salida y potencia, adoptan esta posición recta.

El objetivo, pues, es empezar a corregir la posición del tronco, el resto llegará de forma casi automática y más fácil.

PUNTOS A RECORDAR

- Evitar el primer impacto muy alejado de la cadera (ha de ser justo debajo)
- No exceder la rotación del hombro y la cadera, se pierde la alineación
- Llevar los hombros relajados y lejos de las orejas
- Correr altos

LA PRÁCTICA
FIT 4 RUNNING

Junto a los movimientos para trabajar el *core* y la musculatura estabilizadora de la columna, añadiremos otros necesarios para conseguir una correcta postura al correr, que nos ayuden a mantener una posición del tronco más relajada.

Son pocos movimientos que mejorarán nuestra colocación, y sobre todo, la conciencia corporal.

Antes de comenzar, a modo de práctica para analizar nuestra postura, un ejercicio muy simple:

> **EJERCICIO TEST**
>
> Descalzo y de pie, con los brazos extendidos en la vertical (o bien sujetando una pica de madera, por ejemplo), realiza pequeños y rápidos saltos en el sitio durante 20 segundos. Marca tu espacio con algún objeto e intenta no moverte del sitio.

¿Qué tal ha ido? Si te has movido o te has desplazado unos centímetros hacia delante, es debido a que tu cuerpo no estaba erguido, sino inclinado ligeramente hacia delante.

Es un buen test inicial para tomar conciencia de cómo puede variar nuestro tronco durante la carrera.

Cuando corremos, no somos conscientes de cuál es la posición que llevamos, ni de si el tronco permanece perpendicular al suelo, o las caderas basculan en exceso.

Una postura correcta permite que nuestras estructuras trabajen de forma natural, sin generar descompensaciones, molestias en la zona lumbar y cervical o sobrecargas musculares. Esto no es solo importante para correr, sino que es directamente aplicable a nuestra vida y rutina diaria.

¿Qué suele ocurrir cuando se lleva el cuerpo adelantado?
- No se mantiene la posición neutra y natural del cuerpo.
- La zancada tiende a adelantarse, realizando el primer impacto fuera del eje de las caderas.
- El primer apoyo del pie tiende a realizarse con el talón. Este es un impacto ante el que el cuerpo se encuentra indefenso puesto que sus componentes elásticos y mecánicos encargados de amortiguar, no tienen tiempo de entrar en acción.
- Se pierde la línea recta y la postura alineada. Se pierde habilidad y calidad en el movimiento.

¿Por qué llevamos el cuerpo hacia delante?
En la mayoría de los casos, hemos perdido la posición natural, y las posturas que adoptamos a diario no facilitan que llevemos la espalda alineada. Es necesario trabajar el *core* y los estabilizadores, así como practicar ejercicios que ayuden a abrir la parte anterior del cuerpo: trabajo de pectoral y de dorsal (para sujetar la espalda y mantener el pecho abierto).

> **TENER UN BUEN CONTROL POSTURAL**

El control postural es una compleja habilidad que se basa en la interacción de procesos dinámicos sensoriales y motores. Tiene dos objetivos básicos:
- La orientación postural: supone una alineación activa del tronco y la cabeza con respecto a la fuerza de la gravedad, la superficie de apoyo, el entorno visual y las referencias que tengamos.
- Equilibrio postural: implica la coordinación de los movimientos para estabilizar el centro de masa corporal.

Durante la carrera, hay factores externos e internos que afectan a nuestro equilibrio y al reparto de nuestro peso respecto al centro de masas. Debemos desarrollar la habilidad de estabilizar el cuerpo y el tronco ante esas fuerzas desestabilizadoras. El modo en que responda el cuerpo ante esos desequilibrios dependerá de la coordinación de sus movimientos para buscar la estabilidad y de cuán desarrollada se tenga la habilidad de recuperar rápidamente el equilibrio y el control.

Además de los ejercicios que se proponen, el trabajo propioceptivo y sensorial es importante para desarrollar y mejorar las respuestas de nuestro cuerpo ante situaciones que generen inestabilidad.

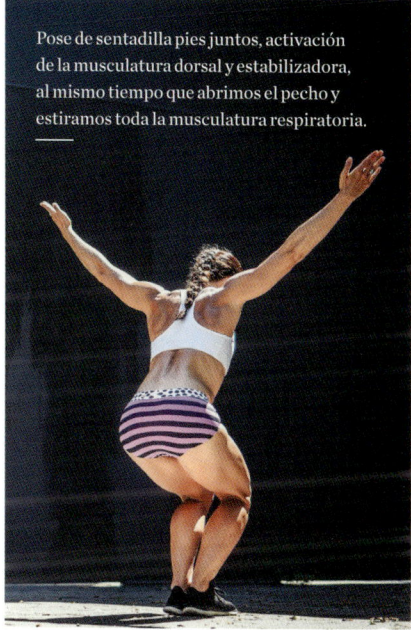

Pose de sentadilla pies juntos, activación de la musculatura dorsal y estabilizadora, al mismo tiempo que abrimos el pecho y estiramos toda la musculatura respiratoria.

El empleo del trabajo unipodal, o usar bases de apoyo inestables, complementarias a las rutinas de entrenamiento, aporta variedad y recursos para desarrollar la estabilidad. Debemos prestar mucha atención a cómo se plantean las soluciones de estabilidad, pues se realizan desde el trabajo del tobillo y no desde la cadera. El tobillo es la bisagra que actúa directamente desde la base estabilizadora formada por nuestro pie.

Por otro lado, debemos tener en cuenta que existe una limitación biomecánica super-importante, se trata de la base de apoyo que tenemos: los pies (no sientes la misma estabilidad con ambos pies apoyados que sobre uno de ellos).

Todo aquello que supone una limitación a la base de apoyo que conforman nuestros pies (tamaño, calidad, funcionalidad, control), afecta de forma directa al equilibrio, y por tanto a la estabilidad. Controlar el movimiento con alguna limitación en la base de apoyo, supone un reto para el equilibrio y para el control del cuerpo en su conjunto.

Es una de las razones por las que recomiendo incluir muchos ejercicios unipodales en tus rutinas de entrenamiento. El hecho de disminuir la base de apoyo hará que tu sistema propioceptivo trabaje más que nunca, al mismo tiempo que tus músculos centrales y estabilizadores para mantenerte el control de la postura.*

¿Cómo mejorar nuestra postura?

Con ejercicios muy sencillos para trabajar la correcta posición de nuestro tronco y nuestra columna. Nos van a servir también para evaluar si funcionalmente tenemos movilidad articular o no, y el estado en el que nos encontramos, y mejorar nuestra salud.

Los ejercicios, aunque parecen sencillos, requieren que estemos concentrados y realicemos cada repetición de forma lenta y pausada.

Consejo: Trabaja descalzo estos ejercicios para poder activar la fascia plantar, fortalecer los tobillos y realizar así un excelente trabajo propioceptivo (método a través del cual el sistema neuromuscular recibe la información del exterior).

---

*Fay B. Horak, . «Mechanistic and physiological aspects. Postural orientation and equilibrium: what do we need to know about neural control of balance to prevent falls?», *Age and Ageing*, vol. 35, supl. 2 (septiembre , 2006), págs. ii7-ii11.

1. SENTADILLA PROFUNDA (2 EJERCICIOS)

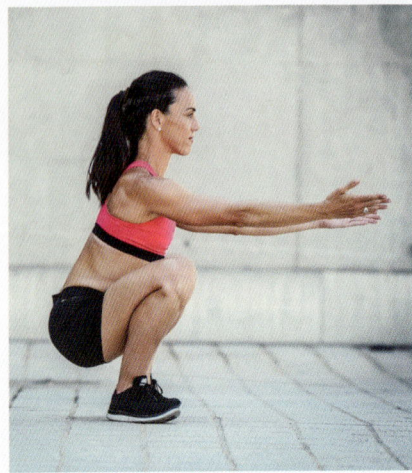

OBJETIVO: Este movimiento, utilizado como valoración funcional, es un excelente *drill* (ejercicio técnico) para analizar nuestra movilidad articular de caderas y tobillos, y para comprobar la elasticidad del tendón de Aquiles y el sóleo. También es útil para examinar el estado de nuestra columna y nuestra postura.

POSICIÓN INICIAL: De pie, con los pies separados a la anchura de las caderas, o quizá una anchura mayor, espalda neutra.

EJECUCIÓN: Realiza una sentadilla profunda, llevando el coxis hasta abajo, tratando de mantener en todo momento la espalda erguida, los talones y los dedos apoyados en el suelo (imagina que llevas una bola pesada atada en el coxis).

Esta posición es natural al ser humano, y el peso queda repartido en la planta del pie, del mismo modo que debe quedar repartido en el correr natural.

Los bebés adoptan esta postura de manera innata. También es habitual en personas de avanzada edad en poblaciones y tribus cuya funcionalidad del movimiento ha sido necesaria de por vida. De hecho, en la práctica de yoga, esta posición se denomina «hindi squat», por el modo que los hindúes tienen de sentarse.

REPETICIONES: 10 repeticiones lentas, colocando la espalda en la fase más profunda de la sentadilla.

Este ejercicio es muy exigente y demandará tu atención. Empieza hoy a practicarlo con la opción más sencilla, y añade alguna de las progresiones cuando domines el movimiento.

¿Qué puede ocurrir?

1. Que realicemos la sentadilla profunda pero el tronco esté echado hacia delante y la cadera en retroversión excesiva. Esto significa que necesitamos corregir nuestra columna poco a poco hasta conseguir una espalda lo más erguida posible.
2. Que a medida que profundicemos en la posición, los talones se despeguen del suelo. Esto indica:
   - Falta de elasticidad en el tendón de Aquiles y sóleo, por lo que serán necesarios ejercicios para ganar elasticidad en dichas zonas, el trabajo descalzo ayuda en este proceso.
   - Bloqueo astragalino. El astrágalo, hueso del pie, se adelanta bloqueando la articulación.
   - Debilidad del músculo tibial anterior.

Opción: Las primeras semanas puedes colocar una pequeña alza bajo los talones, que te ayudará a adquirir elasticidad en los tendones y corregir la postura.

3. Que las rodillas tiendan a juntarse, de manera que los pies giren hacia dentro (pro-

nación) y el peso no quede repartido en toda la planta del pie.

Prueba a ampliar la apertura de los pies. En el caso de las mujeres, debido a la constitución ósea de nuestras caderas, es más común que esto suceda.

4. Que se produzcan oscilaciones de pies, tobillos o rodillas (hacia dentro o hacia fuera). En este caso, el miembro inferior presenta posibles descompensaciones, por lo que es mejor consultar con un especialista para realizar una valoración funcional y biomecánica.
5. Que la cadena posterior esté acortada. La musculatura posterior no tiene la suficiente longitud para realizar el movimiento en toda su amplitud, lo que conlleva una técnica limitada —de ahí la importancia de realizar buenos estiramientos—. En la mayoría de los casos, están acortados el sóleo, la fascia plantar y el tendón de Aquiles. Para compensarlo, es la cadera la que se flexiona en exceso, y los erectores de la columna pierden su capacidad de mantenerla estable.

Una sentadilla comienza en los pies, también hay que trabajarlos, como veremos más adelante.

Trata de tener la sensación de empujar el suelo con los pies, de esta forma las rodillas se sitúan sobre el apoyo de estos y activan a su vez el glúteo medio, que es el gran estabilizador de la cadera.

Aunque parece sencillo, el hecho de intentar mantener la espalda recta provoca una fuerte activación de la musculatura profunda de los estabilizadores de la espalda. Este ejercicio nos ayuda a valorar el estado de nuestra posición.

OPCIONES DE TRABAJO
(de menor a mayor intensidad)

- Bajar a sentadilla profunda con los brazos extendidos a la altura de los hombros, con la mirada siempre al frente.
- Bajar a sentadilla profunda con los brazos extendidos por encima de la cabeza, con la mirada siempre al frente.
- Frente a una pared, con una separación de unos 15 cm, bajar a la posición de sentadilla profunda con los brazos elevados por encima de la cabeza sin tocar la pared.
- Bajar a sentadilla profunda sujetando un peso (disco o kettlebell) a la altura del pecho, lo que ayudará a mantenerte erguido.

PROGRESIONES

A la mayoría le cuesta realizar este ejercicio el primer día, pero a medida que pasa el tiempo y la columna se va acostumbrando, se pueden añadir elementos que ayuden a corregir la inclinación hacia delante.

- Realizar el ejercicio manteniendo los brazos extendidos al frente, a la altura de los hombros. La progresión consiste en añadir sobre los hombros una barra de peso ligero, evitando que la barra caiga al suelo al ejecutar la sentadilla profunda.
- Realizar la sentadilla profunda sujetando una pica por encima de la cabeza (un palo de escoba, si lo haces en casa) o una barra con un poco de peso. De esta manera, si el cuerpo se inclina, el peso hará que caigas adelante si no corriges la postura. Es un mecanismo que avisa de cuándo debes erguir el cuerpo.

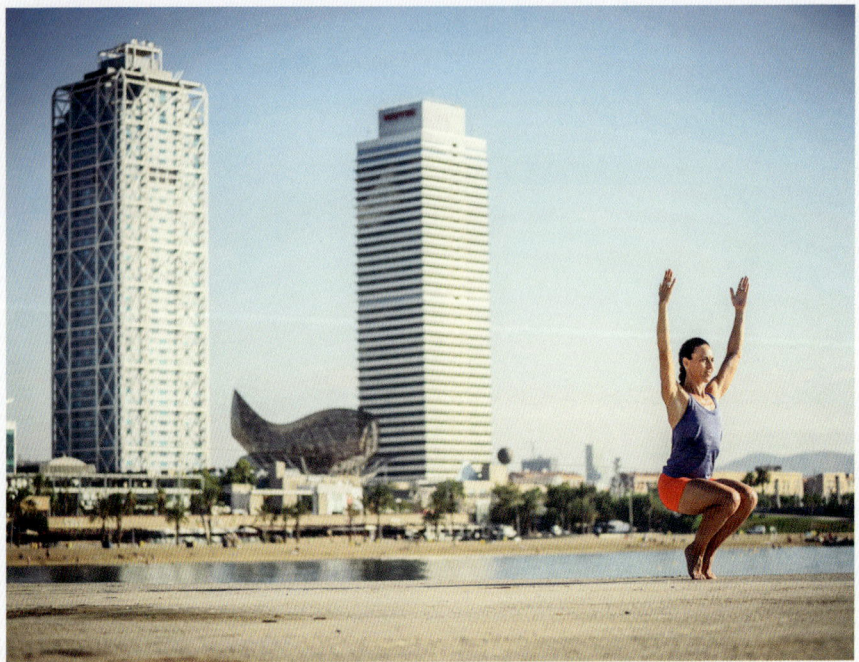

2. EQUILIBRIO Y SENTADILLA CON TALONES DESPEGADOS DEL SUELO

OBJETIVO: Mantener en todo momento la columna erguida, alargando cada una de las vértebras. (Ten la sensación de querer tocar el techo sin perder el contacto con el suelo.)

POSICIÓN INICIAL: De pie, postura neutra con los pies juntos, brazos en posición natural, pegados al cuerpo.

EJECUCIÓN: Realiza 10 elevaciones de talones manteniendo el cuerpo recto, el abdomen activado y en equilibrio. Gran trabajo de estabilidad.

Cuando tengas controlado el movimiento, pasa a realizar una flexión de rodillas, como si fueras a sentarte, manteniendo en todo momento la posición del cuerpo con la columna erguida y el pecho abierto. Los talones deben permanecer elevados, manteniendo el equilibrio.

Sube lentamente hasta la posición de piernas extendidas y apoya los talones. Descansa 15-20 segundos antes de realizar la siguiente repetición.

OPCIONES:
- Si sientes que no tienes mucha estabilidad, puedes empezar usando algún apoyo como referencia, apoya una o las dos manos en una silla, en una barra de ballet, en la pared… hasta que ganes confianza.

Con este ejercicio de equilibrio se activa toda la musculatura del *core*, de los glúteos, los tobillos, los cuádriceps y los erectores de la columna. Te aseguro que te retará a no perder la postura y el equilibrio.

3. EQUILIBRIO A UNA PIERNA

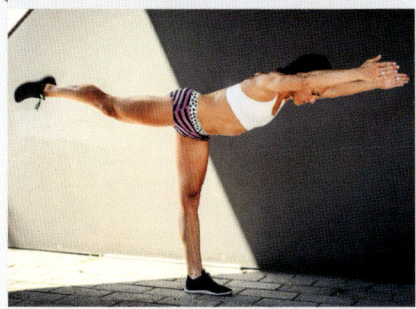

OBJETIVO: Activar la musculatura de la espalda y el abdomen, con el fin de mantener el cuerpo erguido y en equilibrio con un solo apoyo.

EJERCICIO 1: Elevación frontal de pierna. Desde una posición neutra, flexiona la rodilla de una pierna (puedes cogerla con las manos para sostenerla), y extiéndela. Mantén el cuerpo recto, pecho abierto y columna alargada.

IMPORTANTE: No es cuestión de altura sino de mantener el equilibrio con la pierna en diferentes planos.

EJERCICIO 2: Desde la posición anterior, lleva la pierna atrás, y desde ahí extiende y alarga cuerpo y pierna manteniendo el equilibrio y la espalda recta. Los brazos por encima de la cabeza ayudan a mantener el pecho abierto.

4. CARRERA CON BRAZOS ARRIBA

OBJETIVO: Mantener la posición recta de la espalda, las caderas alineadas evitando su basculación, y el cuerpo alineado.

EJECUCIÓN: Realiza, durante tus entrenamientos de carrera, unas rectas a ritmo suave manteniendo los brazos extendidos por encima de la cabeza con el tronco lo más erguido posible.

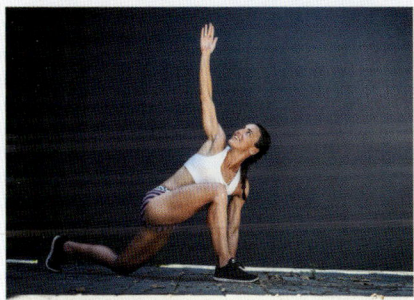

¿Qué suele ocurrir?
Al eliminar el balanceo de brazos, sosteniéndolos en una posición fija por encima de la cabeza, obligamos al cuerpo a mantener el movimiento en un único plano.

Muchos sienten que las caderas van por un lado y el cuerpo por otro, lo que no debería suceder cuando corremos, pues el desplazamiento es hacia delante y no con pequeños giros de cadera.

Este ejercicio desvela muy claramente si basculan tus caderas al correr (si se mueven de un lado a otro con pequeños giros). Un movimiento de rotación excesiva de la cadera provoca descompensaciones, molestias y sobrecargas en la zona lumbar.

Piensa que, para correr, el movimiento se efectúa hacia delante, las caderas deben apuntar siempre hacia el frente, evitando girar de un lado a otro.

FINALIDAD DE LOS EJERCICIOS:
- Tomar conciencia de nuestra posición cuando corremos.
- Corregir la postura del tronco.
- Trabajar los erectores y la musculatura de la columna y la espalda.

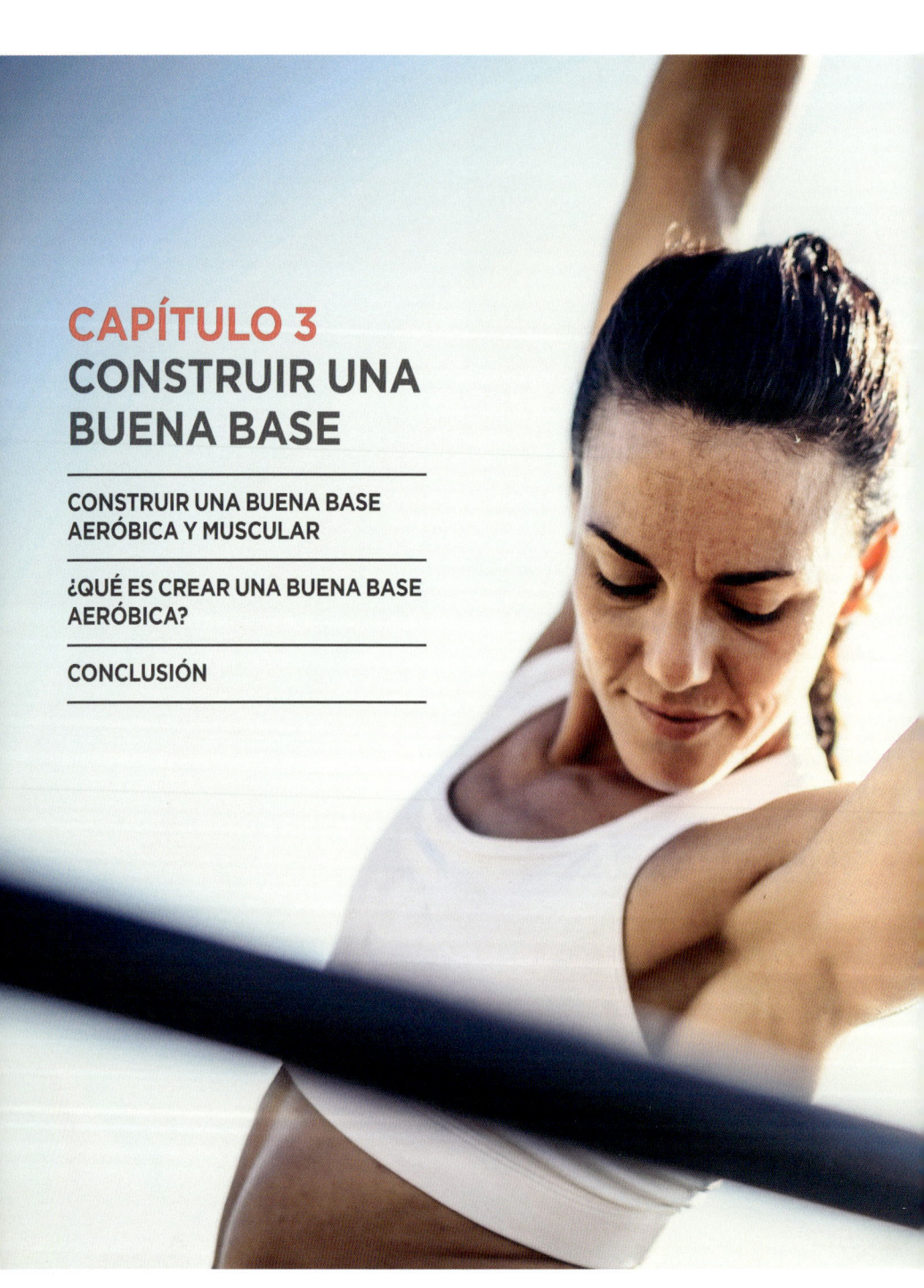

CAPÍTULO 3
CONSTRUIR UNA BUENA BASE

CONSTRUIR UNA BUENA BASE AERÓBICA Y MUSCULAR

¿QUÉ ES CREAR UNA BUENA BASE AERÓBICA?

CONCLUSIÓN

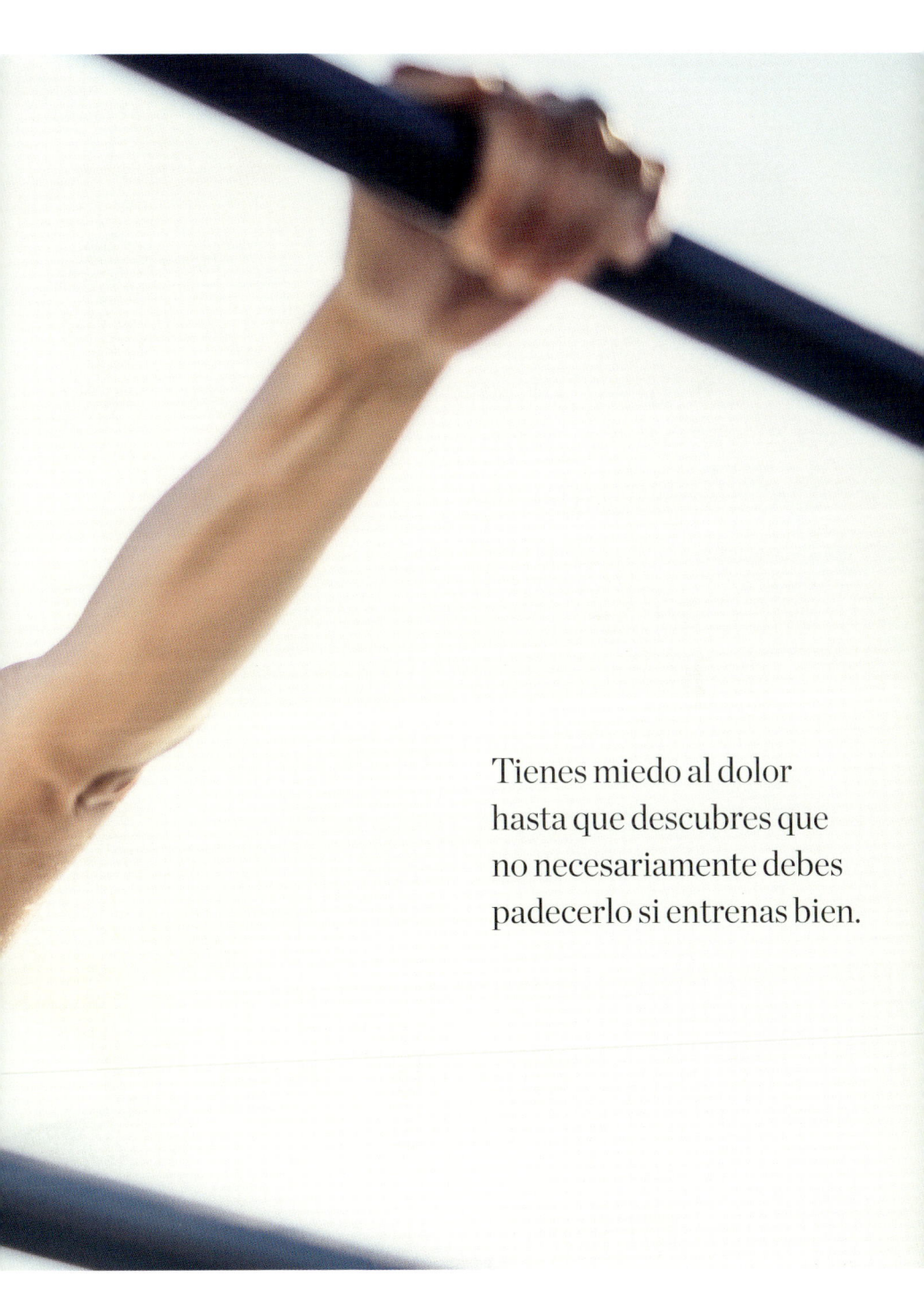

Tienes miedo al dolor
hasta que descubres que
no necesariamente debes
padecerlo si entrenas bien.

A cada uno de nosotros nos define el conjunto de experiencias vividas, de situaciones en las que o bien hemos tenido éxito, o por el contrario, han sido un fracaso... Cada uno de nosotros no es más que la suma de mil acontecimientos que vive, lo que lee, aprende y experimenta. De esta manera es como vamos dando forma constantemente a lo que somos.

Por otro lado, todos tenemos una base previa, tanto en lo profesional como en lo personal, y por supuesto también en el ámbito de los deportes. Esa base inicial es la que ha permitido que podamos seguir construyendo en el orden y la dirección correctos, aunque hayamos tenido que empezar de nuevo incontables veces.

Probablemente, no se llega a ser consciente del tiempo que se necesita para formar esa primera base sobre la que asentar todo lo demás. Puede que estemos en ello durante toda la vida.

En el terreno profesional, la base que tenía eran mis estudios universitarios, y cursar un plan conjunto de dos licenciaturas llevaba nada más y nada menos que el tiempo de seis cursos académicos. Mucha paciencia, mucho trabajo, y muchas horas de biblioteca en algunos meses de verano.

Y así acabé tan feliz con mi doble licenciatura. Cuando empecé a trabajar, eso que consideraba una base sólida no era más que el primero de los cimientos, porque de la puesta en práctica de toda esa teoría, números y leyes no tenía ni la más absoluta idea. Supongo que haber aprendido durante todo ese tiempo a saber dónde y cuándo buscar información, a tener habilidad para resolver problemas o hacer presentaciones en PowerPoint, y haber superado un año estudiando Derecho y leyendo más de 200 sentencias en un país anglosajón con una base de Derecho completamente distinta, digamos que me habían espabilado lo suficiente como para saber sacarme las castañas del fuego en la primera empresa en la que trabajé. Cada día era una nueva aventura ante lo desconocido.

Por otro lado, uno de los hilos conductores de este libro es la base de formación en ballet clásico, para mí un punto clave y determinante de lo que hago hoy en día, y de cómo he llegado hasta aquí. Espero lograr transmitirte que todo está íntimamente conectado, y de ahí la relación directa o metafórica que he establecido con lo que es «correr y todo lo demás».

Es uno de los regalos más preciados que conservaré siempre, y que precisamente ha permitido construir una buena base sobre la que continuar todo mi bagaje deportivo. Soy una deportista aficionada, ni más ni menos.

Empecé a bailar en la Escuela de Danza África Guzmán a la edad de 5 años.

Lo que *a priori* comenzó como una actividad artística extraescolar, con los años se convirtió en mi única pasión. Deseaba acabar las clases del colegio para ir a la escuela, ensayar para las representaciones, ser capaz de levantar un poquito más la pierna cada día o intentar hacer jetés más altos. Aún recuerdo cómo miraba siempre a las alumnas mayores con un sentimiento de admiración absoluto, y todavía recuerdo cómo me emocioné la primera vez que mi tía me llevó a ver la obra *La fille mal gardée* del antiguo Ballet Lírico Nacional dirigido por Maya Plisétskaya.

Actualmente, recuerdo muchas de las coreografías que aprendí, ensayé y finalmente pude bailar. En ocasiones, escucho una pieza de música clásica, y recuerdo inmediatamente de qué ballet se trata.

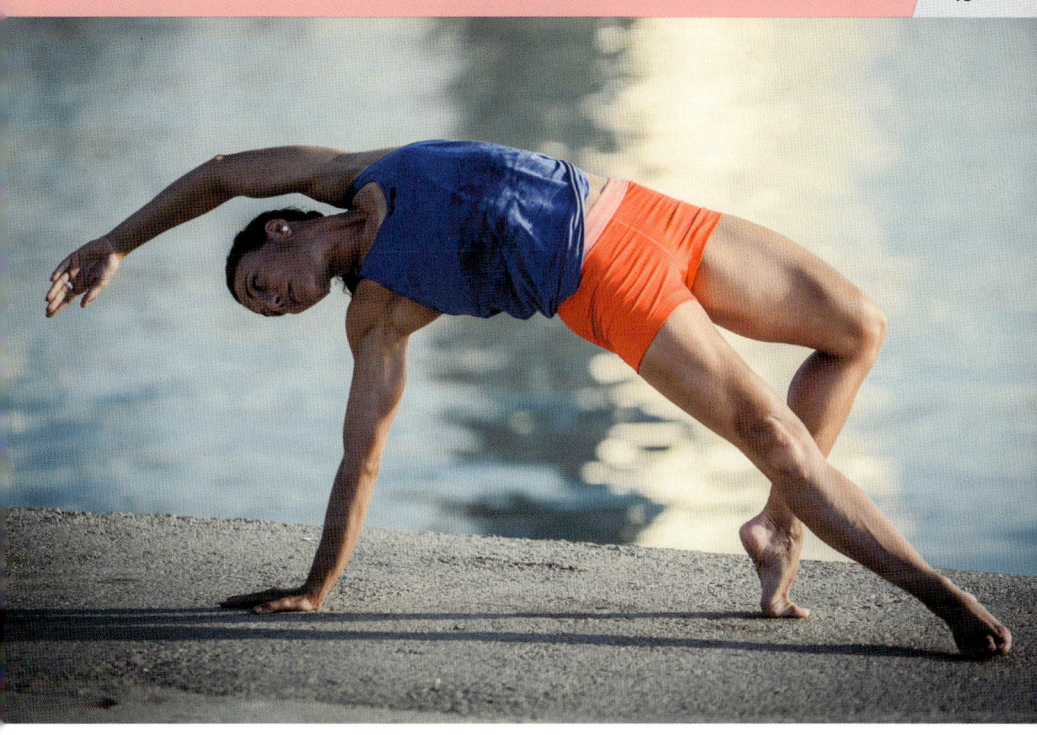

Mi carpeta, en lugar de estar forrada con jovencísimos *tomcruises*, estaba repleta de bailarinas, tutús... Realmente me apasionaba, y como tal pasión, vivía por y para ella.

Valores como el trabajo, la constancia, el esfuerzo por mejorar cada día, además de la pulcritud, el cuidado por mis cosas, el orden... son virtudes que aprendí entonces, aplicables a todas las demás facetas.

No nos engañemos, no era una bailarina con un cuerpo perfecto, ni siquiera una bailarina brillante, pero sí era apasionada y me esforzaba muchísimo. Gracias a Dios, tenía compañeras a las que admiraba y que servían como fuente de inspiración para intentar superarme a mí misma. Lo que mejor se me daba eran las danzas de carácter y representar sobre el escenario. El esfuerzo y el trabajo tienen su recompensa, y desde luego, sin ser una excelente bailarina (aunque lo intentaba, ¿eh?), pude vivir experiencias muy emocionantes, y formar parte de algo muy bonito.

Pero todo proyecto empieza desde la base. Nadie nace sabiendo, de manera que el único modo de avanzar es ir sumando poco a poco.

¿Cuál es tu bagaje deportivo, tu seña de identidad?

Sea cual fuere, e incluso si no tienes ninguno, no pasa absolutamente nada, porque lo que aquí comparto nos ayudará a todos, absolutamente a todos, a construir una base lo suficientemente fuerte para empezar a movernos con buen pie.

La danza me ayudó a construir una buena técnica, a trabajar la musicalidad y los tiempos (teníamos pianista en todas las clases, lo cual es sencillamente maravilloso, además de una enorme suerte), a ensayar una y otra vez, a preparar los exámenes de la Royal Academy of Dance of London a conciencia para hacerlo perfecto. Sin duda, potencié mis habilidades para el teatro y fortalecí debilidades.

Siempre he creído, al margen de mi pasión por la danza y las artes escénicas, que una base de formación en ballet clásico te permite desarrollar el resto de actividades que requieren del cuerpo y la creatividad desde una perspectiva mucho más amplia.

Uno de sus aportes más importantes es la conciencia corporal, que supone sentir realmente cómo funciona tu cuerpo, cómo actúa cada músculo y cómo afecta al comportamiento del resto de ellos, mantener una alineación correcta y moverte con una elegancia y un estilo diferentes, además de preocuparte por la correcta ejecución técnica de cada movimiento. Sentir que cuerpo y mente caminan juntos y se entienden apenas sin hablarse.

Desde luego, sin todos esos años (hasta los 19) de formación en la escuela de danza, yo no sería la que soy, en ninguno de los sentidos. De hecho, no estaría haciendo lo que hago hoy, ni de la forma en que lo hago.

Desde el punto de vista físico o deportivo, esa base me ha permitido desarrollar otras habilidades, me ha facilitado el camino de preparación para otras disciplinas y formaciones, y me ha ayudado a ejecutar los ejercicios de forma correcta por el mero hecho de tener conciencia corporal.

Antes de continuar, quiero que leas la siguiente conversación, seguro que has escuchado algo parecido más de una vez.

—Oye, ¿cómo empezaste tú a correr?

—Pues como todos, intentando alcanzar a mis amigos de grupo, corriendo como si no hubiese un mañana.

—Ya, pero nunca antes habías hecho deporte. Así, ¿sin más?

—Intentaba correr todos los días «a full gas», me apunté a un maratón para ver si podía hacer lo mismo que mi amigo.

—¡Uau, qué crack! O ¡qué inconsciente!, no sé cómo definirte. ¿Y qué tal?

—¡Uf, fatal!, unas semanas antes me empezó a doler muchísimo la rodilla, pero fui a correr el maratón y lo acabé andando a lo walking dead.

Te suena, ¿verdad? ¿Qué opinas de todo esto?

Si hay algo que creo que debemos aplicar en todos los proyectos o las decisiones que tomamos, ya sabes, es el sentido común, una herramienta más que infravalorada por la mayoría. Aunque puede resultar de lo más simple, con él siempre encuentras la respuesta acertada. Si hablamos de correr, y de cómo debemos entrenar para correr de forma sana y evitar lesiones, más aún.

CONSTRUIR UNA BUENA BASE AERÓBICA Y MUSCULAR

De la misma manera que necesitamos una base previa a la hora de realizar una actividad o un trabajo, en el caso del deporte y la actividad física ocurre exactamente lo mismo.

Claro, quizá te estés preguntando: ¿y qué ocurre con los que jamás hemos practicado deporte, ni siquiera hemos llevado una vida activa y queremos empezar con ello? Pues es muy sencillo, el sentido común te dirá que si no tienes una base, debes crearla. Así de fácil. Y si la tienes, que la desarrolles y la mejores.

A los corredores nos sucede lo mismo, necesitamos crear una excelente base tanto cardiovascular como musculoesquelética para poder trabajar otros aspectos de manera coherente a partir de ella. Es importante que el cuerpo pueda asimilar las diferentes adaptaciones y, por supuesto, construir una buena estructura fuerte que nos permita correr sin lesiones y de forma saludable. Cuando digo saludable, me refiero a que el organismo esté sano por dentro, condición que muchas veces, más de las que podrías imaginar, no sucede. Y no porque se corra mal, que puede ser, sino porque se hace todo demasiado deprisa y de forma descontrolada.

Uno de los objetivos fundamentales a la hora de comunicar mi experiencia y el trabajo con mis deportistas, es entender el hecho de correr en toda su extensión, más allá de hacer un mil superrápido, o de competir para ver quién hace más kilómetros a la semana.

De ahí que quiera trasladarte esa idea de que CORRER ES ALGO MÁS QUE CORRER, Y QUE PARA ELLO, HAY QUE ESTAR EN FORMA, y no al revés.

Un buen entrenamiento y una planificación no solo se componen de sesiones de carrera cuatro o cinco días a la semana. Un buen entrenador empezará trabajando la base del deportista, atendiendo a sus condicionantes y experiencia previas, con otro tipo de sesiones complementarias y necesarias, además de las de carrera.

No me olvido de quienes solo corren para evadirse, por desconectar del caos en que nos vemos sumidos diariamente, ni de quienes corren por salud, al margen de su rendimiento.

Ese concepto es aplicable a todos y cada uno de los deportistas, corredores populares, corredores profesionales, personas que corren de forma esporádica, e incluso a quienes aún no se han decidido a salir a explorar nuevos caminos a golpe de zapatilla; en definitiva, para todos aquellos que corren, caminan, se mueven y para todos aquellos que enseñan a la gente a correr.

Te estoy hablando desde mi experiencia y evolución como deportista popular y, por otro lado, como profesional de fitness que quiere mejorar la salud y el estado de forma de otras personas.

A menudo, escuchamos muchos consejos sobre cómo correr más rápido, cómo preparar una prueba, cómo iniciarse en el ancestral arte de correr y otros temas más. La sociedad de la información en que vivimos nos ofrece versiones infinitas y opciones para todos los gustos.

En la mayoría de los casos, solo hablan de correr, como si no hubiese nada más. Muchos entienden que correr significa entrenar mucho, muy rápido y mucho tiempo.

Una cosa está clara: la mejora solo se consigue con entrenamiento. Esto es así. Ahora bien, depende de cómo entrenes, mejorarás antes o no lo harás.

En estos últimos años que he tenido contacto con más corredores populares, he conocido sus métodos particulares de entrenamiento, carreras cada fin de semana, exceso de volumen de carga semana tras semana y, por supuesto, sus innumerables dolencias, molestias o lesiones, que les impiden correr durante algún tiempo. Otras veces, me han comentado que los ritmos no han salido en carrera, y se encuentran decepcionados.

Cuando empecé a dirigir entrenamientos gratuitos de forma esporádica, muchos compañeros me decían estas cosas, o bien me indicaban cómo estaban entrenando, confiando plenamente en lo que les ha contado un amigo, han leído, o han visto en algún lugar.

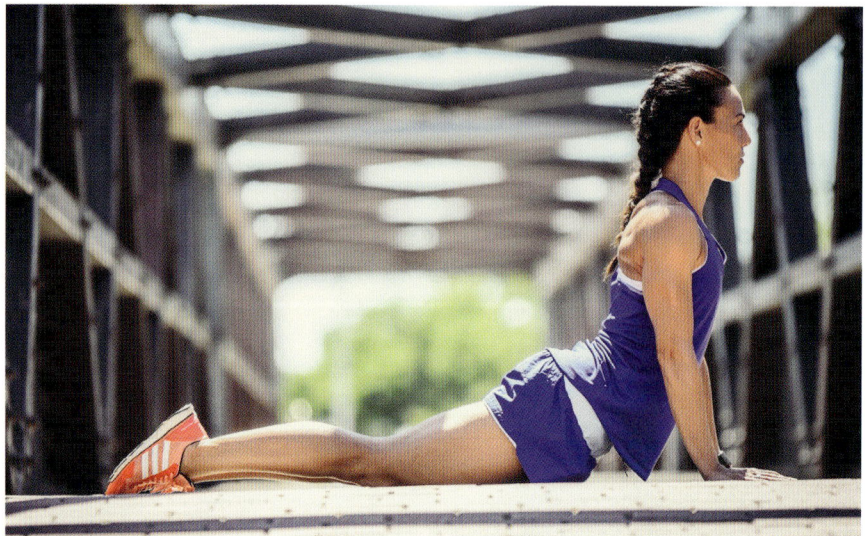

Una gran cantidad de corredores populares, casi me atrevo a decir el 95 %, jamás se ha hecho una prueba de esfuerzo para comprobar su estado de salud, comprender cómo funciona su corazón, saber cuáles son sus umbrales aeróbico y anaeróbico para trabajar en función de ellos, atendiendo al tipo de sesión o actividad que practican.

Por mi parte, a las personas a quienes entreno para realizar carreras, así como a la gente de mis clases en el gimnasio, les exijo una prueba de esfuerzo como condición básica para empezar a trabajar.

Muchos tampoco realizan trabajo de técnica de carrera, ni de acondicionamiento físico general. Normalmente, me he topado con muchos corredores populares que corren mucho, pero no saben que podrían correr aún más, cansándose menos, sin lesionarse y entrenando menos horas. Resulta paradójico, ¿verdad?

Lo primero que uno debería preguntarse es si lo está haciendo bien y qué podría mejorar.

Parece que solo hay que preocuparse por los tiempos en los que corres cada kilómetro, y por supuesto, cuántos más kilómetros hagas a la semana, mejor que mejor. La cuestión, lo que tratan de vendernos, es hacer cuanto más, mejor, y a cualquier precio. Y no es así. Correr es algo más.

La mayoría de los corredores populares con los que he tenido el placer de entrenar, o bien van a tope desde el kilómetro uno, o bien han sufrido o padecen alguna lesión, molestia o dolencia. De hecho, me faltan manos cuando cuento casos específicos. Sin duda, no deja de sorprenderme que tanta gente sufra lesiones. ¿Te ha pasado a ti? ¿Sales a rodar siempre como un pollo sin cabeza?

Debe de hacer unos cinco años que me sometí por primera vez a una prueba de esfuerzo en sentido estricto, antes de empezar a prepararme para una prueba que, finalmente, no realicé.

Empecé a comprender realmente cómo funcionaba mi cuerpo y sus respuestas ante un tipo de entrenamiento u otro. Cuando analicé los resultados con mi entrenador de entonces, nos dimos cuenta de que no estaba entrenando bien, no estaba haciendo nada por mejorar. Así que empecé a entrenar en función de las zonas de trabajo aeróbico, según me indicaba el entrenador. Había que mejorar mi umbral anaeróbico (ese punto a partir del cual el organismo se queda sin oxígeno para funcionar correctamente).

Desde entonces, al comienzo de cada temporada realizo una prueba de esfuerzo para evaluar el estado de forma del corazón, comparar datos y ver si ha habido mejoras.

Ya en el verano de 2014, a los pocos meses de que José Acosta empezará a entrenarme, nos centramos en construir todo desde cero. Empezamos con mucho trabajo de corrección postural al correr, y buscando nuevas sensaciones. Comenzamos a trabajar el modo «diésel», en lugar del «gas a tope». El objetivo era realizar mi primer triatlón de larga distancia (4 km de natación + 120 km de ciclismo + 30 km de carrera a pie). De manera que debía aprender a entender esas distancias.

«EL ÉXITO EN LOS DEPORTES ES, ANTE TODO, RESISTIR AL SUFRIMIENTO.»

MARK ALLEN, SEIS VECES CAMPEÓN DEL MUNDO DE IRONMAN

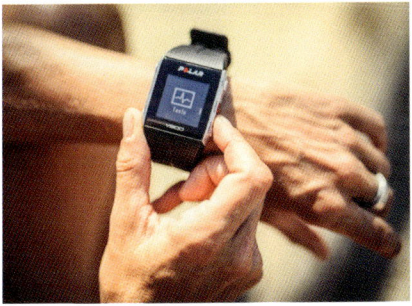

Finalmente, ese triatlón acabó convirtiéndose en un acuatlón larguísimo (4 km de natación + 36 km de carrera a pie con subida al Puerto de Las Palomas, en Grazalema).

En el verano de 2015, retomamos ese trabajo de base aeróbica, entonces sí, con motivo de la preparación del que sería mi primer triatlón de larga distancia. Pese a ser el Campeonato de España de Triatlón de Larga Distancia, sabíamos que lo primero que debíamos mejorar era la base aeróbica que hasta entonces nunca había entrenado específicamente para correr.

Soy muy obediente con la planificación, o al menos, salvando el ritmo frenético de mi trabajo en los últimos años, trato de ser lo más constante posible. Entonces, pasé un veranito muy divertido haciendo tiradas relativamente largas, sola, con la instrucción de mantener ritmos muy suaves por debajo de mi umbral aeróbico en la mayoría de los casos.

Imagínate, ese día en que te sientes pletórico y sin saber por qué «te vienes arriba», pero no debes...

«¿Por qué no puedo ir más rápido? En serio, que no me canso...» A lo que el míster me respondía siempre lo mismo: «Tu cuerpo tiene que aprender a oxigenar, eliminar toxinas y ser eficiente... la prueba a la que te enfrentas es larga y tu organismo tiene que saber cómo hacerlo sin que te quedes vacía en el kilómetro 30. Tu objetivo es bajarte de la bici y ser capaz de correr bien durante los 30 kilómetros».

Y así con todo, tras un período de 12-14 semanas trabajando la base aeróbica, puedo asegurar que nunca antes me había sentido tan bien en una prueba; reconozco que no fui a muerte en el sector de bici, pero en la carrera a pie sentí que mi cuerpo y mi respiración respondían perfectamente. Creo que esta vez sí hice bien los deberes, sentí incluso que podía haber ido más rápido. Otra lección aprendida.

¿QUÉ ES CREAR UNA BUENA BASE AERÓBICA?

Uno de los primeros factores que debemos desarrollar para realizar cualquier actividad física es la construcción de una buena base aeróbica.

El entrenamiento aeróbico es aquel en el que las contracciones musculares y las reacciones bioquímicas se producen en presencia de oxígeno.

En el caso de correr, el trabajo de base aeróbica es aquel que realizamos en un intervalo de frecuencias cardíacas poco elevadas (normalmente en el umbral aeróbico), donde la percepción de esfuerzo es muy baja.

A menudo, nos olvidamos de la parte fundamental de todo programa de entrenamiento, que consiste en el trabajo básico previo, preparar al cuerpo para lo que vamos a ir dándole más adelante.

¿Qué tal la paciencia como una de las virtudes del corredor?

Construir una buena base aeróbica requiere de paciencia (mucha, os lo aseguro), el cuerpo necesita tiempo para asimilar lo que estamos haciendo y que no solo tus músculos y huesos se acoplen al entrenamiento, sino que también el resto del organismo y sus sistemas vayan adaptándose a la forma correcta.

Todo programa de entrenamiento ha de incluir un buen trabajo de desarrollo aeróbico. En el caso de los corredores, este trabajo lleva su tiempo, de modo que al principio tendrás que olvidarte de rodajes en los que lleves el corazón por la boca, esto lo dejamos para más adelante y también para trabajos intervélicos.

No hace mucho, leí un artículo de Luc Van Lierde, entrenador de triatletas de élite y con un palmarés increíble como triatleta profesional, en el que destacan sus dos medallas de oro en el Campeonato Mundial de Triatlón Ironman en Kailua-Kona (Hawái), en el que decía: «En ocasiones necesitas entrenar lento y largo para correr rápido en las carreras de corta distancia; pero, en otros momentos, necesitas correr rápido y corto para ir veloz en largas distancias».

Uno de los objetivos que debemos marcarnos como deportistas y corredores es la eficiencia. Hay que gastar la gasolina justa para ir a tope sin quemar el motor. Por eso, necesitamos entender que es importante ser pacientes e ir poco a poco.

Recuerdo como alguno de los corredores populares a los que he entrenado, en los resúmenes semanales de entrenamiento, me comentaba la sensación de pesadez y lo difícil que era mantenerse en un ritmo aeróbico tan bajo. Lo mismo sucede en clases de ciclismo indoor, cuando la sesión consiste en trabajo aeróbico suave, en lugar de sentir que el corazón se sale por la boca a los cinco minutos.

Trabajar continuamente a intensidades muy altas y ritmos de competición no hará más que tener a tu organismo y corazón estresados permanentemente, con las consecuencias que eso conlleva.

Es importante entrenar la técnica y hacer series, pero este trabajo a intensidades tan suaves es aún más importante, sobre todo si estás empezando a correr y quieres hacerlo por mucho tiempo o participar en una prueba de larga distancia.

Lo sé, sé que puede resultar aburrido, también lo entendí así al principio. Sin embargo, tras varios meses trabajando a ritmos cardiovasculares más suaves y controlados, comprendí el efecto de esos entrenamientos en las siguientes pruebas en las que participé.

Quiero compartir algunas de mis experiencias en este tema, como deportista aficionada que soy, con tiempo limitado para entrenar. Tenemos que ejecutar entrenamientos eficientes según el tiempo del que disponemos.

Por un lado, me gustaría destacar el Campeonato de España de Triatlón de Larga Distancia. Aunque siempre me ha gustado correr, en el segmento de carrera a pie de las pruebas de triatlón solía llegar a un punto en el que me colapsaba sin entender por qué, y no conseguía mantener un ritmo constante, por muy lento que este fuera. A ello se unía el colapso mental que me bloqueaba en seco, hasta producirme sensación de angustia.

Ante mi primera prueba de larga distancia en sentido estricto, desconocía cómo se comportaría mi cuerpo tras 4 kilómetros de natación y 120 kilómetros de bici. Además de ser completamente virgen en la práctica de las distancias, tenía miedo de no poder correr cómodamente y sufrir desde los primeros kilómetros. Como siempre, y siguiendo todas las pautas de José Acosta (mi entrenador), no solo mantuve el ritmo, sino que no me paré ni sufrí y, lo que es mejor (o peor en este caso), podía haber ido más rápido. Fui bastante conservadora. En cualquier caso, agradecí y comprendí en esos momentos que todos esos entrenamientos en solitario, bajo el sol, de más de 80 minutos de duración y a ritmos tan suaves habían merecido la pena.

Había ganado una buena base aeróbica que permitió que mi cuerpo se mantuviese vivo de principio a fin; había ganado confianza, lo que evitó esos estados de colapso; había aprendido a sufrir los entrenos para poder disfrutar de la carrera. Y aunque no viene al caso, fue la primera vez que seguí al pie de la letra las pautas de nutrición para dotar de combustible al cuerpo durante las 8 horas que duró mi prueba.

Con esa misma filosofía comenzamos los entrenamientos durante los primeros meses con vistas a la temporada 2016.

Mucho trabajo, poco tiempo disponible para entrenar, y apenas unas pocas sesiones de cuestas de 200 metros, eso era todo antes de la primera *carrerita* del año en el mes de marzo.

Logré bajar tres minutos mis tiempos en el Medio Maratón de Ciudad Universitaria, consiguiendo mi mejor marca per-

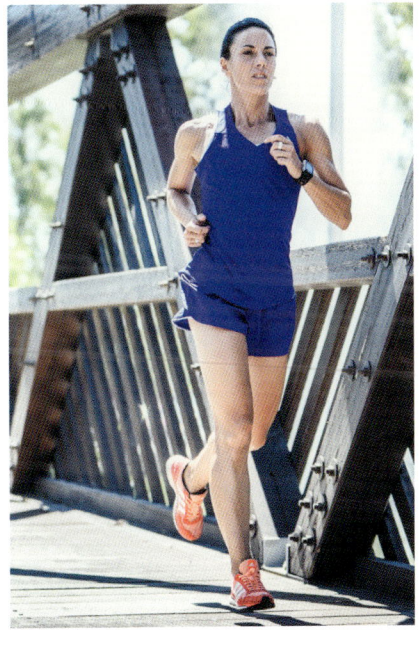

sonal (la anterior en la misma prueba), sin acabar con la sensación de querer morirme. Comprendí de nuevo que el trabajo había dado sus frutos. Todo ello sin haber pisado la pista para hacer series, sin haber corrido más que tres días a la semana, y cumpliendo con el resto de elementos importantes: comer muy bien, dormir más y bajar el nivel de ansiedad.

En esa carrera, logré mantener un ritmo constante de 4,30 km/h, sin subir de 146 pulsaciones por minuto. Para una corredora popular como yo, la verdad es que me sentí feliz por esa mejora. ¿Qué te parece?

Un par de meses más tarde, participaría por segundo año en una de esas pruebas que creo que todos deberíamos correr al menos una vez: la Wings For Life World Run, en favor de la investigación de las enfermedades de médula espinal, bajo el lema «Corre por los que no pueden». Es una carrera muy particular y completamente diferente al resto. La meta la pones tú, no hay una meta final preestablecida. Se corre en más de 30 países al mismo tiempo, y lo más característico es que tu carrera finaliza cuando el *catcher*, un coche que sale desde el punto de origen 30 minutos después de haber dado la salida, te pasa.

En 2015, se celebró en Aranjuez, y dado que apenas había hecho rodajes largos, el objetivo marcado por el entrenador era hacer un rodaje largo, no superior a 18-21 km, según me encontrase. Eso hice, de menos a más, estableciendo un ritmo fijo, concentrada en la cadencia y en llevar el cuerpo lo más erguido posible sin tensionarme. Cuando llegué al kilómetro 21, a 1 hora y 46 minutos de haber empezado, me detuve. Entrenamiento realizado y controlado.

En 2016, con más entrenamiento de resistencia, el objetivo era correr un poquito más de 21 km. Empecé con un ritmo suave, tratando de mantener las pulsaciones controladas. A medida que pasaban los kilómetros me encontraba bien, me sentía fuerte, capaz de mantener el ritmo aproximado de 4:30 a 4:50 min/km. José venía conmigo, pero al llegar al kilómetro 18 aproximadamente, me encontraba muy bien y decidí apretar y seguir hasta que sintiese que no iba bien. El kilómetro 21 lo pasé en 1 hora y 43 minutos, seguía manteniendo la tercera posición de las chicas y me encontraba bien. Me iba diciendo: «Venga, Isa, un poquito más» y así hasta el kilómetro 31, donde visualicé que el coche, así como el grupo de un club, venían fuerte por detrás de mí. Yo me sentía ganadora, estaba feliz. Había sido capaz de mantenerme fuerte, física y mentalmente, concentrada, y a un ritmo medio de 4:35 min/km durante 31 kilómetros.

El coche ya estaba a muy poquitos metros. Entonces me pasó ese grupo de corredores, todos chicos menos una chica. Hasta entonces mantuve la tercera posición, pero me adelantó. Hice la carrera sola, y eso me hacía sentir mucho más fuerte y feliz aún.

Me pasó el *catcher car* en el kilómetro 32,200 y a los 200 metros, al otro grupo.

¿Cómo crees que me sentí? Inmensamente feliz. Había conseguido vencer miedos, permanecer concentrada y disfrutar a cada segundo de todas y cada una de las zancadas, había mantenido un ritmo constante... Lo primero que pensé fue: «José se va a sentir muy orgulloso por lo que hemos hecho hoy».

Antes de esa carrera, las tiradas más largas no habían superado los 90-100 minutos de carrera, siempre trabajando en

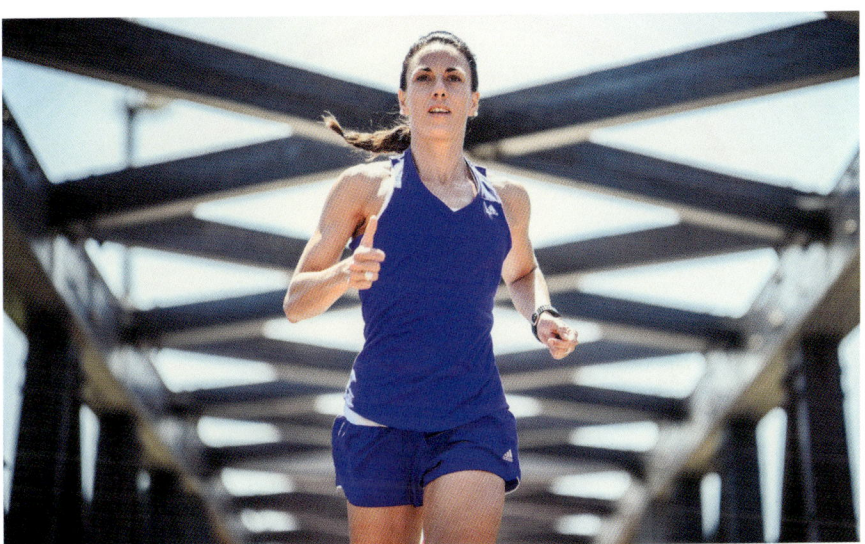

zona aeróbica cómoda. Resultó que enseñar a mi cuerpo a ser eficiente había dado sus frutos.

A lo mejor, si comprendemos qué beneficios tiene este tipo de entrenamiento a intensidades cardiovasculares más bajas, conseguiremos verlo desde otra perspectiva.

¿Qué cosas suceden en nuestro organismo cuando empezamos a introducir trabajo aeróbico oxidativo?

Sin entrar en la bioenergética ni en el complejo funcionamiento conjunto de los sistemas cardiorrespiratorio, pulmonar, endocrino y circulatorio, trataré de explicar de forma sencilla qué ocurre en cada uno de ellos cuando se empieza a introducir el trabajo aeróbico en nuestra rutina.

Con el entrenamiento de resistencia aeróbica, el cuerpo responde mediante alteraciones en muchos procesos y sistemas fisiológicos.

La adaptación global a la práctica repetida de ejercicio aeróbico tiene como resultado un cuerpo más eficiente, se produce un menor esfuerzo por parte de todos los órganos ante determinado entrenamiento con la misma carga de trabajo. Recuerda que ese es uno de los objetivos que todos buscamos.

> **PARA SABER MÁS**

RESPUESTAS AL EJERCICIO DE RESISTENCIA AERÓBICA

Al comenzar un programa adecuado de ejercicio aeróbico, el organismo se ve sometido a un estrés por demanda energética ante el que va a responder con los ajustes pertinentes para su obtención. Estos ajustes pueden ser inmediatos (agudos) para solucionar la situación de forma momentánea o convertirse en estables y permanentes (crónicos) con la práctica continuada y progresiva.

La forma de obtener energía puede ser de carácter aeróbico (con aporte suficiente de oxígeno), de carácter anaeróbico láctico (el aporte de oxígeno no es del todo suficiente y se produce el conocido ácido láctico) y de carácter anaeróbico aláctico (esfuerzos de muy corta duración que son más bien respuestas nerviosas de 4-6 segundos).

> **ANTE ESTAS SITUACIONES EL ORGANISMO RESPONDE:**
> - Incrementando el intercambio de oxígeno en los tejidos, para ello necesita aumentar el aporte de sangre que lleve ese oxígeno acrecentando la circulación en los capilares.
> - Multiplicando el gasto cardíaco, aumentan las pulsaciones y el empuje de sangre por impulso.
> - Aumentando el ritmo respiratorio y la cantidad de aire que entra en el sistema pulmonar.

La repetición de estos estímulos, como en el caso de los corredores que entrenan de forma continuada, provoca que el organismo adapte sus estructuras a estas necesidades para convertirlas en algo habitual. Y además, si estos estímulos siguen los principios de entrenamiento de manera adecuada, introduciendo aumento de cargas y demás, se producen cambios sustanciales:

- **Aumento del volumen del corazón.** Crece su tamaño (en definitiva, es un músculo que se entrena) y su función contráctil.
- **Aumento del volumen sanguíneo.** Se incrementa el volumen de plasma en sangre y, a largo plazo, se produce mayor cantidad de los glóbulos rojos.
- **Adaptaciones respiratorias.** Mejora de la eficiencia ventilatoria.
- **Adaptaciones del músculo esquelético.** El ejercicio aeróbico consiste en un número elevado de contracciones musculares muy continuas (normalmente, reclutamiento de fibras musculares tipo I, de contracción lenta). Un entrenamiento aeróbico que se lleve a cabo de forma continuada motivará cambios específicos en nuestros huesos y músculos.

Aunque, en principio, el entrenamiento aeróbico no facilita que el músculo aumente, sí puede provocar un incremento en el número de fibras musculares y su distribución. En este caso de entrenamiento aeróbico continuado, se produciría un incremento de fibras de tipo I.

Pero lo más interesante, y esto seguro que lo memorizas, son los cambios que se producen en la salud del organismo y, consecuentemente, en su rendimiento:
- Aumenta la densidad de las mitocondrias (las centrales de energía de nuestros músculos). Su papel es el de suministrar energía, producen el 90% del ATP del organismo. Además, su aumento acelera los procesos de descomposición de los nutrientes en ATP (fuente de energía primaria de los músculos). Recuerda que las mitocondrias son factorías quemagrasas, con ellas se obtiene energía de los lípidos y para ello es necesaria la presencia de suficiente oxígeno (que se obtiene correctamente en ritmos de trabajo y de vida aeróbicos).
- Aumenta el número de nuestros capilares y mejora el riego sanguíneo. Significa que nuestro organismo está mejor suministrado. El intercambio de oxígeno y nutrientes y la eliminación de productos de desecho entre sangre y músculo mejoran. Piensa en el cuerpo como una gran ciudad en la que llegan los suministros y servicios básicos a todos los lugares.

- Aumenta la actividad de las enzimas oxidativas.

Hasta aquí hemos visto múltiples adaptaciones para que el organismo aporte oxígeno suficiente a los músculos que realizan la acción, pero ¿para qué sirve el oxígeno? Para proporcionar uno de los elementos principales que marca el tipo de metabolismo energético que requerimos.

Sin entrar en fisiología, cuando el ejercicio es moderado, el organismo utiliza fuentes de energía como los lípidos y, en cierta medida, un bajo porcentaje de hidratos de carbono que aumenta según la intensidad del ejercicio, dependiendo menos de las grasas. Es decir, pasamos de lo que consideramos aeróbico a lo anaeróbico.

Todos sabemos que en lo anaeróbico tenemos nuestros minutos de actividad contados. ¿Te gustaría correr cada vez más rápido intentando que este punto anaeróbico y el gasto de glucógeno se produjeran más tarde? Esto se consigue con una buena red capilar de suministro, un buen sistema respiratorio, un corazón con buena capacidad, un intercambio óptimo de gases en los tejidos, y disminuyendo la dependencia energética del glucógeno en pro del infinito combustible de nuestro organismo que son los lípidos.

Por lo tanto, cuanto más optimicemos esos depósitos energéticos, más combustible tendremos para recorrer más kilómetros.

El cuerpo, como máquina inteligente que es, tiene un mecanismo para retrasar la aparición de la fatiga muscular. El entrenamiento de resistencia aeróbica ayuda a aumentar los depósitos de glucógeno (cuando se agotan nos obligan a bajar el ritmo o a parar) que, junto con el aumento de actividad de las enzimas oxidativas (aumento estimulado por trabajo aeróbico), proporcionan una mayor eficiencia de la acción de las mitocondrias. En consecuencia, la optimización del metabolismo de lípidos provoca un suministro de los depósitos de glucógeno mucho más duradero, mejorando así el rendimiento en trabajo de resistencia.

Pero, como todo, hay que entrenarlo. Hay que trabajar por un correcto metabolismo de las grasas como fuente de energía educando al cuerpo a obtener el recurso del glucógeno en las intensidades clave y mejorar así nuestro rendimiento fisiológico.

CONCLUSIÓN

Construir desde la base. Para lograr una buena condición física son necesarios un corazón resistente y un organismo eficiente. Estas son las mejores herramientas para mantenerse en forma y correr de manera saludable.

Hay que enseñar a nuestro organismo a comportarse de una manera eficiente, a ser capaz de correr más tiempo, retrasando la aparición de la fatiga. Pero hay algo mucho más importante: instruiremos a nuestro cuerpo para trabajar progresivamente, con las adaptaciones fisiológicas necesarias para poder seguir avanzando en los entrenamientos y en el rendimiento. Recuerda: todo proceso requiere de compromiso, voluntad, paciencia y, sobre todo, progresión.

A lo largo del libro, encontrarás las herramientas necesarias para empezar a cambiar la forma de entrenar y afrontar la actividad de la carrera desde una perspectiva más amplia y más saludable.

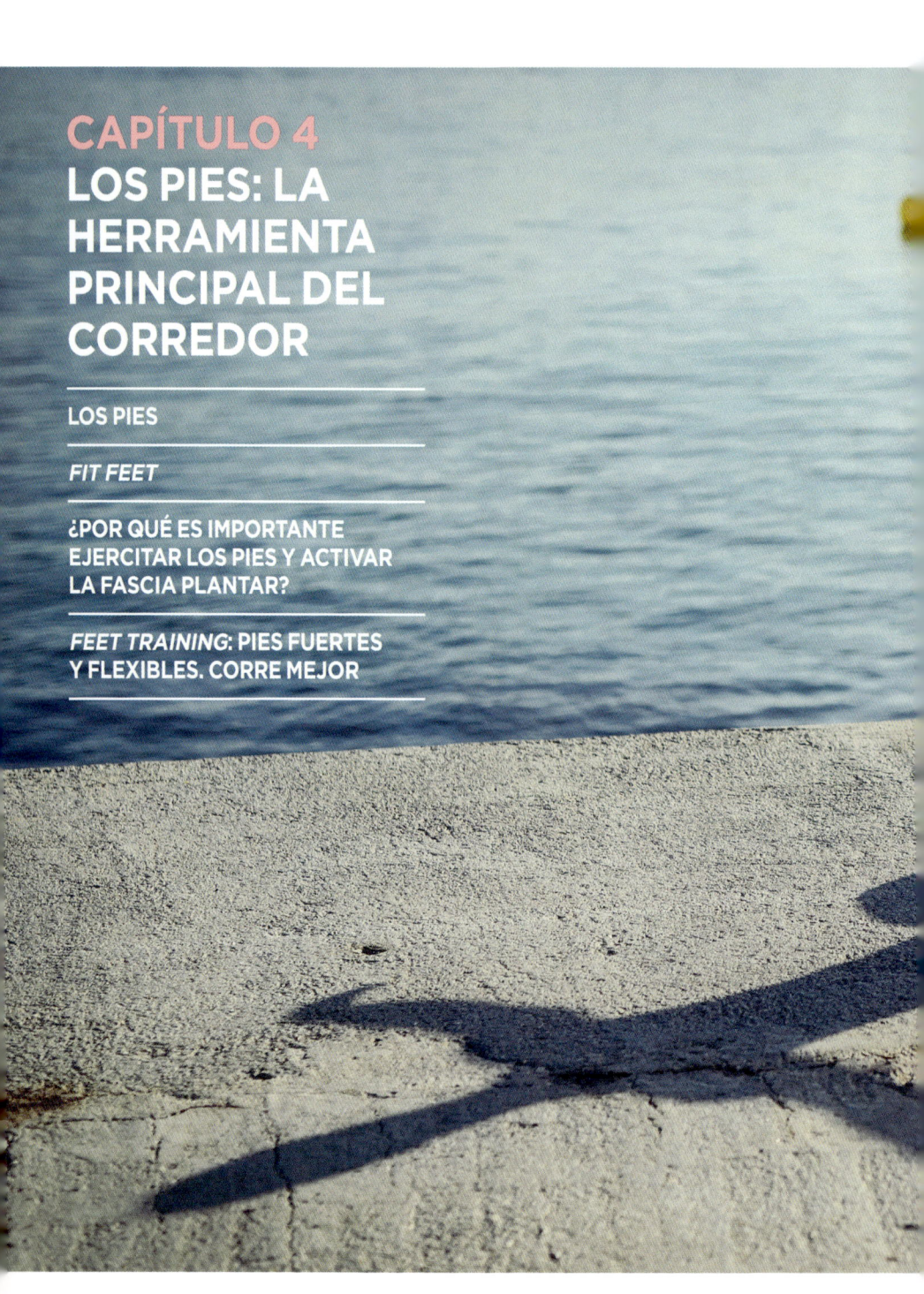

CAPÍTULO 4
LOS PIES: LA HERRAMIENTA PRINCIPAL DEL CORREDOR

LOS PIES

FIT FEET

¿POR QUÉ ES IMPORTANTE EJERCITAR LOS PIES Y ACTIVAR LA FASCIA PLANTAR?

FEET TRAINING: PIES FUERTES Y FLEXIBLES. CORRE MEJOR

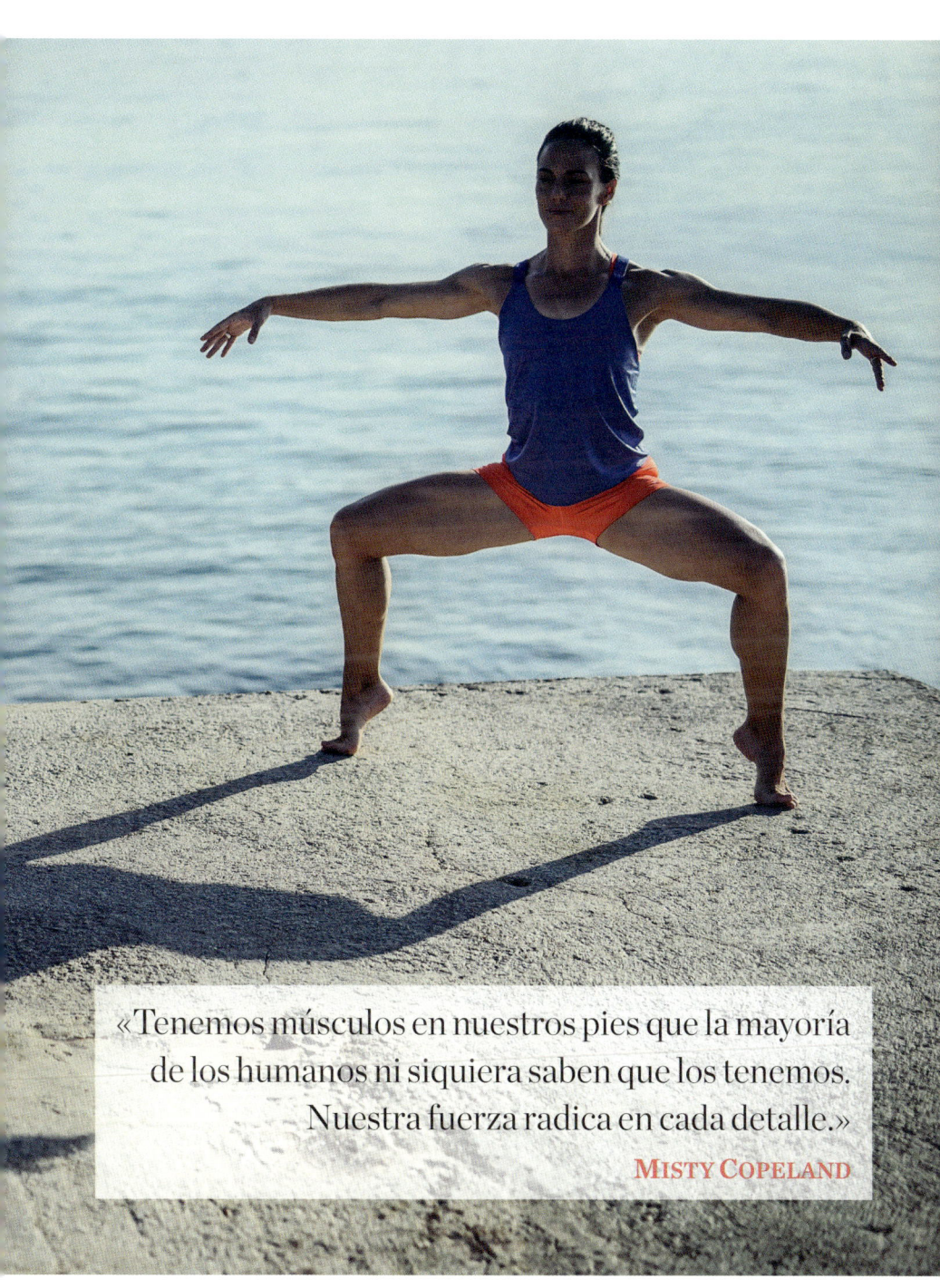

«Tenemos músculos en nuestros pies que la mayoría de los humanos ni siquiera saben que los tenemos. Nuestra fuerza radica en cada detalle.»

MISTY COPELAND

Soñar es una de las pocas cosas de las que nadie puede privarte, pues tú eres la única persona dueña de algo que es únicamente tuyo. Es una de las acciones más liberadoras que existen y que dejan escapar el yo más profundo y escondido en nuestro subconsciente. Sin lugar a dudas, soñar nos hace libres en su sentido más amplio.

Siguiendo el hilo conductor de mi pasión por la danza, para comprender la necesidad de un buen estado de forma física, y hablando de sueños, no quería dejar pasar la oportunidad de nombrar a Misty Copeland. Para mí, es una de las mejores bailarinas de todos los tiempos, con una versatilidad, fuerza y elegancia fuera de lo común. En su infancia fue rechazada en una escuela de danza, le dijeron que el ballet no era para ella. Con 25 años entró como solista en el American Ballet Theatre, y años más tarde se coronaba como bailarina principal. Solo verla caminar ya te deja alucinado, imagínate verla bailar. Un sueño, como el de muchos de nosotros, hecho realidad.

¿Cuántas veces te has sorprendido a ti mismo en alguna ensoñación, en un lugar diferente haciendo algo que anhelas? Supongo que habrán sido muchas las ocasiones en que te imaginas haciendo o diciendo algo que en tu día a día parece más que improbable.

Pero ya conocemos la típica frase: «Si puedes soñarlo, puedes hacerlo».

Quizá seamos unos locos, pero en medio de esa locura de hacer cosas antes impensables, hay algo que es posible, Nietzsche ya lo apuntó. La diferencia radica en cuánto desees de verdad aquello que sueñas, y la determinación será la que te conduzca a ello. La diferencia está en la ACCIÓN.

En todo caso, de sueños no se vive, pero sí del trabajo y la constancia para poder llevarlos a cabo. Eres tú quien ha de dar forma a aquello en lo que de verdad crees y hacerlo posible, por difícil que parezca; nadie lo hará por ti. Quiero decir con esto que no debemos perder la perspectiva ni las circunstancias que nos rodean; los pies han de permanecer firmemente en el suelo, en contacto con la realidad que vivimos y tenerla siempre en cuenta en el camino hacia ese sueño que quieres materializar.

Soy de quienes piensan que los sueños están para cumplirlos, no para soñarlos.

Ya veremos qué objetivos puedes marcarte en el camino hacia tu preparación como corredor, para participar en carreras o practicar otros deportes, pero de momento nos quedamos con que han de ser realistas, que se puedan materializar. Podrán llevar más o menos tiempo, pero han de ser totalmente factibles, aunque ello suponga salir de tu zona cómoda y lidiar con diversas circunstancias que puedan obstaculizar el camino. Te aseguro que las habrá, cuenta con ello.

Hay que ser conocedor del punto de partida en toda su extensión, y a partir de él empezar a construir progresivamente el camino que te conduzca a alcanzar el objetivo o la meta. Además, te ayudará a ser consciente no solo de las debilidades, sino también de tus virtudes y cualidades, todo ello hará que te conozcas mejor y podrás focalizar en los aspectos que debes mejorar.

SIEMPRE CON LOS PIES FIRMES EN EL SUELO; SON LOS QUE NOS MANTIENEN UNIDOS A LA REALIDAD.

LOS PIES

Recuerdo cuando comencé a escribir en el blog, al poco de reaprender a correr de una forma más natural, empecé a hilvanar y a establecer relaciones más claras entre la técnica de carrera y los pies, y cómo estos se comportan en función de la información que reciben del exterior.

Cuando bailaba, no era consciente del todo, pero lo que más trabajábamos eran nuestros pies, los que nos sostenían en los equilibrios, en los adagios, los que nos hacían saltar más alto. Realizábamos mucho trabajo de fortalecimiento de pies y tobillos; entonces ya usábamos bandas elásticas.

Los pies poseen infinidad de terminaciones nerviosas responsables del sentido propioceptivo, de manera que la información que nos llega a través de ellos describe el comportamiento del resto de estructuras musculares y esqueléticas. ¿Te acuerdas de cuando hemos hablado de la estabilidad y de la alienación postural y su relación con la base de apoyo?

Para un bailarín, los pies son su todo. Son receptores de información, responsables de mantener la estabilidad en los equilibrios, de saltar y caer sin hacer ruido... Es necesario construir pies fuertes, elásticos y flexibles.

Los pies de un bailarín sufren mucho, máxime cuando se introduce el trabajo de puntas. Desde luego, carezco de un empeine bonito y el trabajo de puntas me costaba muchísimo, de modo que había que trabajarlo especialmente. Muchas veces llegaba a casa con los pies literalmente destrozados: ensangrentados, con ampollas y heridas. Pero por suerte, tenía a mi padre con sus remedios para curarlos. Y entonces la rutina era meter los pies en agua caliente con sal. Os aseguro que dolía, pero los curaba.

Años más tarde, cuando pasé al mundo laboral comencé a incorporar a la indumentaria profesional unos zapatos más cerrados, menos funcionales, y esos tacones de 10-12 cm que me gustan tanto. No importaba cuánto tiempo fueran a estar mis pies encerrados en esa pequeña horma, ni cuánto sufriera mi columna después de 12 horas subida en ellos. Como además no soy muy alta, la opción de llevar bonitos zapatos de tacón mejoraba la presencia.

Con el tiempo, te das cuenta de que los pies son capaces de deformarse si no se les deja pisar firmemente el suelo y se les tiene encerrados en hormas estrechas. Llegué a padecer lo que comúnmente se denomina «pies en garra», donde los tendones de los dedos de los pies se acortan y las falanges permanecen agarrotadas permanentemente.

Jamás he tenido complejo por tener unos pies realmente feos, es algo a lo que no he dado importancia. Sin embargo, ahora les otorgo una extrema importancia en lo que respecta a su funcionalidad, pues he comprobado cómo puede mejorar la forma de correr gracias a unos pies fuertes, funcionales y flexibles.

Desde el otoño de 2013, tras mi primera incursión en el mundo del «correr natural» y mi formación como instructora de técnica de carrera para poder enseñar a correr de una manera más natural y menos lesiva, la importancia del trabajo de los pies y sus estructuras ha ocupado un lugar especial en mis rutinas de entrenamiento y en las de mis clientes.

---

*Fue la primera mujer afroamericana solista del American Ballet Theatre, desde 2007. En 2015 pasó a ser la primera bailarina. Ese mismo año, la revista *Time* la situó entre las cien personas más influyentes del mundo. En mi opinión, es una de las mejores bailarinas de toda la historia, con una vida de superación fascinante.

No quiero decir con ello que corra descalza, pero sí que he incorporado mucho trabajo descalza para mejorar la musculatura de los pies y tendones, y consecuentemente mi forma de correr se ha visto modificada.

Es una opción más que he incorporado a las rutinas que completan todo el trabajo de acondicionamiento físico, técnica de carrera, equilibrio y estabilización, así como el trabajo propioceptivo.

Aunque veremos más adelante que también es necesario un buen trabajo de movilidad articular y estiramientos, es ideal hacer descalzo todo este tipo de sesiones. De esta manera, la base de apoyo y el agarre firme de los pies a la superficie permiten ganar estabilidad (*véase el capítulo 2*).

Desde entonces, después de mucho trabajo de fuerza, elasticidad y movilidad con los pies desnudos, y tras adoptar un calzado que les permite recuperar su funcionalidad, mis pies han mejorado notablemente. Por un lado, la movilidad de las falanges es mucho mayor, la fascia plantar ha recuperado elasticidad, y los tobillos están más fuertes. Y, por otro, desde el punto de vista estético, los cambios a lo largo de los tres últimos años han sido increíbles. Han desaparecido los «dedos en garra», las falanges tienen mayor movilidad, existe separación entre los dedos de los pies, que se habían deformado hasta apiñarse uno sobre otro, y sobre todo, ahora mis pies son capaces de sentir más.

Por aquel entonces, junto con José Acosta, aprendí la importancia de los pies y las estructuras que los forman como herramienta fundamental de todo corredor. Trabajamos a fondo este aspecto en los diversos cursos y talleres que impartimos para corredores, entrenadores y fisioterapeutas.

Tener a una persona al lado trabajando la técnica, la postura y el ritmo continuamente me ha ayudado a proseguir con la evolución y las mejoras en la forma de correr. A veces, por mucho que «hagamos por nuestra cuenta», si nadie nos supervisa y corrige, puede que avancemos de una forma mucho más lenta, o bien que ni siquiera avancemos.

Al principio, corría 2-4 minutos en la cinta de correr descalza, al comienzo o al final de la sesión de entrenamiento. En el gimnasio, salvo que vaya a realizar un entrenamiento de saltos, agilidad o desplazamientos, siempre lo hago descalza, asegurándome una buena base de apoyo sin nada que se interponga entre el suelo y mis pies.

Con las personas a las que entreno, empecé a trabajar de la misma manera. Pronto nos dimos cuenta de cómo cambia la ejecución de ciertos ejercicios al hacerlos sin zapatillas. Efectivamente, el cuerpo se recoloca mejor cuando recibe información valiosa a través de sus pies.

Comencé a escribir sobre ello en el blog y a realizar alguna rutina específica de cómo entrenar y fortalecer los pies. Sin lugar a dudas, es algo que se estaba obviando en todos los medios especializados.

Los asistentes a las charlas y talleres y aquellos que me veían en el gimnasio entrenando descalza me miraban muy raro, bastante escépticos ante la idea de priorizar esta parte del cuerpo en los entrenamientos de corredores y otros deportistas.

Un año más tarde, las revistas deportivas más populares, aquellas que habían tildado de frikis a los que corrían descalzos o con zapatillas minimalistas, empezaban a incorporar artículos relativos a la importancia del trabajo de pies y tobillos. Por fin

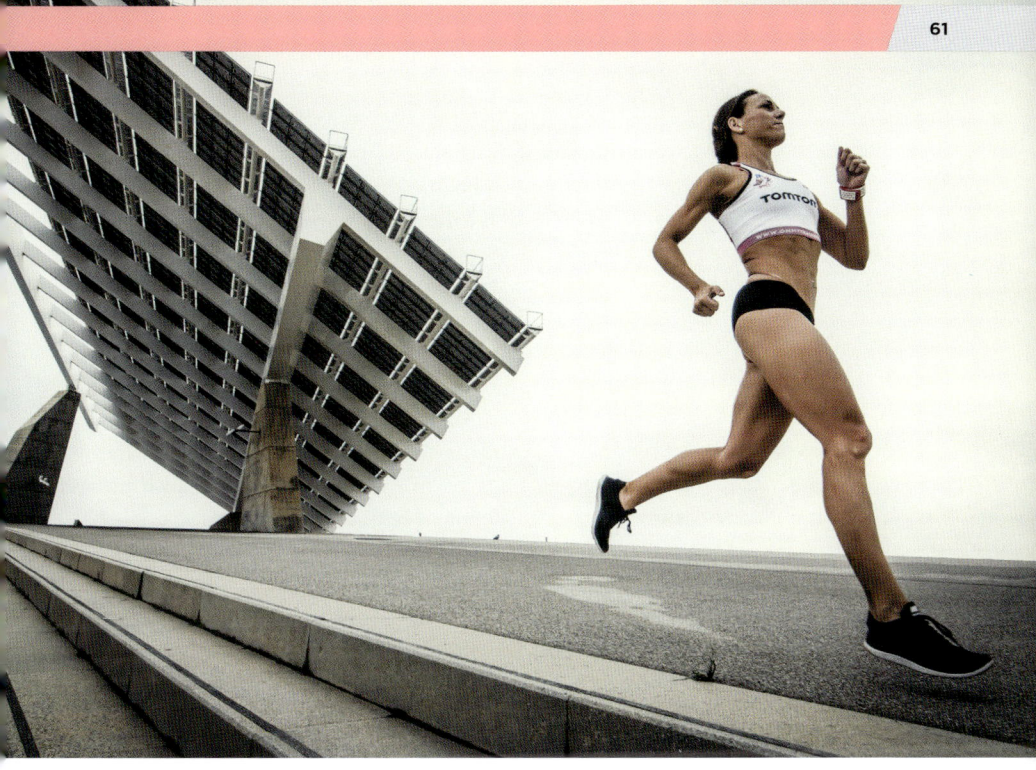

se hablaba de algo más que los planes generales para correr un 10 km.

¿Será que efectivamente son de verdad importantes en el desarrollo y la evolución de los corredores? No solo de abdominales vive el hombre.

Hay que partir de la base de que el pie es la herramienta del corredor.

«Todo es cuestión de los pies, no del calzado que lleves.» La idea de Bill Bowerman, cofundador de la marca Nike, era crear un calzado que fuese como una segunda piel para el pie.

El ser humano ha evolucionado hasta la bipedestación, y los pies soportan el peso de todo nuestro cuerpo, y reciben todos los impactos producidos en cada paso y en cada zancada; ¿por qué entonces no se entrenan?

Sencillamente creo que es por desconocimiento y falta de interés.

Tengo la sensación de que el corredor se deja llevar más por las modas que por los modos de trabajar. Y retomando el sentido común, si caminamos, corremos y esprintamos con los pies, habrá que entrenarlos y trabajarlos.

Hay muchos corredores que sufren lesiones y molestias en los pies (concretamente, problemas de la fascia plantar), tobillos y sóleos. Esto puede deberse a que no los incluyen en sus rutinas, omiten estirarlos y masajearlos.

Animo a todos los técnicos, entrenadores de técnica de carrera y de atletismo a que den la oportunidad a sus deportistas de trabajar descalzos en algún momento, de sentir a través de los pies y ver cómo se comportan el resto de estructuras cuando decidimos quitarnos las zapatillas.

Si nuestro cuerpo se relaciona con el espacio que lo rodea y los pies son una fuente de terminaciones nerviosas capaces de proporcionar gran cantidad de información sobre él, entonces, entrenarlos debe ser una parte más. Es así de sencillo.

Desde esa base que soporta el peso del cuerpo, el resto de huesos y músculos, en su conjunto, se moverán en función de la información que reciban, atendiendo a la función que tiene cada uno de ellos por sí mismo.

Espero que, con las siguientes anécdotas, logremos comprender y experimentar por qué vamos a incluir a partir de ahora el trabajo de fortalecimiento y movilidad de pies, tobillos y gemelos en nuestro día a día.

Existen muchos deportes que se practican descalzo como, por ejemplo, el judo, el karate y la gimnasia deportiva, entre otros. Casi me atrevo a decir que el atletismo en pista también, pues el calzado que llevan es lo más parecido a ir descalzos. ¿Cuál es la razón para practicar estos deportes sin calzado? Tiene que ver con la estabilidad y el contacto permanente con la superficie.

Imagina tus manos encerradas en unos guantes de boxeo o en una escayola. En tales circunstancias, es completamente imposible que recibas información a través de tus manos: no se percibe la rugosidad de la superficie, ni la temperatura de los objetos, no puedes mover los dedos ni las muñecas; es decir, posees manos pero no te sirven para sentir. Pues es la misma sensación, privamos a nuestros pies de forma casi permanente de toda esa información.

Hace unos meses, con motivo de la presentación de un nuevo modelo de zapatilla en el mercado, tuve la suerte de escuchar a atletas profesionales veteranos hablando precisamente de la importancia de esta herramienta del corredor y de cómo ha de incorporarse este trabajo a los entrenamientos.

Una atleta española con muchas medallas destacó el pie como la principal estructura del corredor. Nos contó como en sus inicios, en los años noventa, junto con su entrenador Antonio Postigo, entrenaba descalza en la pista, practicaba ejercicios descalza en la arena del foso de salto de longitud, y como el resto de deportistas los miraban extrañados.

Ella misma, tras un año sin correr a causa de su embarazo, reconoció que volver a calzarse los clavos para la última prueba de 3.000 m en pista cubierta, sin haber entrenado los pies, ha tenido como consecuencia que actualmente sufra molestias y, de hecho, a las pocas semanas tuvo una lesión tras una competición.

Nos contó que la mayoría de corredores de élite que han abandonado la carrera deportiva, lo han hecho a causa de lesiones y patologías derivadas de los pies: fascitis plantar, fracturas de estrés, etc.

Hoy en día, a través de las redes sociales, vemos a muchos atletas incorporar este tipo de entrenamiento en sus sesiones, como Chema Martínez o Iván Raña Fuentes, quien, de hecho, ha llegado a competir descalzo.

Quiero compartir otra curiosa anécdota, relacionada con el sector de la moda deportiva y el mercado del calzado deportivo. Sin duda, podríamos debatir muchos aspectos con relación al calzado, las lesiones y cómo puede afectar a la forma de correr, pero simplemente os dejo unos párrafos del libro *50 maratones, 50 días*, de Dean Karnazes:

Dean Karnazes, autor de *50 maratones, 50 días*, y corredor de maratones, explica en su libro una conversación que mantuvo con el director de diseño de una conocida marca deportiva:

«Me enseñó diseños de prototipos geniales de adelanto tecnológico para el calzado que aportarían más amortiguación, más estabilidad, y más, más, y más. Tras observar todas esas cosas, empecé a preguntarme si quizá menos podría ser más. ¿Alguna vez habéis pensado en ir en otra dirección?»

Este amigo con el que hablaba el autor era Kevin Paulk, la persona que dirigía el equipo de Diseño Avanzado de Nike Running en 2006.

Así continúa la conversación, extraída literalmente del libro:

«¿Qué quieres decir?», dijo Kevin.

«Me refiero a quitar cosas de las zapatillas de correr en lugar de añadirlas. Afrontémoslo: los humanos fueron diseñados para correr descalzos. Sé que no es práctico para la mayoría de los corredores de la actualidad, pero ¿no podríais diseñar unas zapatillas que nos permitieran correr como lo haríamos sin zapatillas? ¿Y si diseñarais unas zapatillas que dejaran que los pies fueran lo que son, es decir, pies?»

Pocos años después de la reunión, Nike lanzó unas zapatillas llamadas Free.

¿Sigues pensando que es una estupidez entrenar y recuperar la funcionalidad de aquella parte del cuerpo responsable de que te mantengas estable y de que corras?
Practiquemos algunos ejericios. Mueve los dedos de tus manos, de uno en uno, todos a la vez, siente su movilidad y el control que tienes sobre ellos. Prueba a hacer lo mismo con los pies, y los dedos de los pies... ¿No te ocurre que resulta difícil mover los dedos de forma aislada, de uno en uno? Prueba a elevar solo el dedo gordo del pie, manteniendo el resto apoyados.

Veamos la importancia de nuestros pies en relación con el entorno y superficie.

- Ponte de pie, con los pies juntos y los brazos relajados cerca del cuerpo. Cierra los ojos y trata de sentir qué hacen los dedos de tus pies. Al restar información sensorial, sentirás que se agarran firmemente para mantener el equilibrio lo mejor posible.

- Ahora, prueba a despegar un pie del suelo, manteniendo la columna alargada y en equilibrio. Observa el pie de apoyo. ¿Qué ocurre si en esa misma posición cierras los ojos? Toma aire y relájate. Vamos a probar otros ejercicios.

- En la misma posición, trata de levantar el dedo gordo de ambos pies, sin que se levante el resto. ¿Puedes hacerlo o tus dedos no te hacen caso? ¿Puedes hacerlo al revés: elevando el resto de dedos y manteniendo el dedo gordo en el suelo?

Son ejemplos muy sencillos para comprobar el estado actual de movilidad y activación de nuestros pies. En la mayoría de los casos en los que se hace sin haberlo practicado, resulta complicado, para algunos incluso imposible, separar la movilidad de unos dedos y otros.

FIT FEET

Ahora ya podemos tener una visión más amplia de eso de «Correr es algo más que correr», y sabemos que nuestros pies también han de estar en forma.

La idea es llegar a comprender la importancia de los pies y cómo podemos recuperar su funcionalidad para evitar lesiones, atrofias musculares y articulares. Necesitamos unos pies sanos y fuertes para correr.

Los pies conforman la base que sustenta el peso de nuestro cuerpo. Sin embargo, son los grandes olvidados cuando se trata de correr.

PIES, ¿PARA QUÉ OS QUIERO? PUES LOS NECESITAMOS PARA TODO:

- Los pies son la base de nuestra postura y alineación corporal.
- En los pies se aúnan infinidad de terminaciones nerviosas a través de las cuales se transmite información a nuestro cerebro sobre la superficie. Proporcionan información sobre el terreno.
- El ser humano ha evolucionado, pero cuando la especie andaba a cuatro patas, la función de los pies era idéntica a la de las manos, en cuanto a la recepción de información sensorial y movilidad.

Nuestros pies han ido perdiendo su funcionalidad, se han vuelto vagos. Esto se debe en gran medida al calzado que estamos usando en las últimas décadas. No me refiero exclusivamente al calzado deportivo, sino, en general, a los zapatos de hormas cerradas que utilizamos incluso siendo conscientes de lo incómodos que resultan. En el caso de las mujeres, como ya hemos visto, el uso de tacones no favorece el desarrollo, el crecimiento natural del pie, ni la postura.

En mi caso, como bailarina de ballet clásico, el uso de las puntas no ayudó a que mis pies crecieran bonitos precisamente.

Un caso extremo conocido por todos es la tradición china del vendado de pies, según la cual se obligaba a las mujeres, desde edades tempranas, a llevar zapatos pequeños para impedir el crecimiento natural de los pies, atendiendo a la creencia cultural de que la belleza reside en los pies pequeños.

Si los pies están hechos para transmitir información sobre las superficies al resto del cuerpo, ¿por qué no dejar a un lado el calzado que resta esa información y evita que el pie funcione correctamente?

Los estamos convirtiendo en vagos, y esto afecta de forma directa a nuestra forma de desplazarnos, ya sea caminando o corriendo, y a todas nuestras estructuras, así como a la alineación corporal.

En la mayoría de los medios especializados se citan mil ejercicios para fortalecer el *core*, las piernas o de estiramientos. Esto es importante, pero ¿por qué no se habla de los pies si son los que nos permiten correr de forma eficiente?

¿POR QUÉ ES IMPORTANTE EJERCITAR LOS PIES Y ACTIVAR LA FASCIA PLANTAR?

- Para recuperar su función como receptores de información y base del sistema propioceptivo del ser humano.

- La fascia plantar es un sostén elástico que, en carrera, actúa junto con ligamentos y tobillos como un muelle, haciendo uso de la fuerza elástica. Por tanto, motiva que la energía que necesitamos sea menor, nos cansemos menos y seamos más eficientes. Este sostén se ha vuelto rígido con el uso de un calzado inapropiado que le ha restado capacidad para ejercer su función.

- El pie y tobillo actúan de una manera específica al correr, repartiendo las fuerzas de impacto en el resto de estructuras. Si se modifican esas fuerzas (ya sea por mal apoyo, por calzado que resta propiocepción o por mala postura), con el tiempo se producen lesiones.

- Para recuperar patrones de movimiento naturales y ganar flexibilidad de los tendones.

A continuación, unos sencillos ejercicios indicados para recobrar la movilidad y funcionalidad de nuestros pies. Dedicar 5-10 minutos diarios es suficiente para que poco a poco se reactiven y puedan mandar información precisa a nuestro cerebro, y para que nuestros tendones y tobillos recuperen elasticidad y se fortalezcan.

SI PADECES FASCITIS PLANTAR, NOTARÁS UNA ENORME MEJORÍA.

YOGA PARA PIES. TOE-GA

1. MOVILIDAD DE LOS DEDOS DE LOS PIES. Juega a despegar primero el dedo gordo, manteniendo el resto apoyados, y luego lo contrario. Si al principio cuesta, puedes ayudarte con las manos sosteniendo los dedos que están en contacto con la superficie.

2. FLEXIBILIDAD DE LAS FALANGES. Moviliza los dedos, trata de coger o plegar una toalla.

3. ACTIVACIÓN DE LA MUSCULATURA DE LOS PIES Y RECUPERACIÓN DE SU ELASTICIDAD. Da saltos en el sitio aprovechando la fuerza elástica del pie. No es necesario elevarse, basta con rebotar a un ritmo de 170-180 saltos por minuto (ritmo óptimo, ya hablaremos de ello más adelante), y besar el suelo con el talón. Hazlo primero con dos piernas, y luego realiza saltos sobre una pierna. No olvides mantener una postura recta y alineada.

4. MASAJE MIOFASCIAL (perfecto para la fascia plantar). Coge una pelota de tenis u otro elemento cilíndrico parecido, y hazlo rodar por la planta de los pies a modo de masaje a la vez que apoyas el pie contra él. Ayuda a descargar las tensiones de la fascia y, por tanto, del resto de la musculatura implicada.

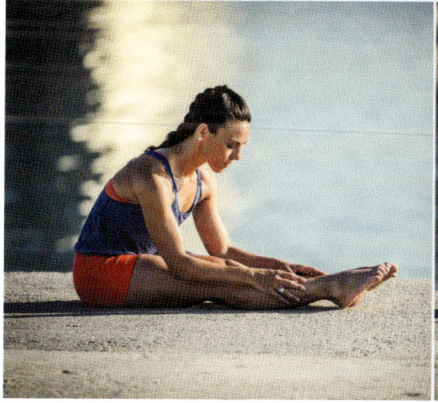
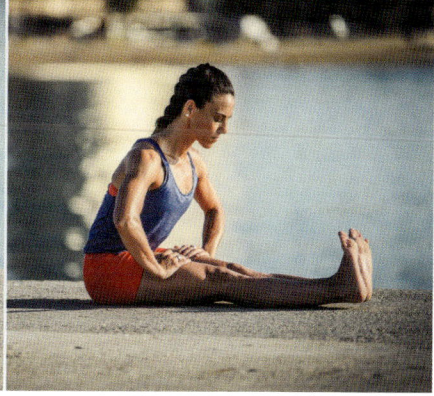

FEET TRAINING: PIES FUERTES Y FLEXIBLES. CORRE MEJOR

Muchos corredores habituales, populares y aficionados, en ocasiones, ya sea por desconocimiento, por ir demasiado deprisa en el proceso o a causa de un patrón de carrera incorrecto o un calzado inadecuado, sufren molestias y sobrecargas en la planta de los pies, en el tendón de Aquiles, los sóleos o en el resto de la musculatura de los pies y las piernas. Todos trabajan de forma sinérgica.

Por otro lado, los corredores que se encuentran en un proceso de transición a un calzado minimalista que favorezca un apoyo más natural del pie, también pueden sufrir este tipo de dolencias si la transición no se lleva a cabo de manera progresiva y con los trabajos de adaptación necesarios.

¿Por qué ocurre? ¿Cómo podemos evitarlo?

Acabamos de ver que este tipo de lesiones frecuentes ocurre, en la mayoría de los casos, por un calzado inadecuado que no permite a los pies moverse correctamente, una falta de tono y elasticidad en músculos y tendones de la pantorrilla y en la fascia plantar, o por no respetar el principio de progresión durante la transición a un correr natural o con calzado minimalista.

Por ello, fortalecer y estirar músculos y tendones así como movilizar la articulación del tobillo se vuelve imprescindible si quieres unos pies más reactivos, capaces de realizar una carrera más eficiente.

Si el objetivo es desarrollar la actividad sensorial y propioceptiva de los pies, lo primero que hay que hacer es descalzarse. En caso de trabajar la estabilidad y propiocepción con bases inestables, igual. No es lógico trabajar el sentido propioceptivo con los pies envueltos en algo que resta información sensorial; además, el tobillo desempeña un importante papel a la hora de estabilizar y mantener el equilibrio.

Aquí os presento una serie de estiramientos de toda la musculatura no solo de los pies, sino también de las pantorrillas (gastrocnemios, gemelos, sóleos, tríceps sural y articulación del tobillo):

1. ESTIRAMIENTO FASCIA PLANTAR. PLANTA DEL PIE

OBJETIVO: Dotar de elasticidad y plasticidad a la musculatura de la planta del pie, alargarla y activarla para evitar el acortamiento.

POSICIÓN INICIAL: Sentados sobre nuestras piernas, con las puntas de los dedos apoyados sobre el suelo. Lleva el peso del cuerpo ligeramente hacia atrás, hasta que sientas cómo se estira.

POSICIÓN FINAL: Para trabajar también la estabilidad y la postura erguida, ponte lentamente de pie, apoyándote sobre las puntas de los pies, manteniendo el eje del cuerpo recto.

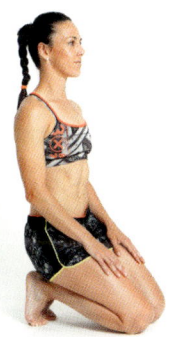
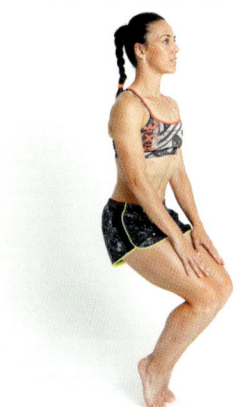

2. ESTIRAMIENTO DE EMPEINES

OBJETIVO: Ganar movilidad en el empeine.

POSICIÓN INICIAL: Bocabajo en posición de cuadrupedia, manteniendo la espalda neutra.

EJECUCIÓN: Eleva la cadera hacia arriba, como en la posición del perro bocabajo de yoga, pero con el apoyo en los empeines. Otra opción es usar las gomas elásticas para trabajar la flexibilidad de los pies, empeines y tobillos.

EJECUCIÓN: Realiza el ejercicio de 5 a 8 veces de forma pausada y controlada.

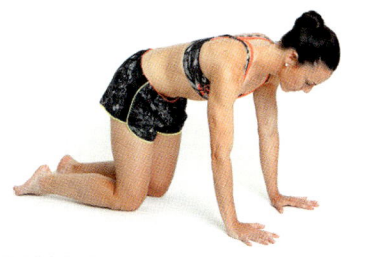
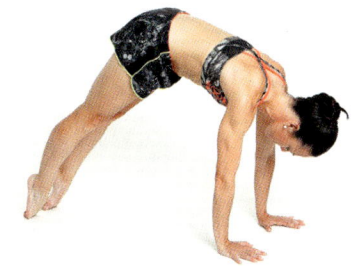

3. FLEXIÓN DE TOBILLO Y ESTIRAMIENTO DE SÓLEOS

OBJETIVO: Aumentar el grado de movilidad articular en el tobillo, así como alargar la musculatura del sóleo y estirar el tendón de Aquiles, muy acortados en muchos corredores.

Este estiramiento es clave en el proceso de transición al calzado minimalista, pues toda la musculatura del pie y de la pantorrilla necesita ganar elasticidad al ir disminuyendo la altura del talón del calzado.

POSICIÓN INICIAL: De rodillas, con una pierna adelantada, lleva el peso del cuerpo hacia delante sin levantar el talón del suelo. En este caso, al no trabajar con peso y tratarse de un estiramiento, no pasa nada por llevar la rodilla por delante de los dedos de los pies.

Sin duda, este ejercicio es un buen test de movilidad articular de tobillo y elasticidad.

NIVEL AVANZADO: Eleva el cuerpo suavemente manteniendo la posición en isométrico, trabajando así el cuádriceps.

EJECUCIÓN: Mantén el estiramiento al menos 20 segundos con cada pie. Repite 2-3 veces.

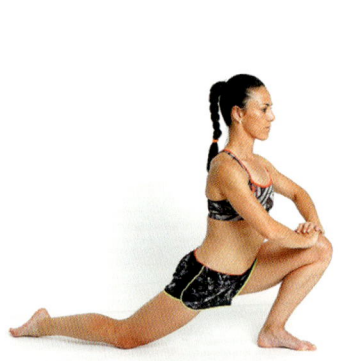
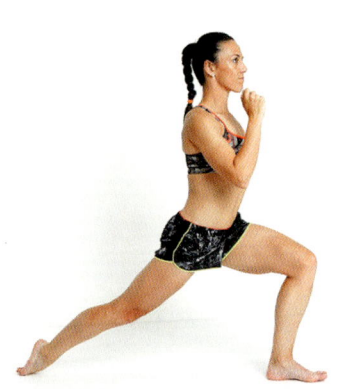

4. ESTIRAMIENTO DEL PERRO CON TALONES AL SUELO

De la conocida postura de yoga «perro boca-bajo», podemos extraer muchos beneficios, ya que es un gran estiramiento de toda la cadena posterior. Acercar los talones al suelo lo máximo posible provoca un excelente estiramiento de sóleos y gemelos.

EJECUCIÓN: Mantén la posición al menos 20 segundos, con una respiración pausada y profunda, descansa y repite la postura un par de veces más.

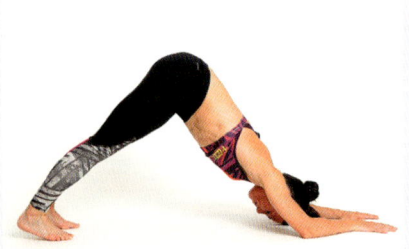

5. EXTENSIÓN DE PIERNA CON *DEMI-PLIÉ*

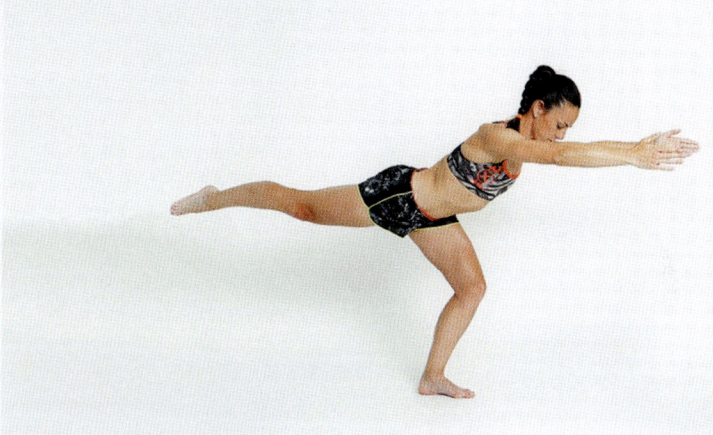

OBJETIVO: Trabajar la estabilidad, el equilibrio y la fuerza del tobillo.
POSICIÓN INICIAL: Con una pierna extendida hacia atrás, sin apertura de caderas y el cuerpo erguido.
EJECUCIÓN: Realiza una semiflexión de la pierna de apoyo (*demi-plié*) pensando en alargar y llevar lejos la pierna que está extendida.
EJECUCIÓN: Realiza el ejercicio de 5 a 8 veces de forma pausada y controlada.
NÚMERO DE REPETICIONES: 2 series de 10 repeticiones en cada pierna.

CONCLUSIÓN:

El objetivo último es dotar de elasticidad a la fascia plantar y al conjunto de estructuras musculares del tren inferior, así como activar su funcionalidad y ganar fuerza para lograr unos pies más reactivos, fuertes y flexibles, y evitar cualquier sobrecarga o lesión en esta zona. Unos pies fuertes, flexibles y funcionales nos garantizarán mejores respuestas de nuestro cuerpo a la hora de correr.

Son ejercicios sencillos que puedes incorporar tras tus sesiones de carrera, antes de acostarte o incluso después de tu rutina del gimnasio junto con el resto de estiramientos.

«CADA MOVIMIENTO SUPONE LA COORDINACIÓN DE MANOS, PIES Y CEREBRO.»
BRUCE LEE

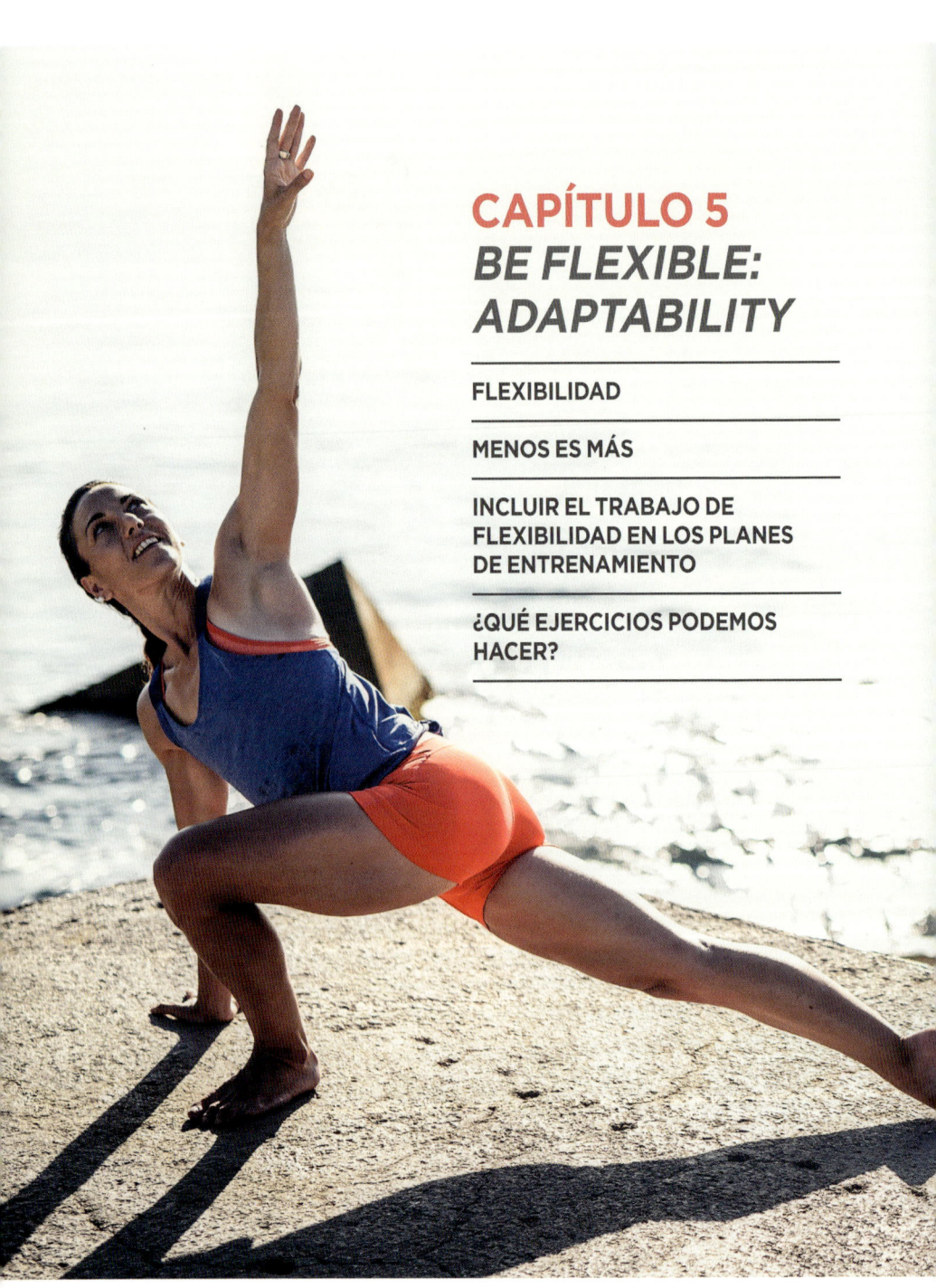

CAPÍTULO 5
BE FLEXIBLE: ADAPTABILITY

FLEXIBILIDAD

MENOS ES MÁS

INCLUIR EL TRABAJO DE FLEXIBILIDAD EN LOS PLANES DE ENTRENAMIENTO

¿QUÉ EJERCICIOS PODEMOS HACER?

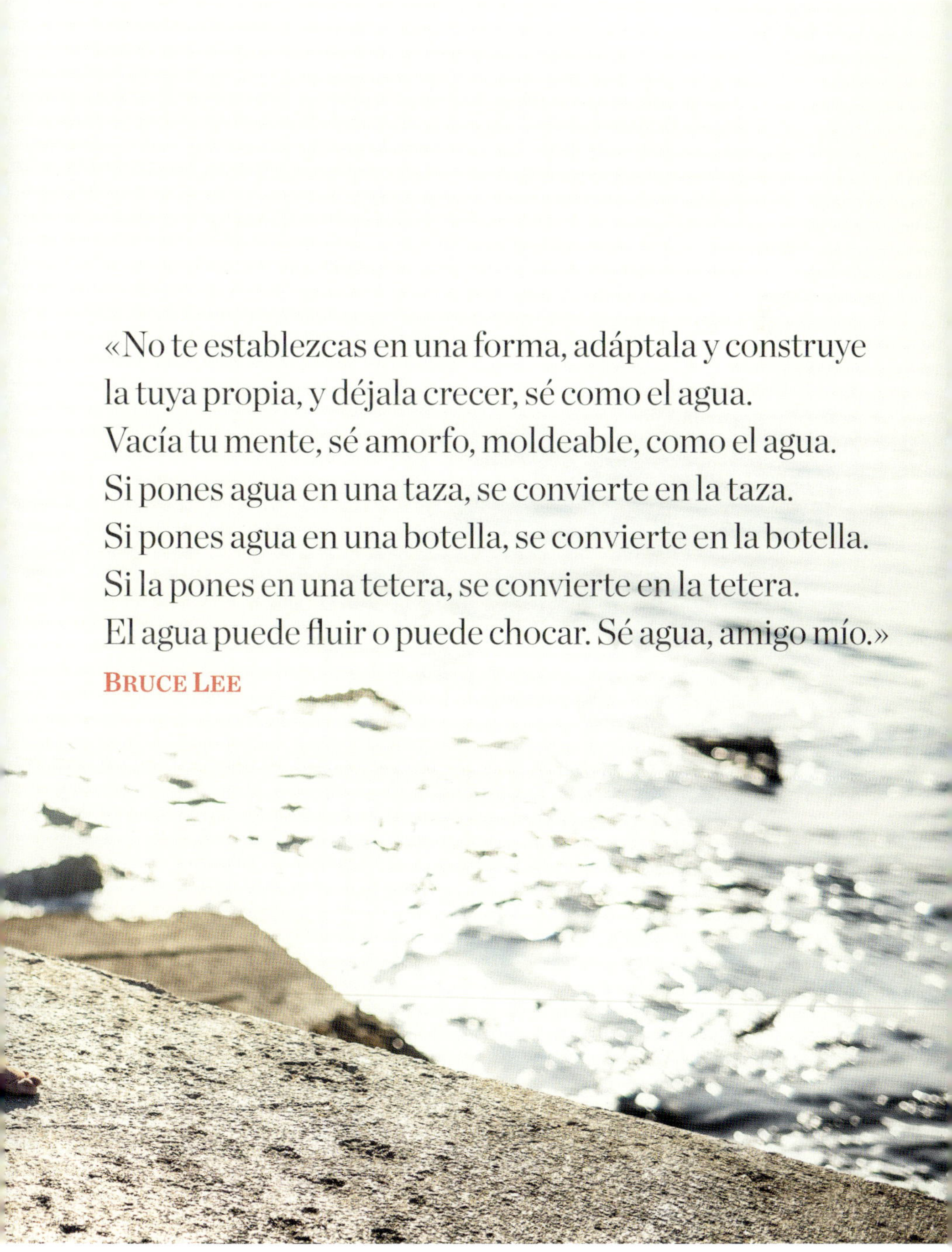

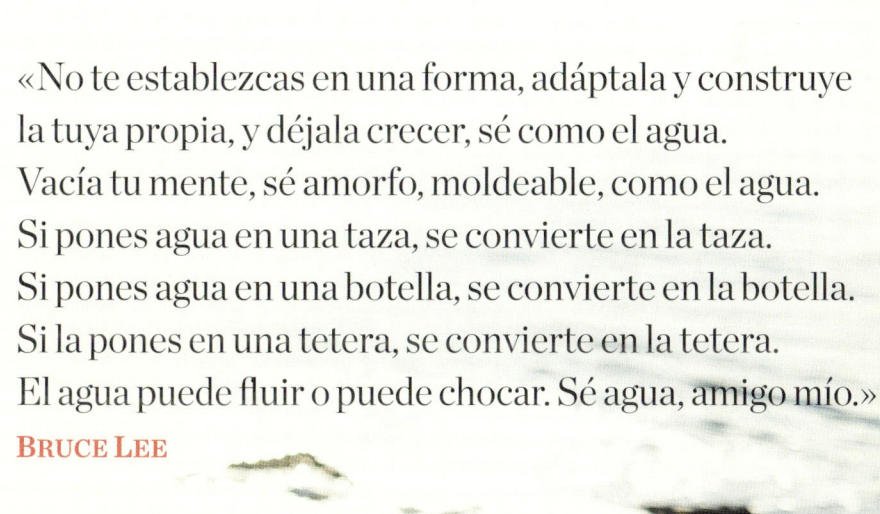

«No te establezcas en una forma, adáptala y construye la tuya propia, y déjala crecer, sé como el agua.
Vacía tu mente, sé amorfo, moldeable, como el agua.
Si pones agua en una taza, se convierte en la taza.
Si pones agua en una botella, se convierte en la botella.
Si la pones en una tetera, se convierte en la tetera.
El agua puede fluir o puede chocar. Sé agua, amigo mío.»
Bruce Lee

Si hay algo que se aprende del tiempo es que este transcurre demasiado rápido y las circunstancias que te rodean pueden variar en el momento más inesperado. A ello hay que unir que estamos inmersos en la era de la velocidad.

Sin embargo, las paradas y los momentos para bajar el ritmo son estrictamente necesarios, no solo en tu vida, sino también en tus entrenamientos de carrera o de cualquier deporte que practiques. No se puede ir siempre pisando a fondo, porque llegará un momento en que el motor se gripará.

Creo que el mantra de «no hay límites» se ha grabado de tal manera en la memoria de cada uno de nosotros que parece que no existe nada más que correr y acumular kilómetros sin preocuparse de otra cosa, como si no hubiese otra razón de ser.

Efectivamente, cada uno tiene que luchar por superarse cada día, por vencer sus miedos y explorar nuevos límites. Pero eso es una cosa, y jugar a los superhéroes es otra. El mayor límite que tenemos, y no debemos jugar con él, es la salud. Hagas lo que hagas, ten en cuenta cómo va a reaccionar tu organismo, y si tu salud se está viendo comprometida.

EN TODA ACTIVIDAD DEBE VALORARSE LA RELACIÓN RIESGO-BENEFICIO.

Se va deprisa para todo, y no todo es cuestión de velocidad, sino también de adaptación.

A lo largo de la vida cada uno se va creando un cuento, una historia, un futuro imaginario con base en ciertas expectativas; sin embargo, todo aquello que está fuera de tu control, los factores y las variables exógenas no controlables, pueden desestabilizar ese castillo de naipes imaginario. Ante esa más que posible situación, existen dos opciones: la primera de ellas, apelando nuevamente al sentido común, es adaptarse al cambio y a las circunstancias; y la segunda, lamentarse por aquello que no ha sucedido, y esperar que pase algo.

El modo en que vives tu presente depende de la opción que elijas.

Lo bueno de cada experiencia vivida es el aprendizaje que comporta, todo suma, para bien, pese a que los hechos hayan ido a mal.

Si hay una expresión con la que describir la actitud que intento adoptar ante las cosas, no es otra que constancia o perseverancia. Te aseguro que son innumerables las bofetadas que me he llevado por aquello tan maravilloso de «hacerse ilusiones» o por dibujar un futuro con unas expectativas fascinantes y ser consciente, de pronto, de que nada de aquello se iba a producir.

Me he llevado muchas decepciones en todos los ámbitos: profesional, académico y, cómo no, personal. Hay un primer impacto que te produce un estado de shock, en el que lloras mucho hacia fuera y aún más hacia dentro. Es un momento que has de pasar, es sano. Sin duda, ese primer golpe es el que más duele, porque no te lo esperas. Una vez superada la conmoción, la actitud que tomes determinará lo que ocurra después. En mi caso, siempre ha sido la misma, la primera de las dos opciones propuestas: «Venga, Isa, sé fuerte y a seguir intentándolo, al final todo llegará, más tarde, pero seguro que llega».

El primer año de universidad, la excelente alumna estudiosa, trabajadora y con notas brillantes, suspendió nada más y nada menos que 9 asignaturas de las 12 del programa del primer curso de la doble licenciatura en ADE y Derecho. Ahí es nada.

Aún recuerdo aquel 4 de julio en que acabé un examen de Derecho Constitucional de aproximadamente 3 horas de duración, y cómo a los pocos días me puse a estudiar de nuevo.

Fui realista, sabía que no había estudiado bien y ahora tocaba esforzarse.

Fue el primer verano que no me marché de vacaciones a ningún lado y me quedé estudiando de lunes a sábado para aprobar todo en la convocatoria de septiembre.

La otra opción hubiese sido lamentarme, irme unos días de vacaciones con la excusa de desconectar (desconectar, ¿de qué?, ¡si me había pasado un curso entero sin hacer nada!) y, por supuesto, dejar que mis padres gastaran un dineral en una academia mientras yo me iba a tomar el sol.

Indudablemente, esa idea ni se me pasó por la cabeza en aquel entonces, solo había una opción: aprender a estudiar y aprobar, sin excusas.

No sé si tendrá relación o no, pero solo un pequeño apunte: ese año fatídico en general ha sido el único en que no practiqué deporte.

Luego vinieron más decepciones como esta, o momentos en los que la realidad es distinta a tu ficción particular. La verdad: no sé de quién he sacado la fuerza para tirar siempre hacia delante. De mis padres, está claro, unas veces más deprisa que otras, pero siempre han ido hacia delante. A costa de entrenamiento, sales antes cada vez, claro que para eso primero efectúas incontables salidas nulas.

En cuarto de carrera suspendí por cuarta vez una asignatura que encima me fascinaba: Macroeconomía. Además, el profesor sabía muchísimo y hacía las clases realmente interesantes. En la universidad en la que estudié, solo teníamos cuatro convocatorias por asignatura, y había que presentarse porque de lo contrario las perdías. En caso de suspender una asignatura en la cuarta convocatoria, no te permitían seguir cursando la carrera. Estudié en una universidad pública, estudiabas de verdad y no regalaban nada.

Pues ahí estaba: mes de septiembre, a punto de comenzar el quinto curso académico, y una asignatura suspendida en última convocatoria. Aquello suponía que no podría seguir cursando los estudios conjuntos allí, ni siquiera la licenciatura en ADE.

Os podéis imaginar el disgusto, máxime cuando estaba completamente segura de que había resuelto muy bien aquel examen.

Jamás iba a las revisiones, porque cuando suspendía, al fin y al cabo, sabía por qué había sido. No había estudiado lo suficiente. Hay que saber asumir cuando se han hecho las cosas mal. Lo mismo nos ocurre cuando en una carrera no obtenemos los resultados deseados. Cuando vas a una carrera y no haces el tiempo que te gustaría, salvo caso de fuerza mayor, por norma general, es porque no has seguido una planificación correcta, y punto. No hay más historia. Y con planificación, no solo nos referimos a las sesiones de carrera, sino también a las de trabajo complementario, las de recuperación y descarga y a la alimentación.

Pero esta vez sabía que había hecho un buen examen y tenía que entender qué había hecho mal para no superar la asignatura. Resultó que tenía un siete de nota final, pero mi querido profesor consideró que en cuarta convocatoria debería haberme aprendido tan bien la asignatura como para obtener un diez. Finalmente decidió aprobarme, pero con un cinco.

Pues suma y sigue... luego tuve dificultades en el trabajo, posteriormente en lo personal... A fin de cuentas en eso consiste vivir, ¿no? Madurar, aprender y actuar, tomar decisiones, equivocarte una y otra vez, e ir aprendiendo por el camino... Pues correr es una forma de vivir.

Pero la base de todo ello es saber adaptarse a los cambios y a las circunstancias que te rodean. Cuanto más flexible seas, mayor será tu capacidad de adaptación, lo que garantizará que sigas avanzando hacia delante, da igual si más deprisa o más despacio, pero avanzando, y lo más importante: no te romperás.

Ser flexible, o ser capaz de dejar cierto margen a la improvisación es muy recomendable, casi me atrevería a decir que es un acto de supervivencia.

En el caso de los corredores, ser flexible, tener unas articulaciones móviles con un rango de movimiento óptimo, permitirá que el cuerpo trabaje de manera más eficaz y sin romperse. No olvidemos que una de las razones que nos han traído hasta aquí es que queremos correr sanos y evitar lesiones.

UN CORREDOR PUEDE Y DEBE SER FUERTE Y FLEXIBLE AL MISMO TIEMPO.

FLEXIBILIDAD

En los últimos años, he podido trabajar y conectar con deportistas populares, he tenido la inmensa suerte de conocer a otros profesionales, con los que he compartido mucho más que kilómetros. Es un hecho que muchos de estos corredores populares, que se han iniciado recientemente en el deporte y en la actividad física, sufren, en general, no solo molestias y lesiones, sino también falta de habilidad, y un estado pobre de forma física.

He podido comprobar que la mayoría de los planes de entrenamiento no están adaptados para cada corredor. No existe la receta «café para todos», pues cada persona no solo tiene detrás un bagaje o una experiencia deportiva previa o no, sino que cuenta con un sinfín de peculiaridades y condicionantes que marcan un entrenamiento específico y no otro.

Si bien es cierto que existen unas pautas básicas aplicables por igual a cada uno de nosotros, debe considerarse siempre el **Principio de Individualización** a la hora de realizar un programa de entrenamiento.

Como decía anteriormente, hay muchos deportistas y corredores que tienen molestias en sus miembros inferiores o han sufrido lesiones provocadas por el estrés generado por un sobreentrenamiento o una técnica inadecuada, y sobre todo, me encuentro con corredores con una rigidez absoluta.

No hay nada más feo que ver a un deportista rígido, sin movilidad. Lo más sorprendente de los corredores y atletas de élite es que, pese a la potencia y a la velocidad que alcanzan, exhiben un cuerpo casi etéreo, grácil y móvil.

No olvidemos que el fin último de esta experiencia que comparto contigo es comprender la amplitud de lo que la aparentemente simple acción de correr conlleva.

Los animales se mueven ágiles, con todo su cuerpo de forma brutalmente armoniosa, en contacto con el medio.

Nosotros también hemos de aprender a movernos de forma ágil y con habilidad.

Para correr, hay que estar en forma. Debemos tener un nivel físico lo suficientemente bueno para soportar las cargas e impactos a los que sometemos a las estructuras musculoesqueléticas y al sistema ner-

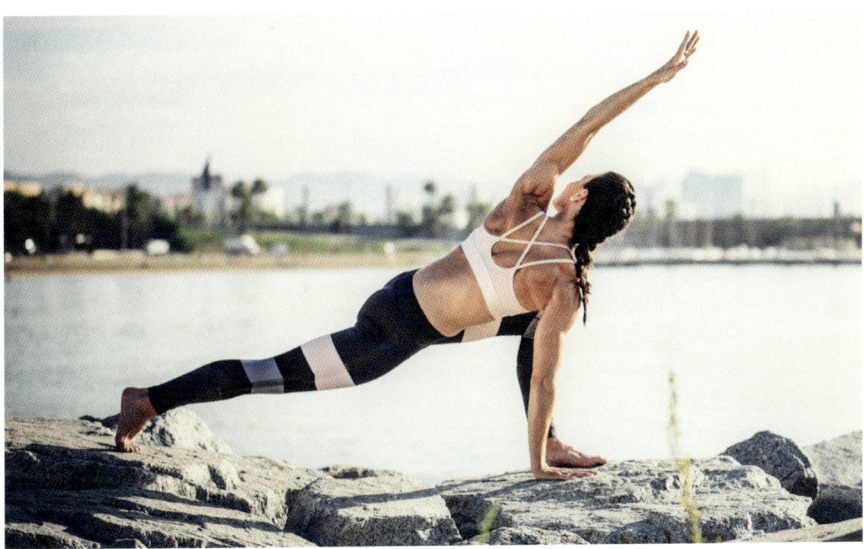

vioso cuando corremos. Y, además, debemos saber movernos con habilidad.

Si hay algo que todos los deportistas suelen abandonar a la buena suerte es el trabajo específico de estiramientos y movilidad articular.

¿Incluyes en tu planificación semanal rutinas específicas de estiramientos y trabajo de movilidad articular y ganancia de flexibilidad? No, no valen esos diez minutillos mal aprovechados después de tu sesión intensa de carrera, que en la mayoría de los casos suelen limitarse a hacer amago de estirar. Además, ahora con esto de colgar la foto del pedazo de entrenamiento que nos hemos marcado, se nos olvida totalmente el estiramiento.

Por fortuna, la incorporación de las diferentes disciplinas del trabajo cuerpo-mente como el yoga y el pilates en el mundo del fitness está ayudando a tomar conciencia de la importancia de un cuerpo flexible, armonioso, articulaciones con amplios rangos de movimiento y no limitadas.

El patrón de movimiento de carrera, ya sea en carreras explosivas de corta distancia, o en carreras de resistencia de media y larga distancia, implica un gesto muy repetitivo, que mal ejecutado trae vicios que suelen comportar grandes descompensaciones musculares.

Pero además, la musculatura del tren inferior, así como la de la zona lumbar y la torácica tienden a la sobrecarga.

Toda sesión enfocada a la descarga del estrés muscular, a trabajar la longitud de la musculatura y la movilidad articular, permite que el cuerpo se oxigene y elimine las sustancias de desecho originadas en las sesiones de entrenamiento.

TU CUERPO NO SOLO GANARÁ EN SALUD SINO QUE, ADEMÁS, MEJORARÁ TU CALIDAD DE VIDA AL LIBERARSE DE ESTRÉS Y ACORTAMIENTO MUSCULAR.

Independientemente de que corras mucho o poco, e incluso si no corres y realizas cualquier otro tipo de actividad, las sesiones de estiramientos específicos deben ocupar un lugar importante en tu planificación semanal de entrenamientos. Son una actividad complementaria necesaria.

Mi recomendación es introducir al menos dos sesiones específicas de estiramientos a la semana para trabajar la flexibilidad y la movilidad articular.

Si el cuerpo, el organismo y sus funciones vitales, trabajan permanentemente a intensidades altas y con grandes esfuerzos, acabarán sometidos a un estrés permanente. Por ello, es necesario alternar las sesiones en función de su intensidad, así como incluir sesiones de recuperación activa.

> **¿QUÉ SE ENTIENDE POR FLEXIBILIDAD?**
FLEXIBILIDAD, ELASTICIDAD Y PLASTICIDAD

La flexibilidad es la amplitud de movimiento de una articulación o un grupo de articulaciones; es decir, la capacidad de una articulación para moverse con libertad en su rango de movimiento.

Trabajar la flexibilidad es importante para realizar los ejercicios de forma correcta y evitar lesiones, además de mejorar la habilidad.

Un objetivo básico que buscamos cuando trabajamos la flexibilidad es **la elasticidad**, que es la capacidad del músculo de recuperar la longitud original en reposo tras un estiramiento pasivo.

Por su parte, **la plasticidad** se refiere a la tendencia del músculo a adoptar una longitud mayor tras el estiramiento.

La elasticidad se ve afectada por factores como la edad, el sexo y el tejido muscular y conectivo, así como por la temperatura del cuerpo y del ambiente, y por el tipo de entrenamiento de fuerza que se realice. Cada uno es un mundo, así que solo debes centrarte en ti, en tu cuerpo y en tus sensaciones.

Haremos de esta práctica un hábito y aprenderemos a sentir los beneficios de un cuerpo flexible, con movimientos más amplios y músculos menos estresados y rígidos.

MENOS ES MÁS

Sea cual sea tu objetivo y la razón por la que corras, no es cuestión de hacer mucho sino de hacerlo bien.

Un cuerpo cansado y con estrés no responde ante los diferentes estímulos de los entrenamientos de manera correcta. No rinde ni física ni mentalmente. Además de que el entrenamiento no saldrá todo lo bien que podría, seguirás añadiendo estrés a tu organismo. Sumas fatiga y restas rendimiento y bienestar.

Por eso, son necesarias sesiones complementarias que ayuden al cuerpo y a la mente a disminuir esos niveles de tensión, a buscar el equilibrio dentro del organismo. Así que debemos ayudar a que la musculatura se recupere de la mejor manera posible. Ni que decir tiene que en este proceso la nutrición desempeña un papel fundamental.

En época de competiciones o en entrenamientos con mayor intensidad, una parte esencial es la fase de descarga y recuperación, tanto física (recuperación muscular) como psíquica. Mi propuesta es sencilla: dediquemos al menos dos días por semana a conectar cuerpo y mente concentrándonos únicamente en recuperar la movilidad y la sensación de bienestar.

La edad es un factor limitante, pues con el paso del tiempo se pierde elasticidad. Sensaciones como músculos acortados, rigidez e incapacidad para realizar algunos movimientos con fluidez deberían alertar de que algo está en peligro. Si a eso añadimos rutinas de entrenamiento de fuerza, trabajo de resistencia aeróbica y potencia, sin un trabajo complementario de estiramientos, tenemos el cóctel perfecto para tener un cuerpo fuerte, pero tieso y con poca amplitud de movimientos.

Todo programa de entrenamiento y toda rutina de ejercicios, deben trabajar tres aspectos básicos: la fuerza, la resistencia aeróbica y la flexibilidad o movilidad articular. En todos los deportes, practiques mucho o poco, estos tres componentes constituyen un programa completo, global y efectivo en el tiempo y con verdaderos resultados y mejoras en el rendimiento.

¿Por qué nos olvidamos de estirar bien? ¿Por qué no dedicamos sesiones específicas a este trabajo?

Creo que no se le da la importancia suficiente hasta que llega el día en que vas a agacharte a por algo y te das cuenta de que no puedes bajar o te tira la musculatura posterior de la pierna.

El trabajo de flexibilidad y movilidad mejora nuestra forma física y nos mantiene alejados de lesiones. Así pues, con unos músculos más elásticos que respondan a los cambios, aumentamos la amplitud de movimiento y mejoramos los rangos articulares. Además, los ejercicios de elasticidad liberan a los músculos del estrés al que están sometidos.

Lo mejor de todo es que las respuestas inmediatas del cuerpo son increíbles, y basta con dedicar un par de sesiones específicas a la semana para notar los cambios en la amplitud de movimiento y la ganancia de movilidad.

INCLUIR EL TRABAJO DE FLEXIBILIDAD EN LOS PLANES DE ENTRENAMIENTO

¿Cómo lo hacemos?

Lo primero de todo es ser conscientes de que es una parte más del entrenamiento, y hay que dedicarle un mínimo de tiempo.

La respiración desempeña un papel muy importante, de manera que lo mejor es buscar un ratito en el que estés tranquilo, y pue-

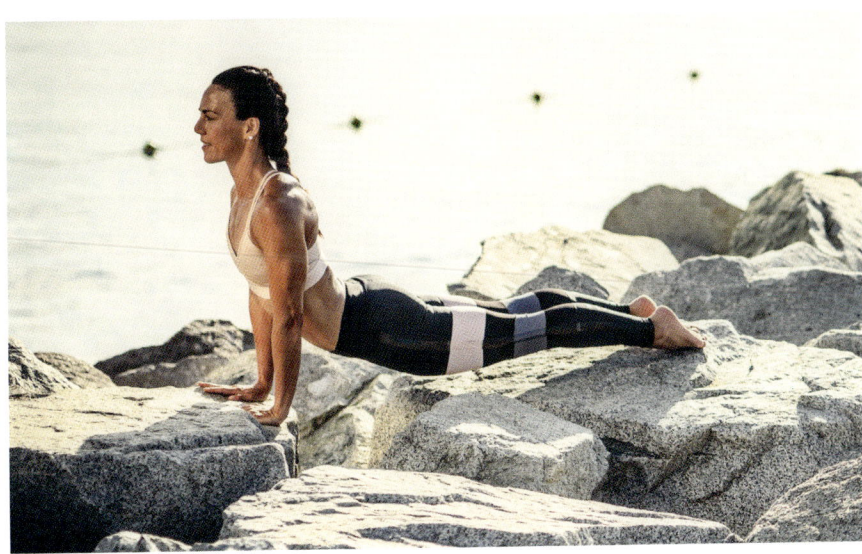

das realizar los ejercicios de forma pausada y concentrándote en ayudar a cada movimiento con la respiración.

Inspira por la nariz y trata de visualizar cómo el oxígeno viaja a la zona del cuerpo que estás trabajando. Al espirar, de forma pausada, intenta llevar más lejos el estiramiento. Lo adecuado, como en la práctica de yoga, es espirar también por la nariz. La idea proviene de la creencia de que la nariz tiene como función oxigenar, mientras que la boca se emplea para comer. Desde el punto de vista fisiológico, la nariz es un órgano que pertenece al sistema respiratorio, y la boca al digestivo. Para practicar:

- Busca un lugar tranquilo, una colchoneta y música que te motive.
- Sé consciente de que, al principio, probablemente tengas el rango de movimiento limitado. No fuerces las posturas ni los estiramientos.
- No hay que sentir dolor agudo. Si te ocurre, debes parar.
- Siempre realizaremos un breve calentamiento previo y ejercicios de movilidad articular. La secuencia básica de yoga de los saludos al sol resulta perfecta. La encontrarás en la Guía de ejercicios completa al final del libro.

La mala práctica del ejercicio físico y el tipo de vida acelerada que llevamos nos impiden respirar correctamente, de manera que solemos hiperventilar por la boca sin apenas ser conscientes de ello.

Piensa en tus músculos como si fueran plastilina. Al principio son pedazos rígidos, que se pueden partir. A medida que vamos aplicando el calor de las manos y masajeando, se vuelven más plásticos, y ya no se rompen, sino que cambian su forma.

Para no complicarnos, trabajaremos sobre todo la elasticidad a través de estiramientos dinámicos y algunos estáticos; si bien existen otro tipo como la facilitación neuromuscular propioceptiva (FNP).

Evitaremos los estiramientos balísticos y los rebotes, porque así se evita la activación del reflejo del estiramiento (al ser movimientos rápidos, los músculos responden contrayéndose en lugar de relajarse y estirarse).

Al principio, trata de mantener cada estiramiento al menos durante 20-30 segundos, y a medida que vayas ganando flexibilidad y mejorando el rango de movimiento, aumenta el tiempo. Es normal que al empezar, como acto reflejo, el músculo se contraiga y puedas sentir una ligera tensión o molestia; pasados unos segundos, desaparece. Si sientes dolor, no continúes con el ejercicio.

Empezamos realizando un breve calentamiento para:
- Preparar el cuerpo y la mente para la sesión y despertar a los músculos.
- Elevar la temperatura corporal y la musculatura.
- Trabajar la movilidad articular de caderas, piernas, hombros y cuello.

> **CALENTAMIENTO**

La secuencia de los saludos al sol, de la práctica de yoga, es excelente no solo para calentar, sino también para estirar y proporcionar movilidad a las articulaciones de la cadera, las rodillas y los hombros. Si al principio te resulta complicada, puedes empezar solo con las transiciones desde una posición erguida y de pie hasta el estiramiento del perro, y realizarla de 3 a 4 veces de forma pausada y relajada.

Desde la posición del perro, estira la cadena posterior, flexionando primero una pierna y luego la otra, de forma alterna e intentando llevar los talones al suelo.

Aspectos importantes que hay que tener en cuenta y consejos sobre este tipo de rutina:
- Dedica al menos 1 hora semanal a relajar tu cuerpo, oxigenarlo y eliminar las toxinas acumuladas tras entrenos exigentes. Cuídate al máximo.
- Trabaja con la respiración y sé consciente de ella: al inspirar en la fase de estiramiento, imagina cómo el aire entra y fluye hasta esa zona que estás trabajando; imagina el proceso de recoger lo negativo y espira muy despacio por la boca (o por la nariz, como en yoga).
- No tengas prisa y mantén cada posición al menos durante unas 3 respiraciones profundas. A medida que la zona se oxigena y se relaja, el rango de movimiento aumenta, dotando de flexibilidad al músculo.
- Crea un ambiente óptimo que ayude a relajarte y aumente tu concentración. Puede ser en casa, con música suave. Solo necesitas crear tu espacio de descanso.
- Bebe mucha agua los días posteriores y, si puedes, toma baños o duchas de contraste para activar la circulación sanguínea.
- Puedes aprovechar aquellos días que tengas un poco más de tiempo, e incluso antes de acostarte, lo cual favorecerá también la calidad de tu sueño y descanso.
- No hay que forzar los ejercicios más allá del dolor. Si bien es posible que, al comienzo del estiramiento, sientas una pequeña sensación de dolor fruto de la respuesta contráctil del músculo ante ese primer estímulo, esta debe desaparecer a medida que el músculo se relaja. No excedas el rango de movimiento.

¿QUÉ EJERCICIOS PODEMOS HACER?

Existen infinidad de estiramientos específicos, aunque resulta más interesante crear secuencias de movimientos para hacer la sesión más fluida.

El yoga dinámico o el Bodybalance incluyen un componente más físico que las disciplinas centradas en la meditación y crean secuencias de posturas y movimientos a partir de las cuales no solo se mejora la flexibilidad, sino también otras habilidades como el equilibrio y la coordinación, relegando estiramientos estáticos en favor de los dinámicos.

Secuencias sencillas, como la de «saludos al sol» de yoga, resultan excelentes tanto en el calentamiento como en la parte final de una sesión, pues a través de diferentes posturas se movilizan las articulaciones, además de calentar y estirar de forma integral toda la musculatura del cuerpo. En la parte final del libro, encontrarás unas notas con los beneficios de los saludos al sol.

Antes de los triatlones, siempre realizo la secuencia un par de veces para movilizar el cuerpo, elevar la temperatura corporal, y sobre todo, para aumentar el grado de concentración. Pero además, como podrás ver en el anexo, antes de las sesiones de carrera o antes de la sesión en el gimnasio, lo ideal es incorporar estiramientos dinámicos con transferencia a la actividad que vayamos a realizar. Es un modo perfecto de preparar el cuerpo para el bloque principal del entrenamiento.

A continuación ofrezco una serie de estiramientos para mejorar los rangos de movilidad articular y la plasticidad de la musculatura.

1. FLEXIÓN HACIA DELANTE

De pie, con las piernas abiertas a la anchura de las caderas, posición neutra y peso repartido en la base. Empieza enrollando tu columna, desde la zona cervical por cada una de las vértebras. Movimiento lento acorde con la respiración.

Poco a poco, sentirás como las cadenas posteriores se van alargando y relajando; evita tensar el cuello, hay que relajarlo. Si entrelazas tus brazos por encima de la cabeza, notarás el estiramiento más profundamente.

Si es necesario, flexiona las rodillas, manteniendo siempre el coxis apuntando hacia arriba. Puede realizarse también sentado.

BENEFICIOS: Estiramiento de las cadenas posteriores, distensión del sistema nervioso, flexibilización de los isquiotibiales, tonificación de los riñones y efecto relajante para el cuerpo.

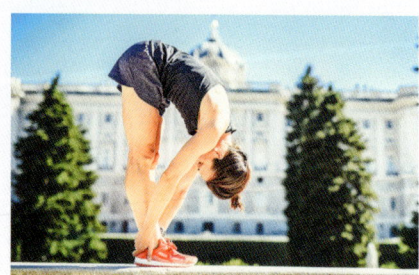

2. VARIACIÓN GUERRERO 2 YOGA

De pie, con las piernas abiertas a una anchura mayor que las caderas. Un pie (el derecho) apunta hacia un lado, y el otro hacia el frente creando un triángulo con las piernas. Extiende los brazos a los lados. Desde esta posición inicial, lleva el brazo derecho hacia el pie del mismo lado inclinando el tronco, el brazo izquierdo se extiende hacia arriba con intención de tocar el techo.
– Caderas alejadas del suelo.
– Hombros relajados, lejos de las orejas.
– Abdomen contraído y músculos faciales relajados.

OBJETIVO: Estirar el pecho, intercostales y abductores.
NOTA: Si tienes problemas de rodillas o lumbares, mantén una ligera flexión de la pierna hacia la que se inclina el tronco.

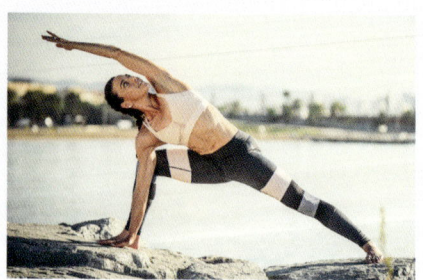

3. APERTURA DE CADERAS

Desde la posición de *lunge* (zancada). Empuja las caderas hacia delante y hacia abajo. Si elevas los brazos, alargando la columna, se estira el cuadro del recto del abdomen (al coger aire, trata de inflar el abdomen como si fuera un globo para poder estirarlo).
OBJETIVO: Estirar los músculos del área de la articulación de cadera y pelvis.

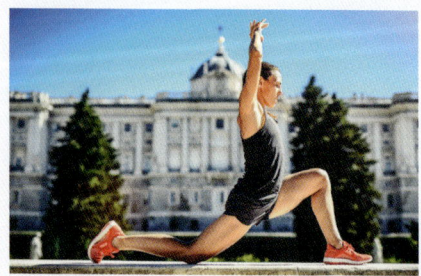

4. POSTURA DE MEDIO ARCO

Tumbado bocabajo (decúbito prono) con el cuerpo apoyado en el abdomen, coge el pie con la mano y flexiona hacia el glúteo, intentando elevar un poquito la rodilla, estirando así también el flexor de la cadera.

OBJETIVOS: Dotar de fuerza y elasticidad a la espalda y la columna. Estirar el abdomen y el cuádriceps. Estimular los riñones y tonificar los órganos digestivos con el apoyo del cuerpo sobre el abdomen.

NOTA: Si estás embarazada o tienes problemas lumbares, realiza el ejercicio de pie alargando los brazos hacia arriba y estirando los cuádriceps de la forma convencional.

5. ESTIRAMIENTO DE GLÚTEOS

Siéntate en la colchoneta con las piernas entrecruzadas, una por encima de la otra. Toma aire por la nariz y al expulsarlo flexiona el cuerpo hacia delante, manteniendo la columna recta y alineada desde el coxis hasta la última cervical. El glúteo medio de la pierna que está arriba se estira, al igual que la espalda.

6. ESTIRAMIENTO DE GEMELOS Y SÓLEOS

Lo importante es que mantengas el talón apoyado en el suelo y sientas el estiramiento. Hazlo con calma, y mantén la posición del estiramiento durante 20 segundos aproximadamente.

Partiendo de esa posición, flexiona la rodilla de la pierna retrasada, sin despegar el talón del suelo, para dar más amplitud al estiramiento y trabajar el alargamiento del sóleo.

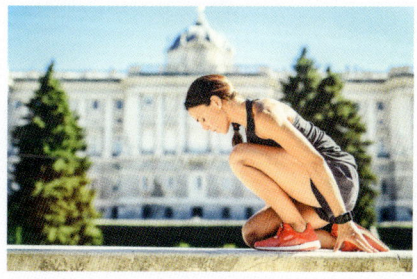

7. ESTIRAMIENTO DE ABDUCTORES, ADUCTORES Y FLEXOR DE LA CADERA

Trata de mantener la espalda alargada y empuja las caderas hacia delante y hacia abajo.

Si sientes que no tienes demasiada elasticidad, o te molesta, siempre puedes apoyar la rodilla de la pierna retrasada, manteniendo las caderas hacia delante y hacia abajo.

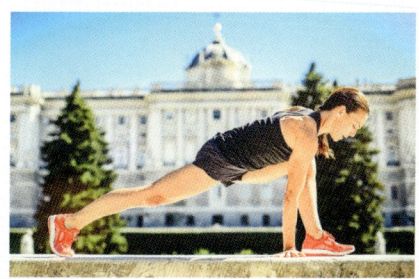

8. ESTIRAMIENTO BÁSICO DE LA CADENA POSTERIOR: ISQUIOTIBIALES, GEMELOS Y GLÚTEOS

Lo más importante es mantener la cadera alineada y no dejar caer el lado de la pierna que estamos estirando (es un error habitual).

Procura que la punta del pie esté flexionada (pie en flex) para sentir el estiramiento de los gemelos también.

No apoyes las manos ni tu peso en la pierna que tienes extendida. Coloca las manos en los muslos de la pierna retrasada. Un mal apoyo o demasiada carga del cuerpo sobre la articulación extendida puede causar una lesión.

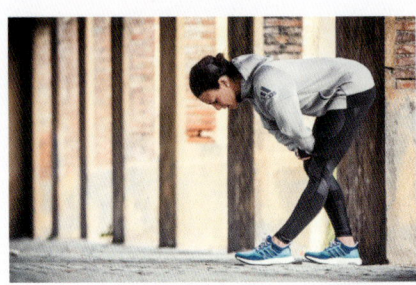

EJERCICIOS EN POSICIÓN DE PIE

1. MOVILIDAD Y FLEXIÓN DE PIES, TOBILLOS Y ELASTICIDAD DEL TENDÓN DE AQUILES

PLIÉS: Flexibilidad de gemelos, sóleos, aductores, apertura de caderas.

FLEXIÓN DE ESPALDA HACIA DELANTE: Tratando de mantener la alineación de las caderas, con el coxis apuntando hacia el techo y sin llevar el peso hacia atrás, inclina el cuerpo hacia delante con el tronco erguido.

OBJETIVO: Mantener la espalda recta, no importa si no llegas abajo. Si lo necesitas, flexiona ligeramente las rodillas, pero mantén las caderas altas.

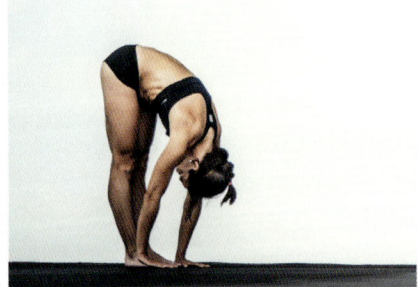

Relaja el cuello y deja que el propio peso del tronco facilite su estiramiento y también el de las cadenas posteriores.

2. EXTENSIÓN DE ESPALDA HACIA DETRÁS (CAMBRÉ)

Desde la posición inicial anatómica, coge aire por la nariz, alarga la espalda y extiéndela hacia detrás y hacia arriba. No solo estiramos la musculatura del abdomen, sino que trabajamos la zona lumbar.

Se trata de una extensión global o segmentaria de la columna vertebral hacia atrás. El movimiento empieza con un estiramiento del torso, que parte de los hombros y continúa hasta donde den las posibilidades de flexión del tronco. Regresa lentamente a la posición inicial, evitando que cuelgue la cabeza.

IMPORTANTE: Si padeces lumbalgia, cuidado con el rango de movimiento, no debes forzar la columna.

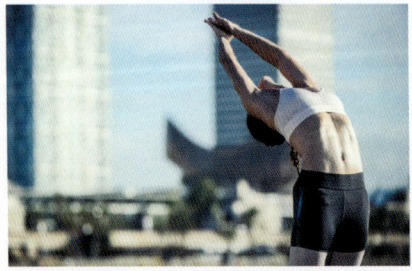

EJERCICIOS EN POSICIÓN SENTADO BOCARRIBA

1. ROTACIÓN, FLEXIÓN Y EXTENSIÓN DE PIES Y TOBILLOS

Trabajo de flexibilidad de pies con rotaciones hacia dentro y hacia fuera, flexiones y extensiones.

2. FLEXIÓN DE COLUNMA HACIA DELANTE

Inspira y al espirar trata de alargar un poquito más. Si mantienes los pies en flex (flexionados hacia ti), el estiramiento de gemelos, femorales e isquiotibiales es mucho mayor.

Mantén los hombros relajados y evita echarlos hacia delante, conserva la mirada y la zona cervical neutras.

Igual que en la posición de pie, con los isquiones bien apoyados en la colchoneta y el ombligo hacia la espalda, alarga la columna desde las caderas hacia delante. No hay que encorvarse, sino alargar la espalda desde atrás.

3. EXTENSIÓN DE PIERNA. ROTACIONES DE CADERA

Desde la posición de tumbado bocarriba (decúbito supino), acerca a tu cuerpo una pierna flexionada y realiza pequeños movimientos de rotación hacia dentro y hacia fuera. Este ejercicio ayuda a movilizar la articulación de la cadera en varias direcciones y a soltar la tensión de la zona lumbar.

Una vez sientas el músculo relajado y seguridad, extiende la pierna hacia arriba. Si los músculos femorales, semitendinosos y semimembranosos (isquios) están muy acortados, no será posible llegar a extender del todo la rodilla. Puedes usar una toalla o una goma elástica para ayudarte. Al principio no hay que forzar, solo mantener el estiramiento de forma pasiva, ayudándote de respiraciones profundas, verás que a medida que el músculo se relaja, aumenta el grado de estiramiento.

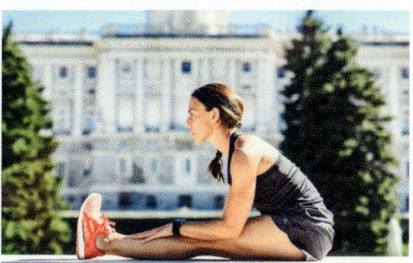

IMPORTANTE

Al principio, como reflejo al estiramiento, el músculo se contrae. Puedes sentir una ligera molestia durante los primeros segundos, coge aire y a medida mantengas el estiramiento, la sensación de tensión tiende a disminuir; si no disminuye, modifica el estiramiento, dale menos amplitud o deja de hacerlo.

Siempre hay que estirar de forma relajada y muy lentamente.

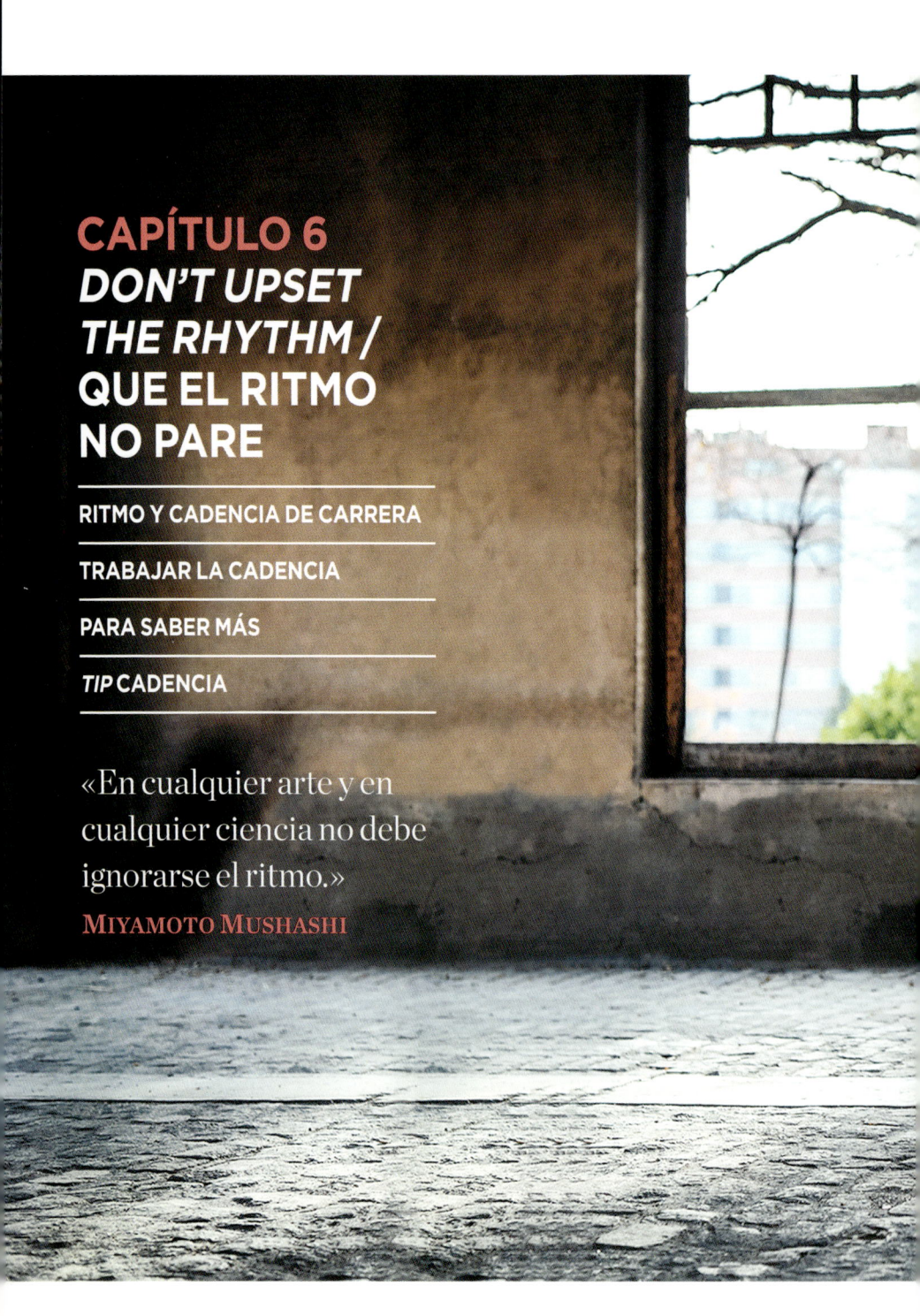

CAPÍTULO 6
DON'T UPSET THE RHYTHM / QUE EL RITMO NO PARE

RITMO Y CADENCIA DE CARRERA

TRABAJAR LA CADENCIA

PARA SABER MÁS

TIP CADENCIA

«En cualquier arte y en cualquier ciencia no debe ignorarse el ritmo.»
MIYAMOTO MUSHASHI

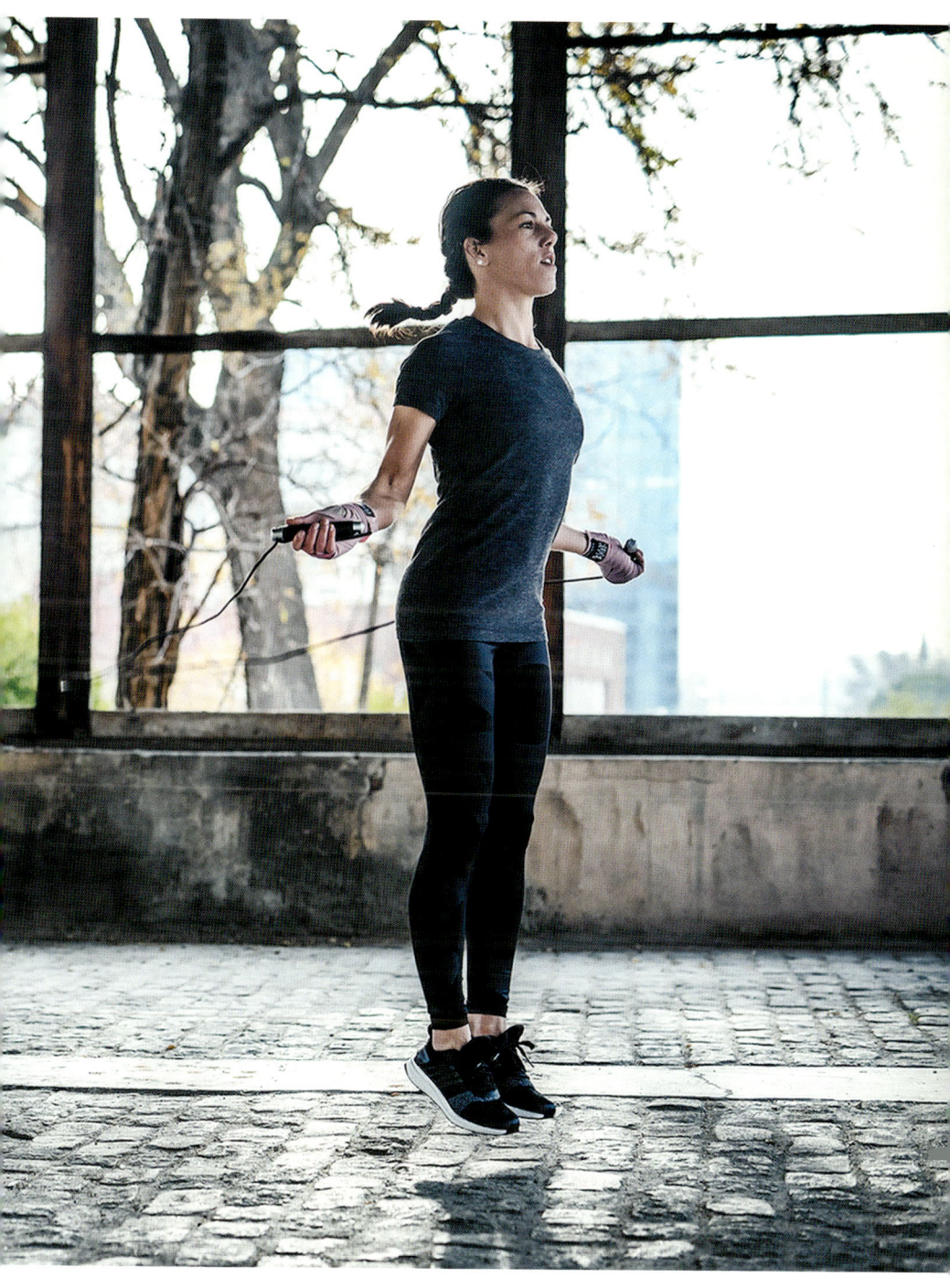

Hacer cada cosa lleva su tiempo y posee un ritmo natural. Sin embargo, la mayoría de las veces el mundo pretende acelerar los tiempos.

¿Conoces esa sensación de coger el ritmo del curso de las cosas, cuando no vas ni más deprisa ni tampoco más despacio, simplemente sabes y sientes que vas bien, que no te sales de tiempo?

Esa sensación es maravillosa, significa estar en perfecto equilibrio y sintonía, tu cuerpo y tu mente armonizan con el resto de personas, lugares y cosas que te rodean.

El problema surge cuando, por una razón o por otra, vamos descompasados, sin ritmo, incapaces de entrar con el golpe musical que marca el inicio del bloque. Ir fuera de ritmo para mí significa el caos.

A veces uno va más rápido, se adelanta al tiempo musical, perdiendo esa armonía. Al correr sucede lo mismo: tratar de ir más rápido de lo que marca nuestra música interna hará que llevemos nuestras piernas y nuestro cuerpo a un nivel más rápido del que se deberían mover.

Otras veces, por el contrario, la sensación es de caminar torpemente, de ir por detrás de la música, a destiempo. La armonía se rompe igualmente, si bien la sensación ahora es la de moverse con poca habilidad, arrastrando cada paso.

En la vida sucede lo mismo cuando no se encuentra el patrón ni los ritmos correctos, todo lleva su tiempo. En ocasiones, ir más rápido de lo que las circunstancias permiten, no hará más que acelerar el momento en el que el desequilibrio aparezca. Todo ha de moverse de forma sincronizada, y para llegar a ese momento, será necesario adecuar progresivamente cada una de las acciones al momento preciso.

Otras, por el contrario, se va más despacio de lo que marcan las circunstancias. Es como ir a trompicones, por mucho que se quiera coger el ritmo, algo dentro de ti no te permite ir más rápido, ni tampoco más despacio pero dentro de los tiempos marcados.

El sentido del ritmo puede desarrollarse, y puede aprenderse sintiendo las vibraciones de cada sonido.

En el ballet, la sincronía de los movimientos con la música y con las emociones es vital. Aunque carezcas de conocimientos de danza, o de música, estoy segura de que eres capaz de detectar cuándo el bailarín se mueve en sincronía y armonía, y cuándo no. Es el concepto de la belleza armónica.

Un bailarín desarrolla el sentido de la musicalidad y la sincronización de cada parte de su cuerpo con el ritmo de la música, y así lo expresan sus emociones y sus movimientos.

Cuando formas parte de un cuerpo de baile, aparecen más variables en juego: el resto de bailarines. Todos han de moverse al mismo ritmo, en el mismo momento, pues si uno se adelanta al tiempo o se retrasa, se pierde la armonía del conjunto.

«CONTINUAR ES NO ROMPER EL RITMO.»
Ernest Hemingway

Una de las cosas que más ensayábamos una y otra vez hasta que quedaba perfecto, era precisamente la sincronización, que todas fuéramos exactamente iguales. Tienes que sentir al resto, mirar siempre por el rabillo del ojo para evitar cualquier gesto antes de tiempo. Solo así se consigue la armonía.

Ahora trasladamos estas ideas al ámbito de la carrera. Hay que encontrar la armonía entre lo que biomecánicamente nos permite el cuerpo y nuestras sensaciones. Una vez encuentras el ritmo y la cadencia óptimos, tu cuerpo se moverá más ágilmente, sentirás la calidad del movimiento y, lo mejor de todo, evitarás que tus músculos se fatiguen antes, ayudarás a tu cuerpo a tener una carrera más eficiente, y también menos lesiva.

Cuando acabes de leer este capítulo, habrás comprendido que ritmo y cadencia son dos conceptos diferentes, y entenderás que una cadencia óptima ayuda a que tu cuerpo y sus estructuras musculoesqueléticas trabajen funcionalmente con el fin de ser más eficientes y disminuir el riesgo de lesión.

RITMO Y CADENCIA DE CARRERA

¿Qué entendemos por ritmo?

Es un término, que en la carrera, podríamos aplicar a la distancia que recorremos en un tiempo determinado. Por ejemplo, llevar un ritmo de 4 min 30 s por kilómetro, hacer un 10 km a ritmo de 5 min/km... Como corredores, es algo que debemos tener en cuenta durante nuestros entrenamientos y en función del tipo de sesiones (tirada larga, cambios de ritmo, series...).

Otras veces, simplemente, corremos, alimentando nuestras sensaciones y dejando de lado el pulsómetro.

Sin abordar con detalle los tipos de sesiones de carrera que debe incluir un plan de entrenamiento (series cortas y largas de carrera, carrera *a tempo*, carrera con cambios de ritmo, carrera continua), sí es importante saber que no siempre corremos a un ritmo determinado, sino que este varía en función del tipo de sesión.

Para corredores de corta distancia o de media y larga distancia, uno de los objetivos es correr más rápido con el menor cansancio posible. Ya sea por rendimiento, o bien por salud, debemos conseguir que músculos y organismo trabajen conjuntamente de la manera más eficiente posible.

¿Qué es la cadencia?

La cadencia de paso es el número de pasos dados por minuto.

Dos personas pueden llevar el mismo ritmo de carrera y, sin embargo, una cadencia distinta. La diferencia está precisamente en el número de pasos por minuto que dé cada uno. ¿Quién se fatigará antes? ¿Qué individuo está usando mejor sus estructuras musculares y esqueléticas?

Es difícil contestar estas preguntas si desconocemos cómo deben trabajar los músculos de la pantorrilla, el pie, la musculatura de la pierna y los glúteos, atendiendo a su función, y cómo actúan sinérgicamente para lograr un movimiento más eficiente. Sabemos que existe un intervalo de cadencia óptima en la cual el cuerpo se mueve mejor y se aprovechan las fuerzas elásticas que generan los propios músculos.

Existen numerosos estudios científicos comparativos y diferentes análisis con grupos a partir de los cuales se ha extraído la conclusión de que, para hacer uso eficiente de la musculatura implicada en el patrón de carrera, así como para evitar el aumento de gasto energético, la cadencia óptima en carrera es de 170-180 pasos por minuto. En el caso de los esprints, donde el comportamiento biomecánico es diferente, la cadencia llega a ser mayor.

La mayoría de los corredores populares con los que he entrenado y trabajado, corren a una media de 160-165 pasos por minuto, pese a que muchos corren a ritmos realmente rápidos. Ello puede deberse a que realizan zancadas más adelantadas, en las que el primer contacto con la superficie se realiza con el talón. De esta manera, el tiempo de frenado y de contacto con el suelo aumenta.

En mi caso, siempre he podido correr muy rápido en distancias cortas y no tan cortas, pero los músculos se cansaban demasiado pronto, trabajaban en exceso y, por tanto, demandaban más oxígeno y energía. Cuando digo «correr rápido» me refiero a llevar ritmos alegres, pese a que mi cadencia era de 160-165 pasos.

Independientemente del calzado que llevaba entonces (zapatillas con amortiguación), mi zancada era demasiado larga, lo que inevitablemente provocaba que aterrizase con el talón como primer punto de apoyo. Es decir, el primer contacto del pie con el suelo se producía muy alejado del centro de masas del cuerpo, así las fuerzas no se repartían uniformemente. Esto generaba también un excesivo balanceo de la pelvis, y rotaciones en la zona lumbar, lo que causaba que de forma casi permanente tuviese molestias y sobrecarga en la parte baja de la espalda.

Acortar la zancada ha favorecido no solo que la pelvis no bascule ni rote en exceso, sino que de forma casi automática, el modo de aterrizaje se haya modificado naturalmente, así como el tiempo de contacto con el suelo, que ha disminuido de manera significativa.

En los últimos tres años, entrenando con José Acosta, a base de mucho trabajo de reactividad y de reaprender a usar al cuerpo de la manera correcta, mejorando la postura y disminuyendo la longitud de la zancada, hemos logrado pasar de una cadencia media de 160 pasos, a una de 172 pasos por minuto.

Ahora veamos el porqué de esta conclusión tan contundente, y luego qué ejercicios podemos incorporar para mejorar la cadencia, y optimizar nuestra carrera. El uso de los pies y sus estructuras elásticas cobran de nuevo una importancia especial en este tema.

Para comprender cómo funcionan las estructuras y fibras musculares, es importante estudiarlas desde el punto de vista de la biomecánica y la fisionomía, todo funciona de manera sinérgica.

La cinemática del patrón de carrera es la ciencia que estudia el movimiento del corredor, de manera que relaciona la anatomía del cuerpo humano con las leyes de la física. Las fuerzas que se generan al correr para poder desplazarnos son diversas: la fuerza constante de la gravedad y las fuerzas de frenado, entre otras. Es un tema fascinante pero realmente complejo.

En cualquier caso, los aspectos que hemos visto anteriormente, como el control del *core* para mantener el tronco estable, así como la postura, son esenciales para mantener el centro de masas del cuerpo en la posición correcta que favorezca biomecánicamente un patrón de movimiento correcto.

En cuanto logres mantener una posición erguida a la hora de correr, sentirás cómo de forma natural y automática, el resto de movimientos suceden de otra manera.

> **ACELERAR Y FRENAR**

Al correr, saltamos de un pie a otro hacia delante. El cuerpo acelera y frena continuamente. En la fase de contacto con el suelo, existe una especie de frenado, el cuerpo desacelera para seguidamente volver a acelerar con el siguiente paso.

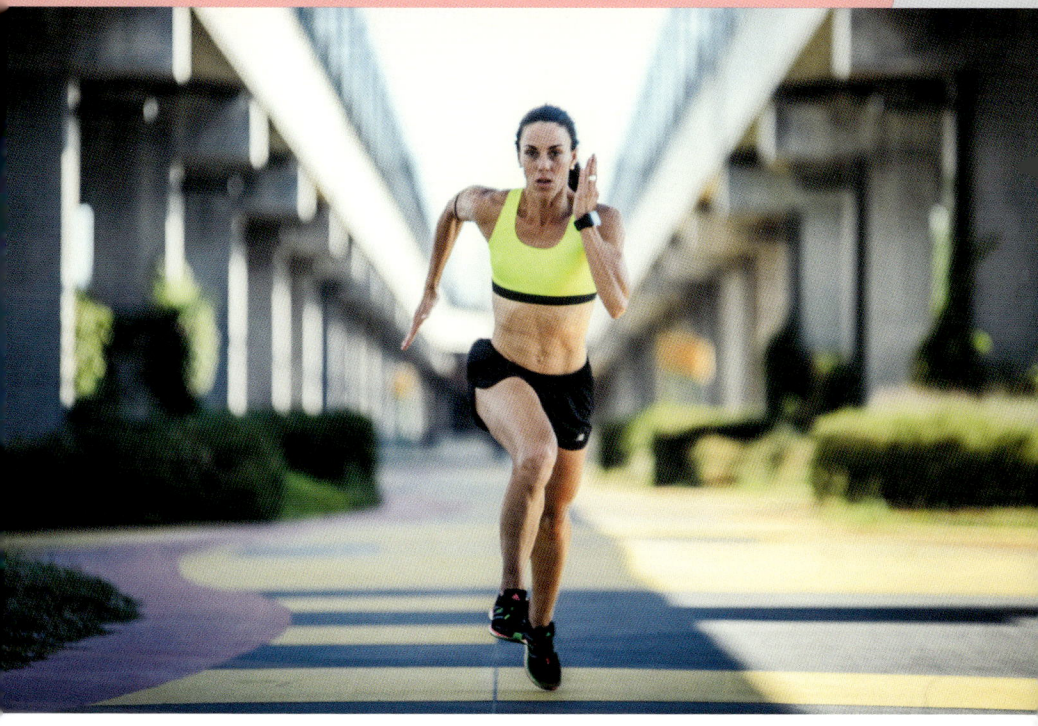

Con la idea de fluidez de movimientos se debe intentar minimizar, en la medida de lo posible, esa fase de frenado, dotando de eficacia a la carrera. El cuerpo debe buscar la forma de optimizar cada paso evitando que se reduzca la velocidad y, a su vez, logrando que las contracciones de los músculos se realicen a la menor intensidad posible, para disminuir las cargas y la fatiga muscular.

RECORDEMOS: Queremos ser más rápidos siendo eficientes.

Entiendo el cuerpo humano como una máquina que funciona en perfecta sincronía. Atendiendo a las leyes de la física y la biomecánica, podría reducirse a ángulos y movimiento de palancas.

De esta manera, cuanto mejor y más correcta sea la posición de todas las estructuras musculoesqueléticas (con las particularidades biomecánicas de cada individuo), mejor funcionará todo el conjunto logrando que tanto la carga muscular recibida como el gasto energético empleado sean menores. Recuerda, hay que buscar la armonía de todo el conjunto, la calidad del movimiento.

Para que sepamos mejor cómo funciona

Durante la fase de amortiguación, las fuerzas de impacto contra el suelo son recibidas inicialmente con el mediopié, lo que provoca una flexión de tobillo y una leve flexión de la rodilla. Si todas las estructuras están correctamente alineadas, esas fuerzas se reparten en todas ellas. En caso contrario, alguna de ellas recibe más carga de la debida.

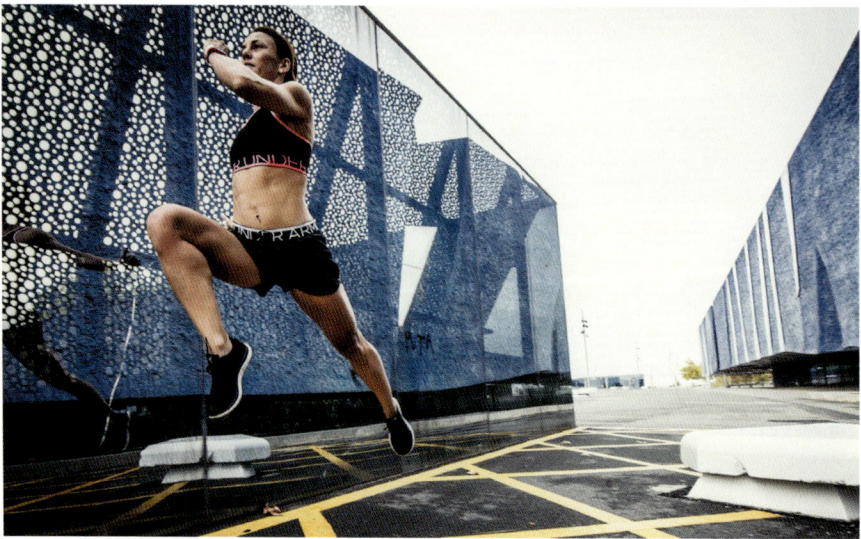

La pantorrilla pasa a convertirse en un muelle natural eficaz frente a esa fuerza de reacción de la superficie de apoyo. Es decir, permite utilizar esa fuerza reactiva para amortiguar el movimiento y limitar el ángulo de las articulaciones. Esto sucede cuando la fase de amortiguación se realiza con el antepié o el mediopié, en lugar de con el talón (retropié), el cual, debido a su función natural y biomecánica, no está preparado para amortiguar en la carrera, en este caso la pantorrilla no cumple su función y la rodilla asume el impacto.

Así, un apoyo natural con el antepié permite aprovechar la función de muelle de las estructuras musculares. En la fase de propulsión se utiliza parte de esa fuerza reactiva del suelo en lugar de realizar un trabajo más muscular, disminuyendo el gasto energético y ayudando al cuerpo a ser más eficiente.

Es más importante que tus huesos y músculos se muevan hábilmente, que tirar de fuerza muscular para avanzar.

¿Qué ocurre cuando esos ángulos, o el centro de masas del cuerpo, no están ordenados o no trabajan en armonía? Se pierde eficiencia mecánica.

Para contrarrestar esa pérdida de eficiencia, el cuerpo hace uso de la fuerza muscular para impulsarse al siguiente paso. Esto implica aumentar el gasto energético.

Suele ocurrir sobre todo cuando se ha acumulado mucha fatiga. Por ejemplo, en carreras de larga distancia se tiende a perder la armonía y la posición correcta. Por ello es importante el trabajo de fuerza-resistencia muscular que veremos en el siguiente capítulo.

Llegados a este punto podemos empezar a relacionar cada uno de los aspectos clave que hemos tratado hasta ahora, y comprenderemos que correr es algo más que saltar de un pie a otro.

• Un *core* fuerte protegerá frente a las fuerzas de frenado, ayudando a estabilizar al cuerpo.

• Una postura correcta, gracias a un buen control del *core*, mantendrá el conjunto de

músculos y huesos trabajando mecánicamente alineados desde el punto nucal hasta el pie de apoyo.
- Lo anterior ayudará a que el cuerpo contrarreste mejor las fuerzas externas.

Si bien es cierto que este tema se estudia desde las leyes de la física, cada persona es un mundo con unas particularidades diferentes. No todos poseemos la misma disposición estructural que conduzca a una biomecánica para la carrera perfecta. Esa es una de las razones que nos han traído hasta aquí.

Cada uno debe atender a su propia estructura y sus necesidades para optimizar su forma de correr, para estar en forma. Así, cada persona debe potenciar sus puntos fuertes y trabajar para mejorar los débiles.

Por eso, insisto en la importancia de crear una buena base muscular, movilidad articular, estabilidad, fuerza y evitar, en cada caso, posibles descompensaciones que nos alejen de una biomecánica correcta.

¿Qué relación tiene la cadencia con la aceleración y las fuerzas de frenado?

La fase del primer apoyo y el tiempo de contacto con el suelo determinarán una cadencia u otra. Verdaderamente, es el momento que define cómo van a reaccionar nuestros músculos y tendones, y cómo de eficiente será el siguiente paso.

¿Cómo y cuánto ha de estar en contacto el pie con el suelo para que esa fase de frenado sea la mínima posible? Lógicamente, el mínimo tiempo posible.

Sin embargo, esto que parece fácil tiene muchas implicaciones. En ese instante, el cuerpo tiene la oportunidad de usar las fuerzas de tal forma que se evite la pérdida de velocidad y se conserve la estabilidad sobre el apoyo. Cuanto más estable permanezca el sistema musculoesquelético, más fácil le resulta al cuerpo reaccionar. De ahí que sea importante todo el trabajo previo de estabilización y desarrollo del sistema propioceptivo.

Y aquí entra en juego la energía elástica muscular. Tiene un valor incalculable que cuando lo descubras no querrás perder.

> **ENERGÍA ELÁSTICA**

Existe un momento específico del movimiento (ciclo estiramiento–acortamiento) en el que los músculos acumulan lo que se denomina energía elástica. Si se aprende a trabajar de forma correcta, se puede aprovechar esa energía que el cuerpo otorga de forma gratuita.

En la fase del primer apoyo, de amortiguación frente a la fuerza de frenado, se producen en el glúteo, tríceps sural y cuádriceps, rápidas contracciones musculares en su fase excéntrica (fase de alargamiento), que posteriormente pueden usarse a modo de propulsión en la fase concéntrica (fase de acortamiento, al dar el siguiente paso). Es decir, la energía acumulada puede emplearse rápidamente como fuente propulsora, en lugar de recurrir a la fuerza muscular. Energía gratuita frente a gasto energético muscular.

Esta es la clave de la cadencia óptima de carrera: aprovechar la energía elástica antes de que se extinga por contacto con el suelo.

En otras palabras, nuestros pies y músculos usan la fuerza elástica que acumulan y actúan como muelles, de manera que no es necesario generar «energía de más» para dar el siguiente paso.

Esta es la razón fundamental por la que se establece que la cadencia óptima en carrera suele estar en torno a 170-180 pasos por minuto. Mantener esta cadencia garantiza la eficiencia y la economía de carrera. En consecuencia, disminuye el riesgo de lesión en áreas como las rodillas y se produce un menor impacto articular.

Para lograr correr en esos rangos de cadencia, es necesario un trabajo de adaptación y sobre todo un trabajo de reactividad. Por ejemplo, los ejercicios de «pies reactivos» nos obligan a usar las estructuras musculoesqueléticas de la forma más eficiente posible. De ahí la importancia del trabajo complementario de fortalecimiento del pie y de sus estructuras. ¿Ves como todo está íntimamente unido?

Al fin y al cabo, el pie, además de la infinidad de terminaciones nerviosas que posee, tiene algo mucho más potente: la fascia plantar es un muelle natural. Junto con el resto de tendones y músculos que conforman su estructura, el pie es el principal elemento amortiguador.

En el capítulo anterior descubrimos la importancia de unos pies fuertes, flexibles y funcionales. Ahora vemos que funcionan como muelles naturales que permiten al cuerpo absorber los impactos y eliminan el exceso de cargas del resto de estructuras musculares.

El aprovechamiento de la energía elástica no solo afecta al gesto técnico de carrera, sino también a las implicaciones musculares y al impacto en las articulaciones. Consecuentemente, reduce el riesgo de molestias o lesiones.

SI TIENES ALGO TAN VALIOSO, NO DEJES PASAR LA OPORTUNIDAD DE UTILIZARLO.

TRABAJAR LA CADENCIA

Espero haber explicado bien el concepto de fuerza elástica, y cómo haciendo un uso correcto de todas y cada una de nuestras estructuras musculoesqueléticas (pie, tobillo, glúteo, postura, etc.) se puede conseguir correr de una manera más natural y aprender a usar el cuerpo de forma más eficiente.

Una buena forma física nos garantiza que los elementos principales están bajo control: núcleo del cuerpo, músculos estabilizadores, músculos motores fuertes y resistentes, pies reactivos.

Incorporar estos cambios no es tarea fácil cuando llevamos tiempo corriendo de una forma determinada. De hecho no creo que debas modificar tu forma de correr, ni mucho menos. Pero si modificas algunos patrones, tu carrera puede ser más eficiente y, desde luego, más sana para tus músculos y articulaciones.

Para lograrlo necesitamos un cuerpo ágil y en forma, así que se pueden introducir ejercicios de saltos, pliometrías y agilidad para mejorar la capacidad de contracción y alargamiento de los músculos y tendones, y que el cuerpo aprenda a reaccionar bien ante fuerzas externas de frenado e impactos.

AGILIDAD

Movernos con rapidez y coordinación es un aspecto importante en cualquier deporte. Saber reaccionar, desplazarnos de un lado a otro, la rapidez en los movimientos... Incluir este tipo de ejercicios en tus sesiones de acondicionamiento físico ayudará a mejorar la agilidad de tus movimientos.

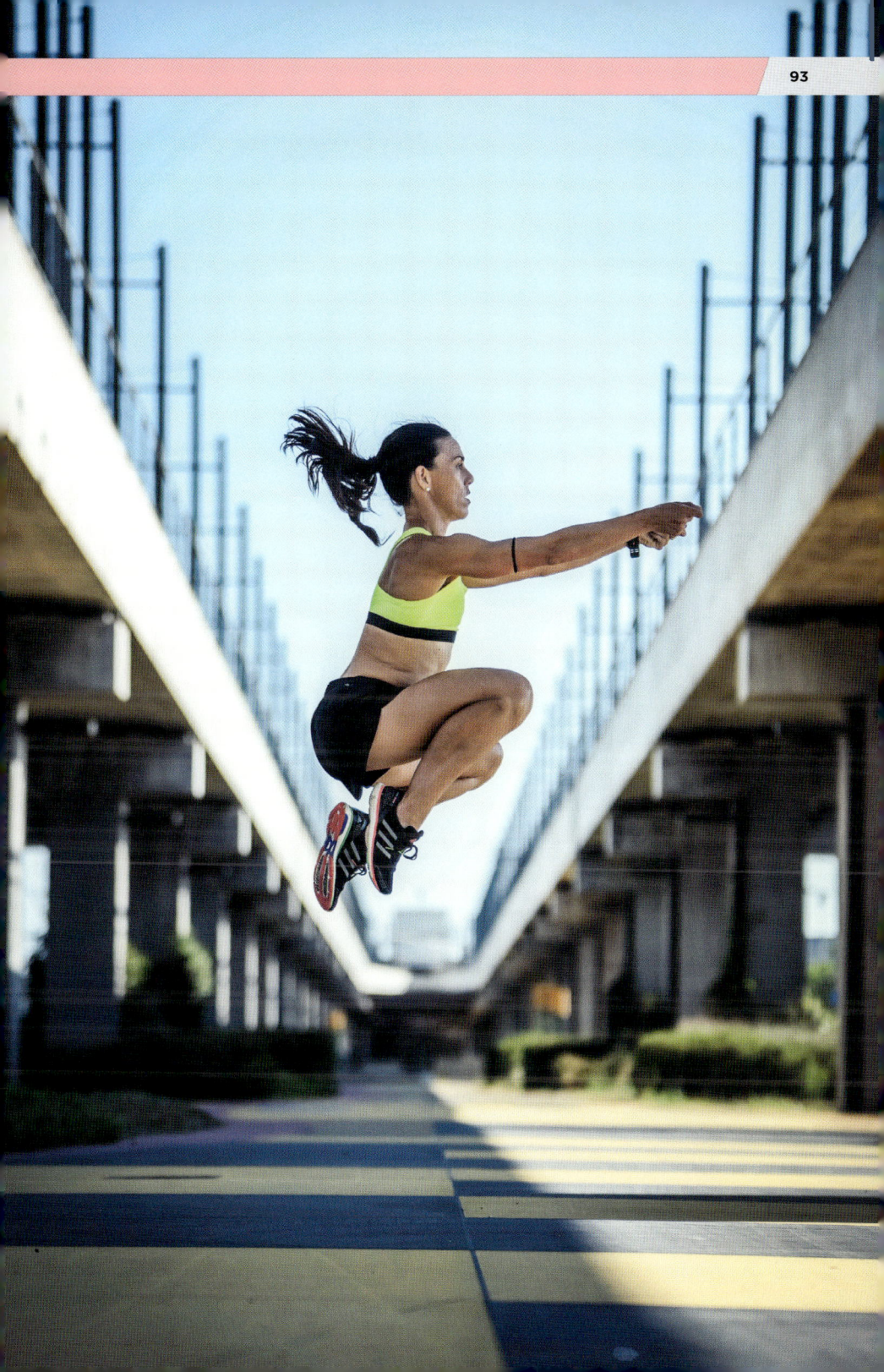

Muchas lesiones se producen debido a la incapacidad de controlar fuerzas de desaceleración. Es recomendable incluir ejercicios de pliometría (con un trabajo previo de fuerza y sin ninguna lesión) porque se centran en la producción y el uso eficaz de las fuerzas de reacción del suelo.

PLIOMETRÍA

Es un tipo de entrenamiento con movimientos rápidos y potentes que se basan en una contracción muscular excéntrica (el músculo se alarga) seguida inmediatamente de otra contracción concéntrica (el músculo se contrae para realizar su función). Más fácil: piensa que los músculos se estiran y se acortan (se contraen). Cuando el músculo se estira rápidamente (igual que un muelle), la energía elástica de ese músculo se almacena, y se libera cuando el músculo se contrae, aumentando así la producción de fuerza reactiva.

Es decir, si usamos de manera eficiente nuestros «muelles de los pies y pantorrillas», estos producen una fuente de energía extra, pero la transición entre ese estiramiento y la contracción tiene que ser muy rápida. Esto es lo que justifica esa cadencia óptima de 170-180 pasos.

EN EL CASO DE LOS EJERCICIOS PLIOMÉTRICOS DEL TREN INFERIOR, LA TÉCNICA DE ATERRIZAJE ES MUY IMPORTANTE, NO SOLO PARA MAXIMIZAR LA EFICACIA DEL EJERCICIO SINO PARA PREVENIR LESIONES.

PARA SABER MÁS

Por otro lado, tal y como suelo comentar en los entrenamientos presenciales en grupo y en los talleres de técnica de carrera, nuestra musculatura y nuestra estructura son elásticas, y tenemos que aprovecharnos de esa fuerza elástica intrínseca para gastar menos energía en nuestros movimientos.

En tus diferentes sesiones de entrenamiento, puedes realizar saltos y ejercicios de pliometría. Los saltos activan nuestro sistema nervioso central y estimulan las fibras musculares de contracción rápida para generar fuerza lo más rápido y eficientemente posible.

Por último, la elasticidad disminuye la posibilidad de lesiones y permite al músculo producir más fuerza.

El sedentarismo o una mala posición y técnica de carrera, hacen que perdamos esta capacidad de respuesta, así que para realizar el mismo movimiento o desplazamiento, hacemos uso de la fuerza muscular en vez de la elástica y, a la larga, nos cansamos más.

Los ejercicios o movimientos que propongo hay que practicarlos un par de veces por semana. Apenas te llevarán 10 minutos y con ellos trabajarás agilidad, fuerza elástica y fortalecimiento de tobillos. Son sencillos, pero muy prácticos y un complemento más para mejorar la habilidad en nuestro deporte.

TIP CADENCIA

• Una buena forma de aumentar la agilidad de tus pies y mejorar la cadencia es el trabajo en cuestas, hacia abajo.

Sin miedo, intenta mover los pies más deprisa, usando los isquiotibiales para re-

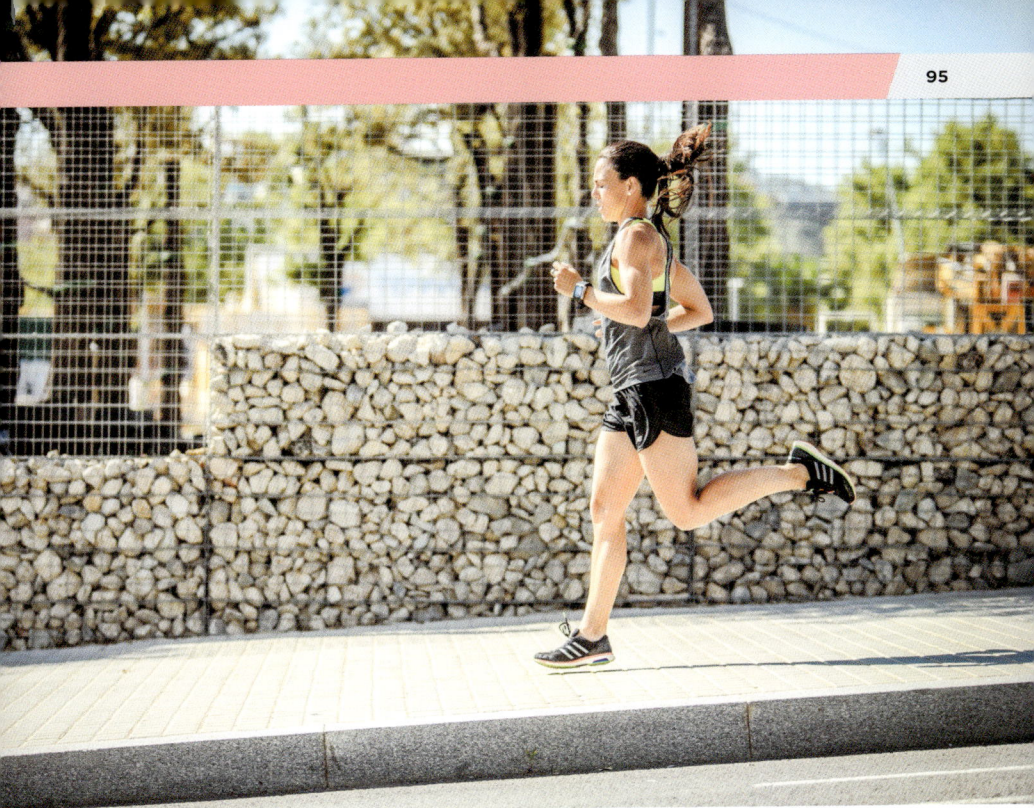

coger la pierna. En una cuesta hacia abajo, la respuesta inconsciente del cuerpo como mecanismo de defensa es echarse hacia atrás, lo que provoca un «taloneamiento excesivo».

Por tanto, debes prestar atención, situar el cuerpo ligeramente inclinado a favor de la cuesta, y dejar que la gravedad sea aliada de tu desplazamiento.

• Saltos en el sitio o a la comba. También puedes trabajar con un metrónomo que te ayude a interiorizar la cadencia óptima, desarrollando al mismo tiempo la reactividad de tus pies.

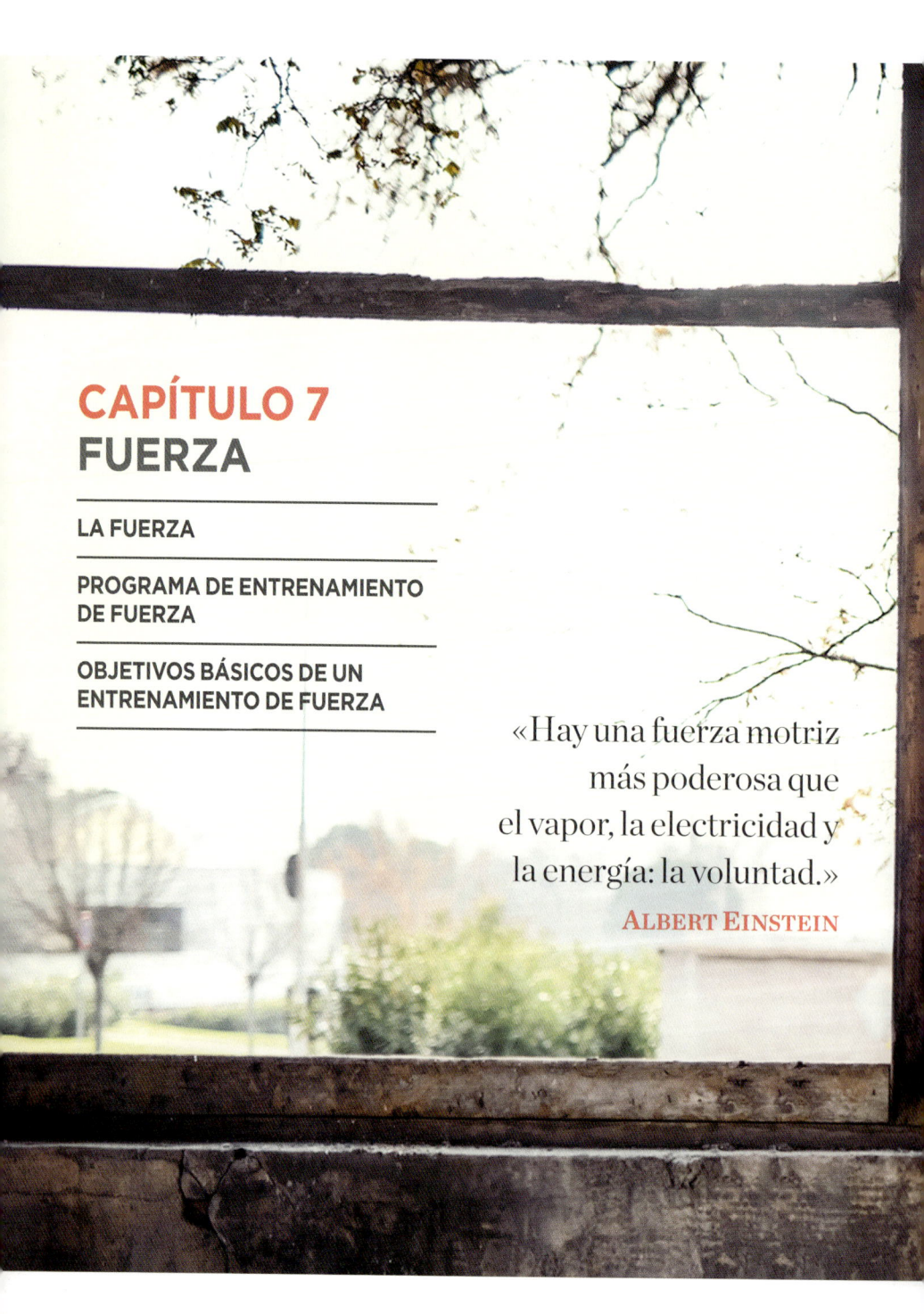

CAPÍTULO 7
FUERZA

LA FUERZA

PROGRAMA DE ENTRENAMIENTO DE FUERZA

OBJETIVOS BÁSICOS DE UN ENTRENAMIENTO DE FUERZA

«Hay una fuerza motriz más poderosa que el vapor, la electricidad y la energía: la voluntad.»
ALBERT EINSTEIN

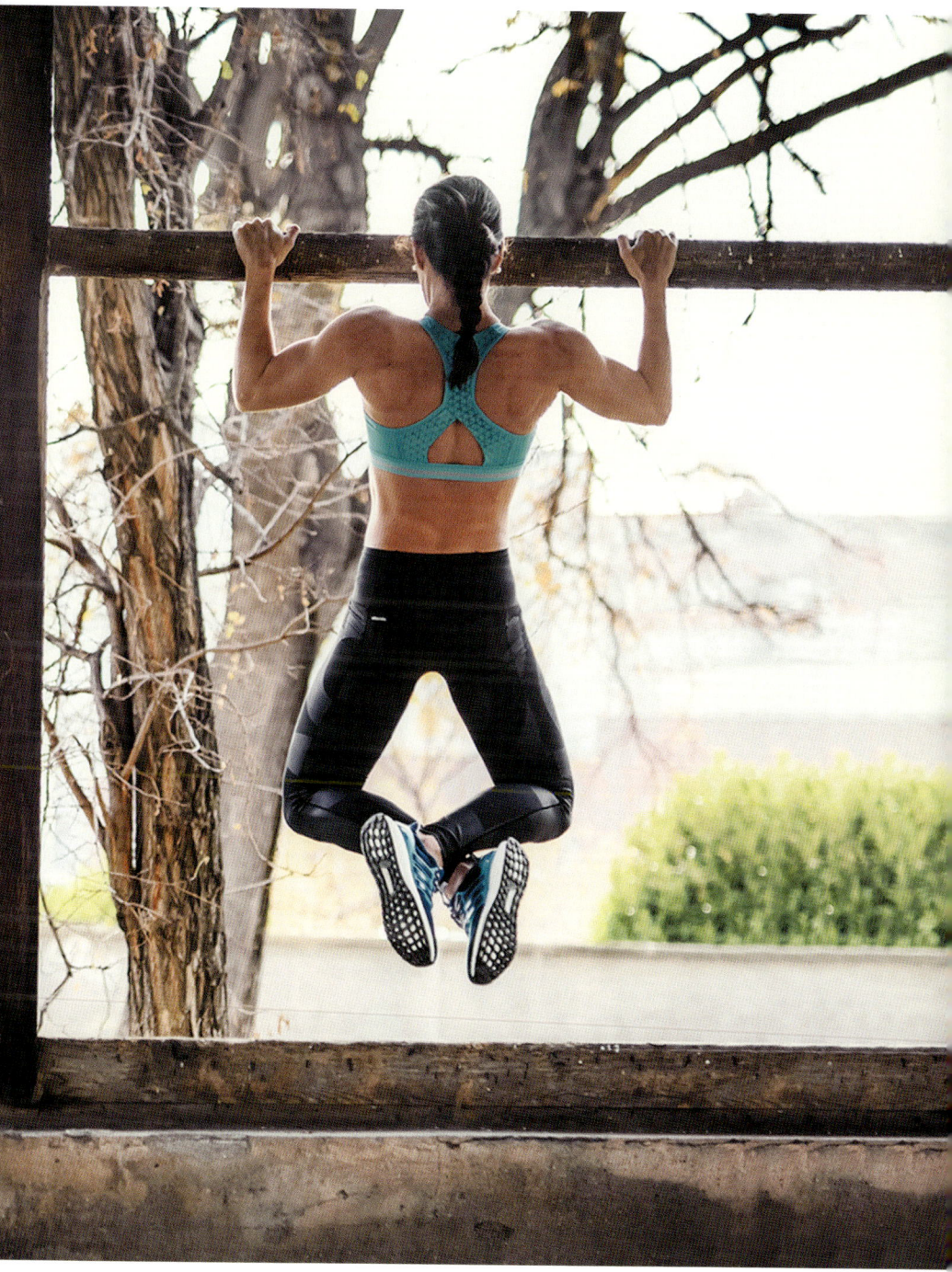

Todos hablan de ella. No dejamos de leer citas que aluden a la fuerza, esa capacidad física interior que todos tenemos pero muchos desconocen. Sí, créeme, todos la tenemos, aunque la trabajemos de forma diferente. Por naturaleza estamos obligados a tenerla, pues nos pasamos la vida contrarrestando la fuerza de gravedad.

Hay gente con un talento infinito para los deportes, al igual que para otras disciplinas como las artes, las ciencias, la escritura... Desde luego, no sé tú, pero yo jamás he pensado que tuviese talento para el deporte, aunque tengo una constitución fuerte, no creo que sea precisamente el talento lo que me ha traído hasta aquí.

Desde lo más profundo de mi interior siempre he creído que lo que lleva lejos a una persona, escoja el camino que escoja, son unas cualidades vitales e imprescindibles para tener éxito (entendido el éxito como lograr ser feliz con lo que haces en tu día a día, así de simple): pasión, esfuerzo, perseverancia, constancia, y ser uno mismo.

LA PASIÓN: Es fundamental. Soy fiel defensora de que cada uno ha de aprender a transmitir su pasión, sea cual sea; aquello que le mueve, que le hace levantarse una y otra vez con ganas de seguir dando pasos cortos, largos, rápidos o lentos, pero siempre hacia delante. Las cosas sin pasión las encuentro frías y con un vacío difícil de llenar.

EL ESFUERZO: El vivo ejemplo de esto, gracias a Dios, lo he visto en casa, en mis padres, en su empeño en que mi hermano y yo aprendiéramos cada cosa a nuestro tiempo, erráramos y tuviésemos una actitud crítica y firme ante las cosas.

Mis padres se han esforzado día tras día, pese a todo, en que mi hermano y yo creciésemos sanos y felices y con unos valores tan fuertes, que nada ni nadie fuera capaz de alejarnos de ellos.

Creo en la cultura y el valor del esfuerzo. Ya, quizá estés pensando: «Sí, claro, anda que no me he esforzado yo veces para conseguir algo que finalmente no he obtenido aunque lo merecía». Eso es así, nos ha pasado, nos pasa y nos seguirá sucediendo a todos, pero eso no implica que dejes de esforzarte día a día en mejorar alguna cosa, por pequeña que sea.

Todo va sumando y, en el momento más inesperado, aparecerá aquello por lo que has estado trabajando.

«LA EXCELENCIA ES EL RESULTADO DE ESFORZARSE SIEMPRE.»
Pat Riley, jugador de la NBA

Está claro que nada llega de forma automática, no puedes esperar que algo maravilloso te suceda desde una vida contemplativa. Hay que actuar. Acción frente a pasividad.

Se trata de un cambio de hábitos, una rutina que poco a poco irás haciendo tuya y te servirá como punto de partida; pero una vez que comienzas, no puedes dejarlo a la buena suerte, tienes que ir a por ello.

PERSERVERANCIA: Si verdaderamente confías en ese sexto sentido, en tu intuición, pase lo que pase, insiste, llama a todas las puertas que debas llamar, nunca te des por vencido. Recuerda que entrenamos para tener una actitud flexible ante las cosas, puede que debas bordear el camino principal y buscar otros senderos, pero no dejes de caminar hacia el destino que estás persiguiendo. El futuro es una dirección.

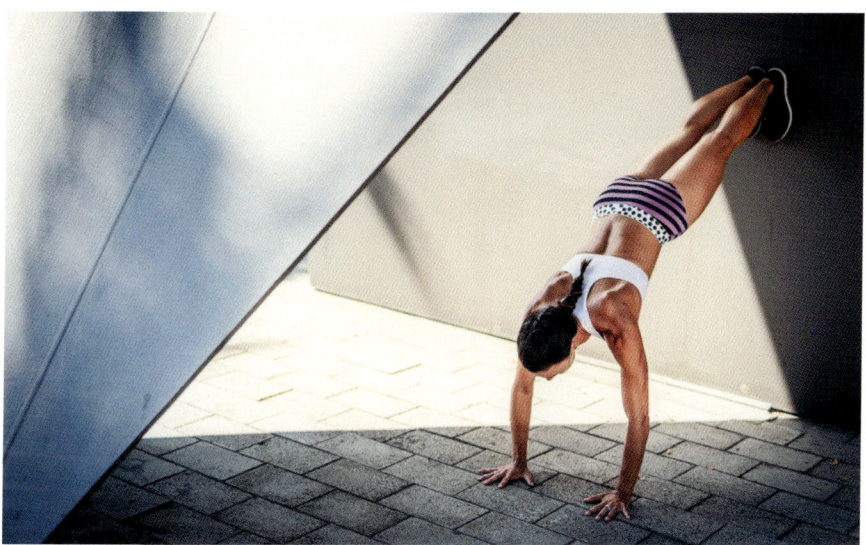

CONSTANCIA: Sin ella estamos perdidos, porque no se puede vivir de las «rentas» toda la vida.

El primer entrenador de triatlón que tuve, J. M. L., no dejaba de repetirme que el único defecto que tenía (el más visible, claro, defectos tengo muchísimos) era mi falta de constancia. Y estaba totalmente en lo cierto.

Así, estaba un trimestre a tope, pero luego empezaba a fallar, no seguía la planificación de forma correcta. No era constante, de manera que, por muy fuerte que estuviese, por muy buen nivel de fitness que tuviese, no era capaz de evolucionar.

Cualquier entrenador, cualquier deportista de élite, te dirá que una de las mayores virtudes del deportista es la constancia (variable fundamental dentro del concepto de disciplina).

¿Todo esto para qué? Para hablaros de la fuerza. Se habla mucho de ella, pero muy pocos se concentran en entrenarla de forma efectiva para mejorar su calidad de vida y sus movimientos en función del objetivo principal: evitar lesiones que nos alejen de la actividad que tanto nos gusta y conseguir que nos movamos mucho mejor.

LA FUERZA

Los bailarines, pese a que en ocasiones parecen hechos de porcelana frágil, poseen una fuerza y potencia muscular increíble. Creo que trabajé la mejor base de fuerza muscular en la escuela de danza.

«SOMOS SERES DE RESISTENCIA CON CAPACIDAD DE MOVIMIENTO Y TOQUES DE EXPLOSIVIDAD CUYA BASE SE SUSTENTA EN LA FUERZA. TODAS LAS CAPACIDADES FÍSICAS Y MOTRICES PARTEN DE LA FUERZA.»
José Acosta

Me río sola al recordar esos momentos en mi cuarto en que me ponía a trabajar los abdominales como en las sesiones de ballet, me retaba a hacer fondos de pecho y otros ejercicios que hoy vemos en la mayoría de las rutinas de fitness.

Más adelante, cuando hice mi incursión en el mundo del fitness como instructora de clases colectivas, además del trabajo aeróbico, completaba las clases con ejercicios de trabajo funcional para mejorar el tono muscular.

No todos entrenan la fuerza con el objetivo de ganar tono y resistencia musculares, y de evitar lesiones. Se ponen infinidad de excusas, todas ellas sin fundamento, para defender que no es un trabajo necesario. Para mí, como deportista, sin duda, entrenar la fuerza es vital.

Desde el punto de vista de la salud, así como del rendimiento deportivo, no hay programa de entrenamiento que no incluya el entrenamiento de fuerza como base a partir de la cual desarrollar las habilidades específicas de cada deporte. Se fortalecen todas las estructuras musculoesqueléticas con el fin de potenciar cada movimiento específico y, sobre todo, ayuda a construir un cuerpo lo suficientemente preparado para evitar cualquier tipo de lesión, así como para soportar los movimientos específicos de cada deporte o actividad.

El trabajo de fuerza es indispensable para gozar de buena salud, y no hay nada como moverse seguros y fuertes con un cuerpo sano. Es importante en todas las edades, pues un cuerpo fuerte garantiza que los huesos tengan densidad y no sean frágiles. El trabajo de fuerza genera un aumento de masa muscular que directamente se traduce en una mejora de la densidad ósea.

Jamás he padecido ninguna lesión, gracias a Dios, pero sí sobrecarga o fatiga muscular tras acumular demasiada intensidad de clases o entrenamientos. Creo que una de las razones de no haber sufrido ninguna lesión es que no hay semana que no realice un par de entrenamientos específicos de fuerza-resistencia en el gimnasio, y creo firmemente que la prescripción de ejercicio físico incluye el trabajo de fuerza como una de las partes que todo plan de entrenamiento ha de incluir, junto con el trabajo aeróbico y el de flexibilidad-movilidad.

Estoy segura de que tú también te has topado con gente que corre un montón de kilómetros, se tira en paracaídas y mil cosas más y apenas es capaz de levantar su propio peso desde posición tumbada a de pie, gente a la que realizar 10 sentadillas seguidas deja exhaustos o que arrastra molestias o lesiones permanentemente. Eso no es estar en buena forma física.

PROGRAMA DE ENTRENAMIENTO DE FUERZA

Los músculos tienen que estar entrenados, preparados, fuertes para poder soportar las cargas e impactos repetitivos del gesto técnico de carrera y alejarte de cualquier tipo de descompensación o lesión, esta debe ser una de las bases fundamentales. Cuanto más fuerte sea la estructura que sustente tu cuerpo, menor riesgo de lesión tendrás.

Reconozco que una de las partes que más me gusta de los planes de entrenamiento, así como de la planificación para los deportistas con los que trabajo, es el diseño de los programas de entrenamiento de fuerza, siempre combinados con el entrenamiento cardiovascular y un gran trabajo de movilidad y estiramientos.

Cuando hablo del trabajo de fuerza para corredores, no me refiero a un entrenamiento de aumento de masa muscular en

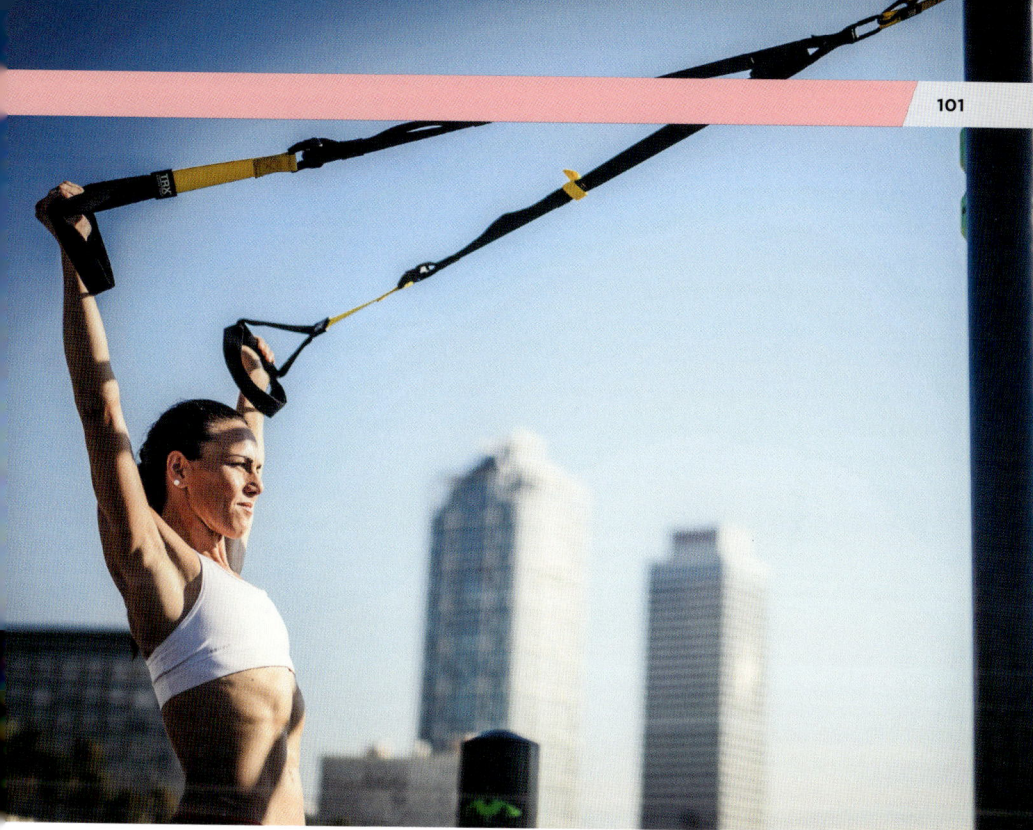

sentido estricto, sino a un plan continuado de ganancia de fuerza-resistencia de la musculatura de todo el cuerpo, principalmente del tren inferior y de la zona media.

¿Por qué es necesario este trabajo en deportes de resistencia?

La respuesta es sencilla: músculos fuertes y preparados, menor riesgo de lesión y mejor aguante de las sesiones de entrenamiento. Es tan simple que apenas puedes creerlo, ¿verdad? Pues es así.

No solo es importante como entrenamiento preventivo o habilitador, sino también para tener un buen tono muscular que nos ayude a soportar mejor las cargas y los volúmenes de entrenamiento, así como los períodos de descanso y recuperación.

Todos buscamos correr mejor, no importa el nivel que tengamos ni el tiempo que llevemos corriendo. Quizá aún no te hayas atrevido a correr por temor a lesionarte, cuanto más preparado esté tu cuerpo, mejor soportará la carrera y serás más habilidoso en el arte de moverte.

OBJETIVOS BÁSICOS DE UN ENTRENAMIENTO DE FUERZA

Nuestro objetivo principal es desarrollar y mejorar la condición física general, y después específica, con el fin de construir unas estructuras tan eficientes que no solo nos permitan un buen rango de movimientos articulares, sino que al mismo tiempo sean potentes y resistentes a las cargas de entrenamiento y a las fuerzas de impacto de la carrera, y llevar a cabo las sesiones de forma segura.

Este tipo de entrenamiento influye significativamente en pruebas de resistencia, ya que la resistencia es la capacidad de aplicar una fuerza durante un período de tiempo.

La resistencia y la velocidad son capacidades física que derivan de la fuerza, por eso hay que entrenarla.

Así, cuanto mayor sea la fuerza que seamos capaces de producir, mejor será nuestra velocidad media. Mejoraremos también la economía de carrera (ser capaces de consumir menos O_2 a una velocidad «X»).

También constituye una base para mejorar, entre otros aspectos:

- **Tono muscular:** Aumentar la masa magra en detrimento de la masa grasa. Aumentar el tamaño del músculo.
- **Resistencia muscular:** Mejorar la capacidad de la musculatura para trabajar a niveles submáximos en un período de tiempo prolongado.
- **Fuerza muscular:** Aumentar la capacidad de trabajo de la musculatura.
- **Potencia muscular:** Mejorar el rendimiento deportivo, con el fin de correr más rápido y mejorar la agilidad. Es el punto culminante de las habilidades motoras: producir fuerza eficientemente. No es un reflejo del tamaño del músculo, sino que es la eficiencia del sistema nervioso para coordinar y reclutar los músculos.

Nuestro destino final como corredores es gozar de un cuerpo sano por dentro y por fuera que nos permita sumar kilómetros de forma eficiente, manteniéndonos alejados de lesiones.

El patrón mecánico de carrera en sí supone un gran impacto articular, por lo que para salir a correr, el cuerpo ha de estar bien preparado. y obtener así garantías de éxito, y no frustraciones por lesiones tempranas o fatiga constante.

No llego a comprender cómo muchos deportistas tienen asumido entrenar y sufrir dolores permanentes y viven con la falsa creencia de *No pain, no gain*, ('Sin dolor, no hay ganancia'), como si el único modo de combatirlo fuese seguir haciendo más y más. Yo me niego a tener molestias constantemente. Soy más del *No pain, more gain* ('Sin dolor, ganas más').

Párate por un momento a pensar si lo que estás haciendo lo estás haciendo bien. ¿No ves los resultados por más que entrenas?, ¿sufres dolores crónicos o fatiga permanente?, ¿padeces de fascitis plantar, dolor patelofemoral, tendinitis, dolor en rodillas, tirones o bloqueos de los cuádriceps? Son algunas de las experiencias que muchos de los lectores me comentan en su correos. En otros casos, son hechos objetivos que no dejo de ver en los deportistas populares de diversas disciplinas.

Podríamos continuar con otras situaciones que ocurren en los círculos de corredores y deportistas populares, pero no es necesario, pues lo que está claro es que si las lesiones y dolencias no hacen más que aumentar, algo no se está haciendo bien durante el entrenamiento.

Ocurre un problema distinto cuando sientes que has llegado a tu máximo nivel, que ya has alcanzado tu potencial. Entonces, continúas día tras día haciendo exactamente lo mismo sin intentar ir un poco más lejos. Tu curva de crecimiento llega a su punto máximo y, o bien se mantiene constante, o bien empieza a entrar en una fase de declive.

Tengo 36 años, soy deportista aficionada. Dedico el tiempo que puedo a entrenar para competir bien y superarme cada día. Entreno menos horas semanales que hace cuatro años y no dejo de mejorar un poquito cada día. Sí se puede. No valen las excusas. Por muy pequeña que sea la mejora, si existe la posibilidad, ve a buscarla.

> El objetivo es que seamos capaces de desarrollar la fuerza funcional de la musculatura, a través de una combinación de la fuerza de propulsión (potencia, medida en energía elástica) y la fuerza estabilizadora. Son conceptos que hemos visto a lo largo de los capítulos, está todo integrado y se puede y debe trabajar de forma conjunta.

El desarrollo de la fuerza funcional construye los cimientos sobre los que asentar los patrones de movimiento de carrera, o cualquier otra actividad. Todo lo que estamos viendo, al trabajarse de forma integrada y completa, nos permitirá optimizar también nuestro tiempo. ¿Y si te dijera que no necesitas dedicar más de 15-20 minutos antes de tus sesiones a realizar unos ejercicios específicos que pueden ayudarte a superar todos los problemas anteriores y mejorar el rendimiento?

Mi idea es que busques ser eficiente, y saques el máximo rendimiento de tu tiempo disponible para mejorar tus resultados y tu forma física.

Un pilar fundamental para ayudarte a dar ese gran salto es el trabajo de fuerza, así como lo ya visto: mejorar la estabilidad, la movilidad de las articulaciones y la calidad de tus movimientos a través de un torso fuerte, caderas y hombros estables. Moverse en perfecta armonía es lo que marcará la diferencia. ¿El resultado? Disminuir las pérdidas de energía siendo capaces de pisar más fuerte, más rápido y con menos coste.

Si contabilizamos todo el tiempo que se destina a la actividad que realizamos (nadar, salidas en bici, tiradas largas de carrera), entenderemos que dedicar tan solo 20 minutos a mejorar nuestras estructuras musculares, al menos dos veces por semana, no es complicado.

Son muchos los libros que desarrollan el concepto de la capacidad física de la fuerza, en los que aparecen los conceptos de fuerza

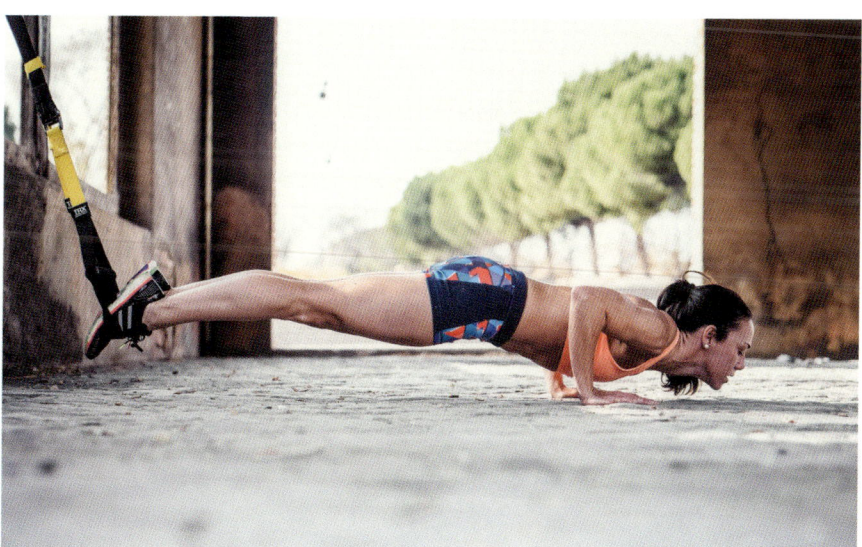

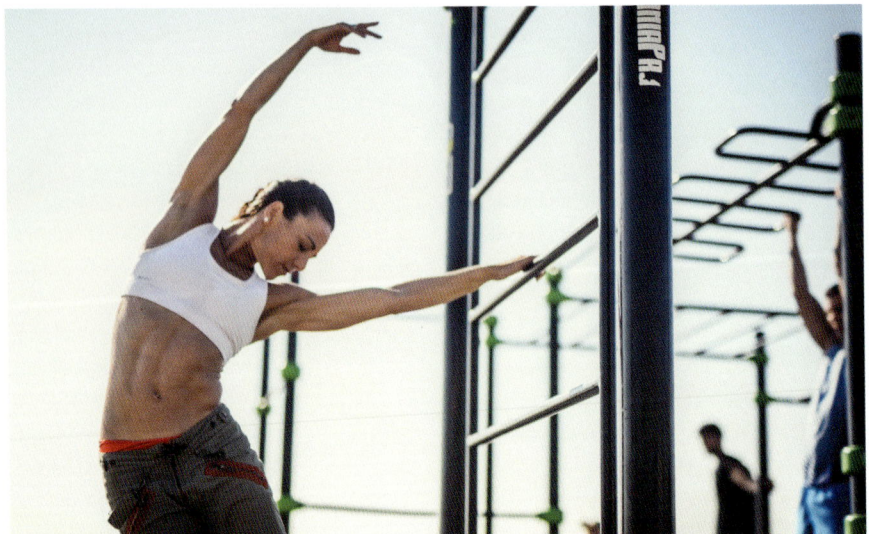

máxima, fuerza explosiva, etc. Pero el objetivo no es dar un máster de teoría del entrenamiento, sino buscar aquellos ejercicios que logren mejorar no solo el tono, sino también la funcionalidad y la acción de los músculos implicados en el gesto técnico de carrera. Hay que ayudarles a que trabajen de forma eficiente sin aumentar el gasto energético.

Nuevamente, aplica el sentido común: no se puede empezar a correr si primero no se camina correctamente.

Debemos hacer un uso correcto de cada parte de nuestro cuerpo, y prepararla para el camino que va a recorrer. Hacerlo al revés, tarde o temprano trae consecuencias nefastas: lesiones, descompensaciones musculares, patrones y vicios mecánicos, fatiga crónica, frustración por no lograr los objetivos, etc.

La idea subyacente es un trabajo *prehabilitador* frente al tratamiento de rehabilitación. Todos conocemos eso de «Más vale prevenir que curar», ¿verdad?

Considera que este tipo de trabajo es como el colchón de seguridad. Tu fuerza funcional actuará como base para los patrones básicos de movimiento, tanto si se trata de movimientos de potencia o elasticidad, como si se trata de movimientos específicos del deporte que practicas.

Los ejercicios de trabajo de fuerza que propongo en este libro, así como la gran mayoría que podéis encontrar en mi web personal, trabajan conjuntamente todo el movimiento en sí, aunando estabilidad y coordinación y buscando mejorar el rango de movimiento. Por ello, la mayoría pueden tratarse como movimientos preparatorios, que desarrollan la fuerza y otras habilidades. Primero preparamos el cuerpo con estiramientos dinámicos y luego con un trabajo de fuerza específico para, finalmente, mejorar la fuerza elástica y abrir nuevos rangos de movimientos.

....

> **FUERZA ESTABILIZADORA**

Para que se nos quede bien grabado: el fin último es tener la fuerza y estabilidad suficientes para realizar un movimiento en su rango completo, eficiente, biomecánicamente correcto, con un riesgo de lesión menor.

Verás que muchos de los ejercicios propuestos son multiarticulares (involucran a más de una articulación, por ejemplo, una sentadilla profunda: tobillo, rodilla, cadera), por lo que trabajan la fuerza estabilizadora de los músculos más pequeños alrededor de las articulaciones, junto a la de los más grandes. Todos actúan en conjunto y crean una base para el movimiento, en nuestro caso, para correr.

Detengámonos un momento y analicemos todo lo visto hasta aquí.

Hemos abordado la importancia de un *core* (núcleo) estable, como centro del que parte el control del movimiento; la importancia de la postura para que el resto de estructuras se alineen de una forma que biomecánicamente suponga una carrera más eficiente; y la importancia de que todo se origine con fluidez y conciencia del movimiento. Está todo integrado.

Queremos mejorar y ser más eficientes gracias al conjunto y buen funcionamiento de nuestro cuerpo. Ya tenemos la base que nos hará desarrollar y mejorar la estabilidad, ahora queremos ser más potentes, más explosivos.

> **FUERZA PROPULSIVA**

La fuerza propulsiva hará que mejore la coordinación de tus músculos, de manera que el cuerpo sea capaz de generar más fuerza eficientemente.

No vale que puedas hacer sentadillas con 80 kg, lo que interesa es que tu glúteo sea capaz de reclutar todas las fibras en el momento de máximo apoyo, para que pueda sujetar el resto de estructuras, evitando, por ejemplo, que tus rodillas roten hacia dentro en valgo, la cadera se desestabilice y, en consecuencia, el patrón de movimiento sea inadecuado.

Si eso nos ocurre haciendo una sentadilla profunda, o bien a una pierna, eso mismo ocurrirá en cada apoyo durante la carrera.

Lo ideal es trabajar en diferentes planos, con distintos apoyos que reten a la estabilidad, y sobre todo con ejercicios que involucren a distintos grupos musculares, facilitando el reclutamiento de fibras desde un lado del cuerpo al otro. El cuerpo humano está unido por todos lados y en cuanto una zona está debilitada, para compensar y guardar el equilibrio, hay otra soportando mayor tensión. Así es como funcionan las cadenas musculares, seguro que has escuchado el término, ¿verdad? Recuerda lo que vimos en relación con tener conciencia corporal.

«UNA SOLA FLECHA PUEDE ROMPERSE FÁCILMENTE, PERO MUCHAS JUNTAS SON INDESTRUCTIBLES.»
Proverbio japonés

Hace un par de años, acudí a un seminario impartido por Domingo Sánchez, sobre la fuerza funcional y cómo integrar los diferentes movimientos y hacer progresiones de ejercicio. Habló de un término que desde entonces tengo presente a la hora de comprender cómo funciona nuestro «traje muscular», como así lo denomina.[*] Se trata del principio de tensegridad, un término acuñado por el arquitecto Richard Buckminster Fuller. Es un concepto que proviene del campo de la arquitectura, pero ¿acaso el

---
[*] J. López Chicharro y D. Sánchez, *Fisiología y fitness para corredores*, Prowellness, 2014.

cuerpo humano no es la unión de infinidad de estructuras perfectamente colocadas?

El principio de tensegridad hace referencia al equilibrio de fuerzas en tensión continua que se oponen a la compresión. Implica el comportamiento conjunto de todas las partes, igual que ocurre en el cuerpo humano con el sistema de huesos, tendones, músculos y articulaciones.

Se trata de mantener el equilibrio de fuerzas de cada uno de nuestros músculos para conservar esa tensión que une todos los componentes.

Domingo explica esto de forma muy clara en su libro *Fisiología y fitness para corredores*.

Una de las causas de las típicas lesiones de los corredores es precisamente la falta de equilibrio entre sus diferentes músculos. Por ejemplo, en el caso de un glúteo medio débil, sin tono, incapaz de mantener la tensión necesaria para que el resto de estructuras estén alineadas, otra parte del cuerpo se ve obligada a compensar ese desequilibrio, actuando de una forma que no le corresponde.

Para integrar en los entrenamientos lo que acabamos de ver, hazlo fácil y enseña a tu cuerpo a moverse de manera equilibrada. Tu propio cuerpo es la herramienta principal que necesitas.

El comienzo de la temporada es el momento ideal para realizar un buen plan de acondicionamiento físico general y poner el cuerpo a punto con entrenamientos genéricos que se centren en crear una buena base aeróbica y un buen tono muscular, sobre todo en los músculos que están implicados en el patrón de carrera. A medida que el cuerpo y el resto de sistemas dan sus primeras respuestas fisiológicas, nos ocupamos de aspectos más específicos como la velocidad, la potencia y los saltos... pero lo primero es lo primero.

Domingo Sánchez explica a la perfección cuáles deberían ser la composición y la estructura de la perfecta planificación de un corredor. Inspirado en la pirámide alimentaria, Domingo propone la «pirámide del corredor».

- **En la base:** 2-3 sesiones de trabajo aeróbico a la semana (correr a ritmo medio continuo, natación, bici...)
- **En la primera altura:** 3 días a la semana de ejercicios de movilidad (puedes incorporarlo en tus sesiones previas de carrera y/o gimnasio)
- **En la segunda altura:** 2 días a la semana de ejercicios de fuerza y estabilidad
- **En el ápice:** 1 día a la semana de intervalos, series, cambios de ritmo.

Si estás preparando alguna prueba importante, a medida que se acerca la fecha, haz un cambio en la distribución de las sesiones e incluye alguna sesión específica más de carrera con ritmos cercanos a los de la competición. Pero nunca olvides el resto de trabajo, porque no te resta, antes bien te suma, aunque pienses lo contrario.

En todo caso, la guía de movimientos que te presento es muy sencilla y apta para todo el año, a medida que las cualidades y habilidades vayan mejorando, puedes introducir variaciones, otro tipo de materiales complementarios para trabajar la fuerza y la estabilidad o aumentar la intensidad de los ejercicios (incrementando el número de repeticiones o el tiempo de trabajo).

Te animo a visitar la web, en la que encontrarás una larga lista de ejercicios de prehabilitación, de trabajo de glúteos y caderas, así como rutinas completas de acondicionamiento físico que no requieren de materiales y pueden realizarse en cualquier lugar.

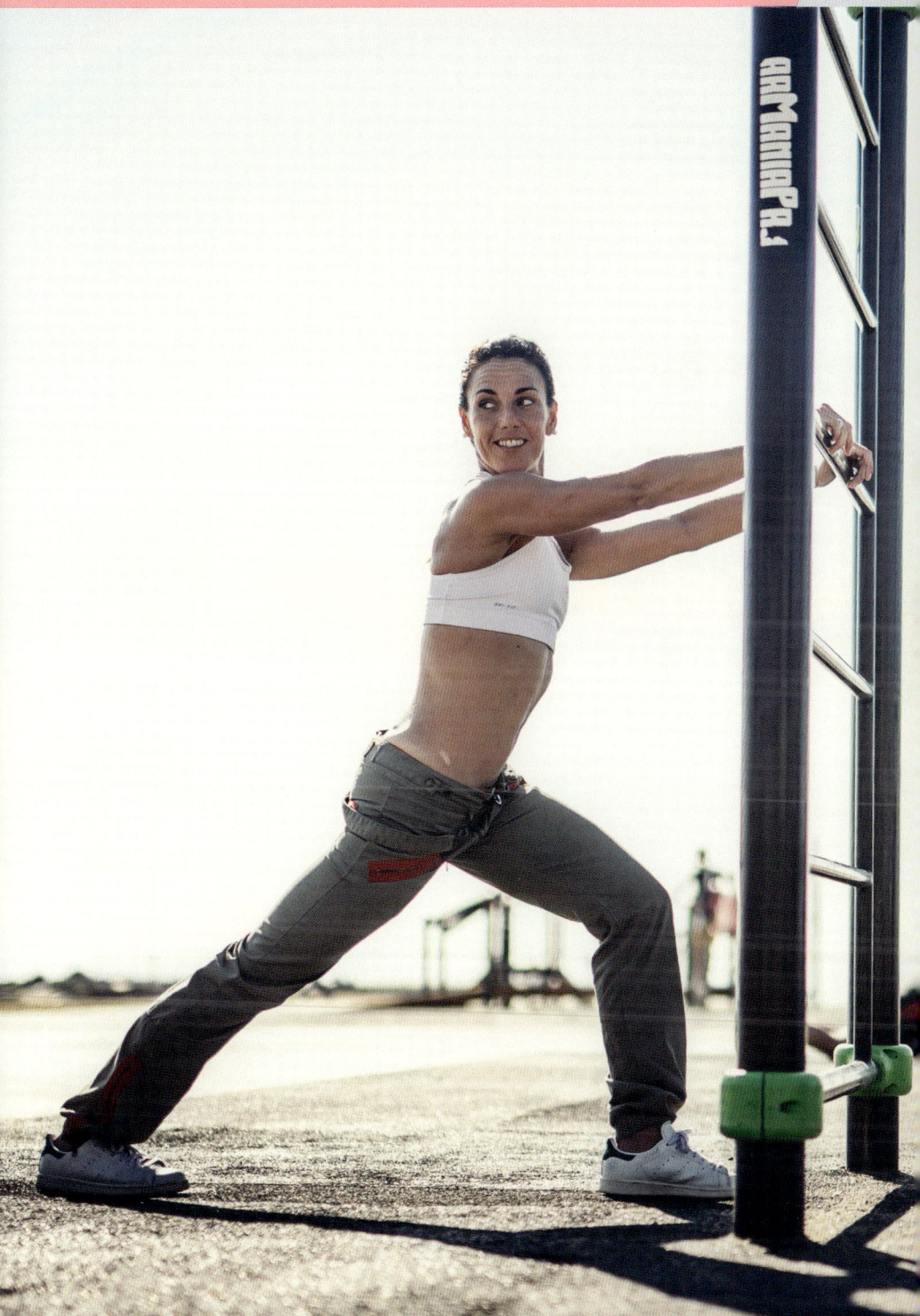

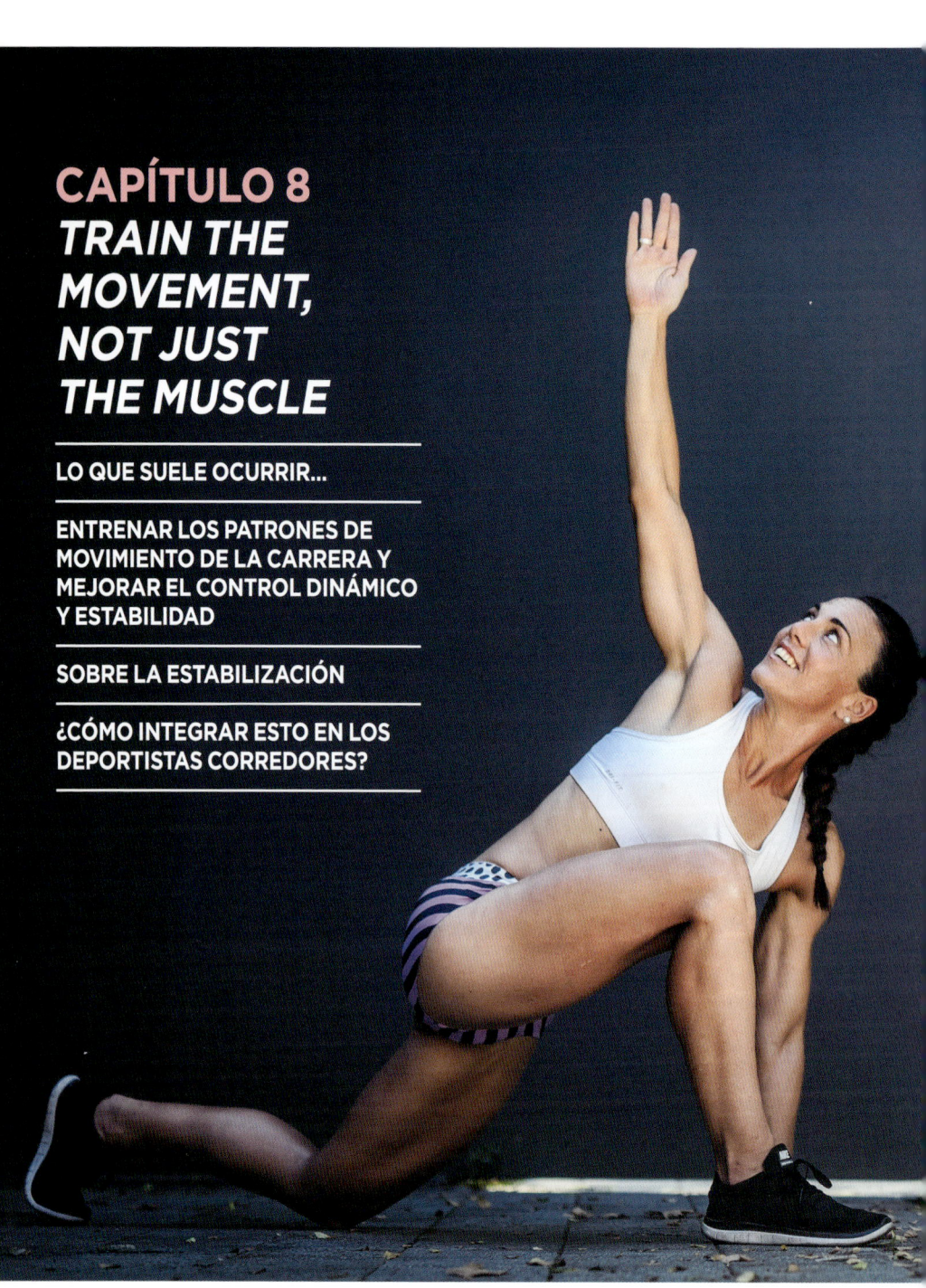

CAPÍTULO 8
TRAIN THE MOVEMENT, NOT JUST THE MUSCLE

LO QUE SUELE OCURRIR...

ENTRENAR LOS PATRONES DE MOVIMIENTO DE LA CARRERA Y MEJORAR EL CONTROL DINÁMICO Y ESTABILIDAD

SOBRE LA ESTABILIZACIÓN

¿CÓMO INTEGRAR ESTO EN LOS DEPORTISTAS CORREDORES?

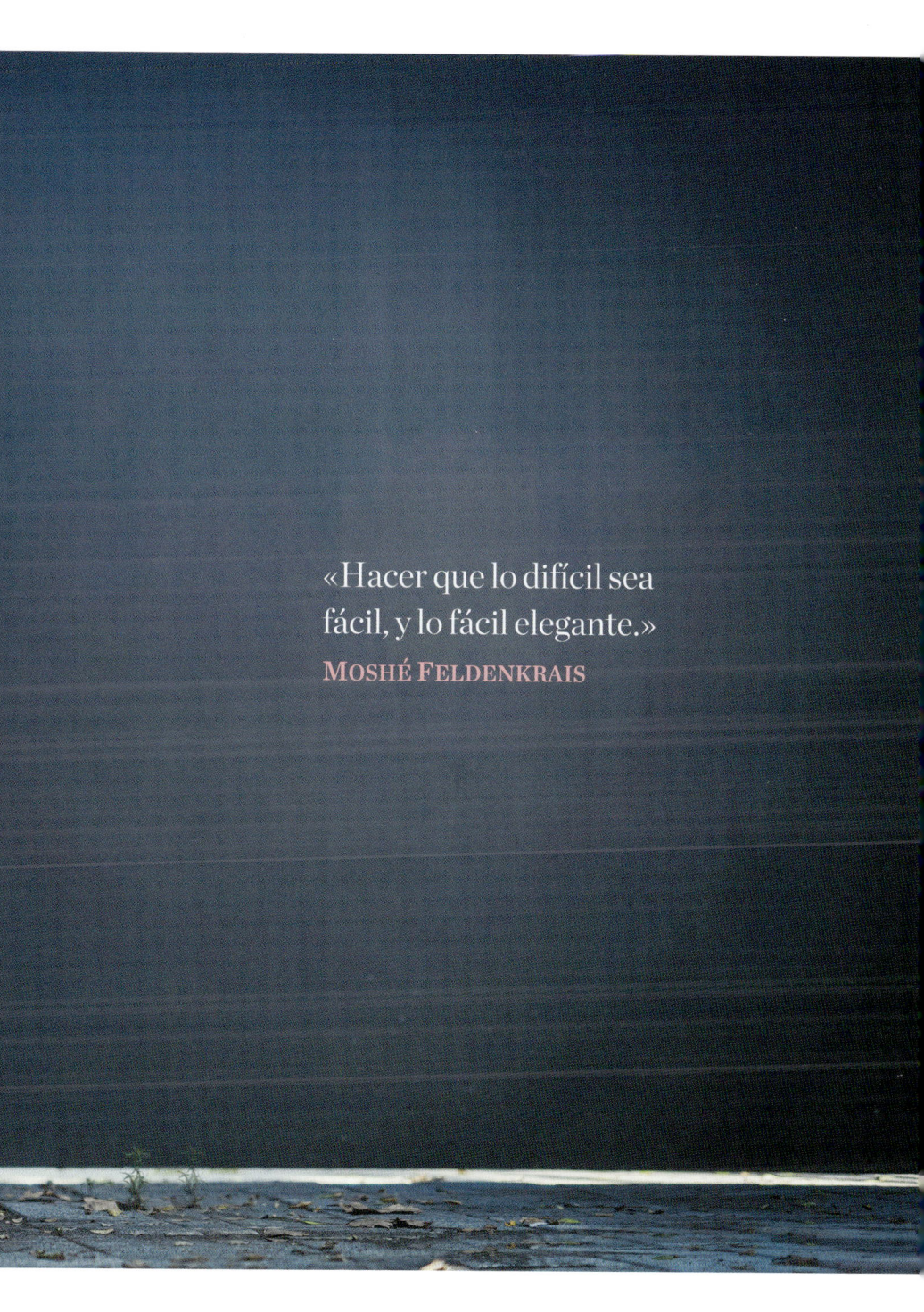

¿Por qué complicar tantísimo las cosas? Imagino que esa necesidad de llegar a todo y dar respuesta inmediata a cada situación lleva, en la mayoría de las ocasiones, a ir tan deprisa que se descuida cómo se hace la tarea. Prima el cuánto sobre el cómo.

Es más, hacemos que todo sea más complicado de lo que en realidad es. Si descompusiéramos la tarea en fases y eliminásemos todo aquello que en lugar de sumar, resta, generaríamos valor. Hay que hacerlo fácil y hacerlo con calidad.

Me viene a la cabeza uno de los temas que más me gustaba enseñar a lo largo de los tres años que di clases en la universidad pública, en la asignatura Dirección de Producción y Operaciones: la Gestión de Calidad. (Sí, habéis leído bien; al poco de regresar de EE.UU. tuve la oportunidad de trabajar como docente en los grados bilingües de ADE y Marketing, y en la licenciatura de ADE. Fue una época realmente productiva, fascinante y en la que, más que enseñar, aprendí infinidad de cosas que no están en los libros; pero eso es otra historia.)

La cultura japonesa fue la creadora del concepto de *lean management* enmarcado dentro de la gestión de la calidad en los procesos de producción y operaciones. La idea, *grosso modo*, es generar valor y eliminar todo aquello que implique desperdicio así como aumento de los costes, todo aquello que no genere valor. Es, sin duda, un modelo fascinante y con infinidad de aplicaciones y posibilidades no solo en la industria, sino también en los servicios y, más aún, en la vida cotidiana. Primero fue en la industria automovilística, pues es un método de gestión de producción y control de calidad propio de Toyota. Hoy en día es un concepto que se aplica a todos los ámbitos, incluso se habla también de *lean thinking*.

Te preguntarás a qué viene esto a estas alturas. Pues, la verdad, me vino a la mente cuando empecé a esbozar la idea de este capítulo de «calidad del movimiento», y así establecí una relación directa con ese tema, y lo que podría ser su aplicación práctica al mundo del deporte.

Ahora trasladamos este concepto al terreno práctico de los deportes: descomponemos la tarea (el ejercicio) en todas sus fases (movimiento), y todo aquello que no añade valor al resultado final y aumenta los costes (energéticos), habrá que eliminarlo. Podría denominarse algo así como *lean movement*.

Los bailarines llegan a un punto de conciencia corporal, efectúan movimientos elegantes tras muchísimas horas de práctica y ejercicios aislados, que posteriormente encadenan unos con otros para crear y bailar una variación o coreografía de manera que salga fácil y bonito. Esa es la idea: hacerlo con facilidad y hacer que parezca fácil. Intentarlo al revés resulta imposible e imagino que el resultado serían movimientos torpes, y poco habilidosos.

El aspecto técnico en la ejecución de los ejercicios y tareas es un hecho que no debemos pasar por alto. **Cuanto mayor y mejor sea tu técnica, más sencillo será realizar el movimiento de forma correcta, y con menor riesgo de lesión. ¿Qué opinas?**

LO QUE SUELE OCURRIR...

Suele dedicarse mucho tiempo a entrenar la actividad que nos gusta o practicamos. Corremos mucho, nadamos mucho, sumamos kilómetros en bici, partidos de pádel o fútbol, etc. Pero no nos adentramos en los

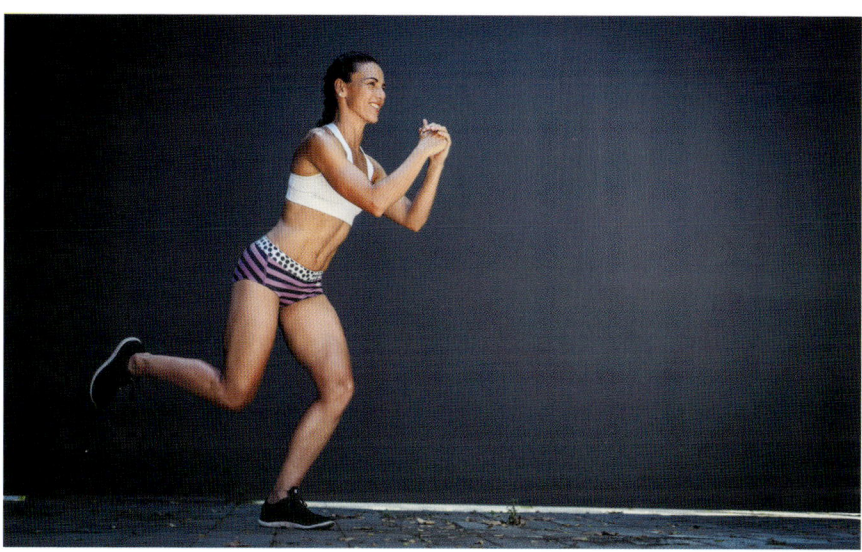

movimientos que realizamos, es decir, entrenamos el músculo aisladamente pero no los movimientos.

Y esto, ¿qué quiere decir exactamente? Pues que debemos entrenar primero el movimiento, para aprenderlo y ejecutarlo correctamente, y luego... lo que nos echen. ¿Aprendemos más? Hay que entrenar el movimiento y no solo el músculo.

Como ya hemos visto en capítulos anteriores, correr implica saltar de un pie a otro repetitivamente desafiando la inestabilidad sobre un único punto de apoyo. El hecho de pisar de forma incorrecta repetitiva y constantemente, con el tiempo, conlleva que las estructuras y músculos del cuerpo no trabajen bien, no atiendan a su funcionalidad, se generen vicios en la forma, y puede provocar lesiones y descompensaciones musculares.

Imagina que empiezas a nadar. Todos sabemos ir de un lado al otro de la piscina, sin ser nadadores o triatletas. ¿Qué ocurre cuando hacemos metros y metros de natación sin una ejecución correcta de la remada, la brazada o la respiración? Lo más seguro, al no ser además nuestro medio natural, es que sintamos mucha fatiga, quizá aparezcan molestias en la zona cervical, o lleguemos a tragar agua. Pero también ocurre que nuestra musculatura y nuestras articulaciones se tensan y trabajan de forma incorrecta, porque no hemos aprendido a hacerlo fácil, a sentir el agua. Esto genera molestias, sobrecargas y, por supuesto, un estilo de natación nada eficiente y poco hábil.

De ahí que la idea sea descomponer el ejercicio y entrenar el patrón de movimiento y su ejecución, interiorizar el movimiento coordinado para ejecutarlo fácilmente. **El objetivo en esta ocasión es «hacerlo fácil»** y con habilidad a través de una mejora en la calidad del movimiento.

Entrenar el movimiento va más allá de entrenar el sistema neuromuscular de forma aislada. Se pasa a entrenar este, encaminado a educar el «software» de forma integral y no como un componente aislado.

Muchos de mis alumnos o corredores populares que acuden a las sesiones de entrenamiento (bastantes con molestias y lesiones), tienen fuerza para trabajar bien el músculo de forma aislada; sin embargo, de poco les sirve si no saben cómo moverlo eficientemente y de forma hábil.

Lo mismo ocurre si carecen de conciencia corporal. Mejorar esta ayudará a una correcta ejecución de movimientos.

EL CUERPO TRABAJA DE FORMA INTEGRADA Y NO POR SEPARADO, ES LO PRIMERO QUE DEBEMOS TENER EN CUENTA.

Aquí viene la parte de entrenar el movimiento de forma correcta. Veremos cómo desarrollar la estabilidad y la fuerza en los corredores; no me refiero tanto a la fuerza básica, aptitud de todo atleta y deportista sino a la «no debilidad» de las áreas implicadas, como las caderas y la zona pélvica.

El trabajo de fuerza en los corredores es fundamental para reforzar el sistema musculoesquelético, tonificar la musculatura, desarrollar unos huesos fuertes y preparar al cuerpo para la actividad. En los principiantes es aún más necesario trabajar esta fuerza general básica.

Realmente lo que nos falla a veces no es solo la habilidad y la conciencia de nuestro cuerpo, flaquea también el control neuromuscular en la zona lumbo-pélvica y en la cadera (regiones directamente implicadas en el gesto técnico de la carrera), lo que provoca una falta de coordinación y una ejecución incorrecta cuando corremos (por ejemplo, un balanceo excesivo de la pelvis, que suele provocar molestias y sobrecargas en la zona lumbar).

Esa falta de control sobre estas áreas en movimientos funcionales como el salto, la carrera o las zancadas, provoca que nuestras pisadas sean muy inestables, aunque no seamos capaces de percibirlo de forma directa.

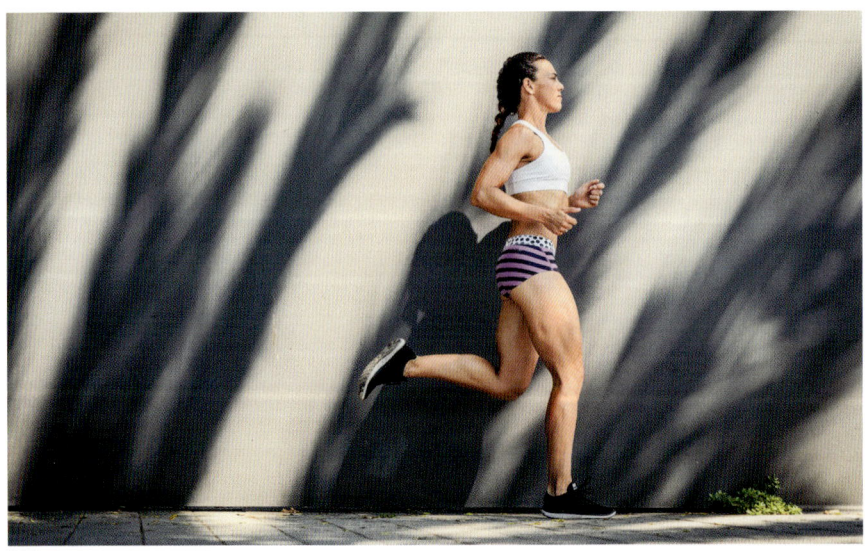

Por lo tanto, hay que reforzar el control neuromuscular y conseguir que nuestro cerebro mande las señales adecuadas a nuestros músculos para ejecutar bien los movimientos y evitar que los gestos de saltar de un pie a otro se produzcan con las estructuras no alineadas.

¿Te molesta la zona de alrededor de la rótula o sientes a veces que esta te falla? En la mayoría de las ocasiones, se debe a que alguna de estas estructuras no está alineada por falta de control y de tono muscular, por una lesión mal curada o por escasa flexibilidad en el tobillo, entre otras causas.

Suele faltar estabilidad cuando se carga el peso dinámicamente en una pierna, como cuando corremos. Así, para que exista una correcta alineación rodilla-cadera, la estabilidad se ha de producir:

- **De abajo a arriba:** desde unos pies fuertes y tobillos estables.
- **De arriba a abajo:** tronco, cadera y pelvis.

Es una de las razones por las que apuesto por un importante trabajo de ganancia de tono muscular en el glúteo (el músculo del corredor) y por un trabajo de estabilización de cadera y pelvis, ejercicios unipodales. Incluiría estas sesiones en todo plan de entrenamiento o como parte de un calentamiento con estiramientos dinámicos. En la guía de ejercicios que aparece al final del libro, encontraréis este tipo de movimientos.

ENTRENAR LOS PATRONES DE MOVIMIENTO DE LA CARRERA Y MEJORAR EL CONTROL DINÁMICO Y ESTABILIDAD

Correr es una forma de desplazarnos, igual que caminar o esprintar, solo que biomecánicamente son diferentes. Se trata de la concatenación de varios movimientos, que de forma conjunta, constituyen un correr natural. Deberíamos intentar «hacerlo bonito». Aunque ahora no bailo, aún siento la danza en todo lo que hago y en cómo lo hago. La práctica constante te hace interiorizar hasta el más mínimo gesto.

Así, concibo el movimiento como el arte de manifestar sensaciones a través del cuerpo y su coordinación. Por ello, cuando hablamos de entrenar la carrera, e incluso de cualquier otro deporte, en primer lugar deberíamos atender a la calidad de nuestros movimientos, además del aspecto técnico (que por supuesto es indispensable en toda disciplina, sea cual sea).

Cuanto mayor calidad y coordinación tengan los movimientos de nuestros miembros, mayor será la cantidad de desplazamiento libre de lesiones que podamos realizar. Trabajarlo, interiorizarlo y luego desarrollarlo y mejorarlo gracias a la técnica.

En los últimos años, en el ámbito de los estudios científicos sobre actividad física, existe una fuerte tendencia hacia la prehabilitación y el trabajo en el campo neuromuscular. Un término que empezaréis a escuchar y a leer es la estrategia correctiva del patrón de movimiento. Es una forma de trabajar que se centra en la mejora de la movilidad, la estabilidad, el control básico del motor y los patrones de movimiento completos, más que en los parámetros de la aptitud física y el rendimiento. Una vez establecidos los patrones de movimiento, abordaremos el trabajo de los parámetros generales y específicos de la aptitud, incluyendo la potencia, la agilidad, la resistencia, la velocidad, la fuerza y la especificidad de la tarea.

Una vez integrado el movimiento, aprendida su ejecución correcta, es el momento de empezar a practicar; y es la práctica la que finalmente conducirá a tener el gesto integrado en un patrón de movimiento. Así, se reduce el tiempo de procesar la información, y por tanto el de la ejecución del movimiento.

Correr supone un reto constante a la estabilidad corporal.

Habréis visto a corredores con una buena zancada y un buen ritmo que, sin embargo, se mueven torpemente, lo que los convierte en corredores poco habilidosos y más propensos a sufrir lesiones, debido a que su cuerpo no se está usando de la manera biomecánica correcta.

SOBRE LA ESTABILIZACIÓN

En muchas ocasiones, los programas de entrenamiento, se centran en el fortalecimiento de músculos cuya función es estabilizadora. Es probable que tales ejercicios aumenten la fuerza concéntrica pero tienen poco efecto sobre el reclutamiento, que es la esencia de estabilización.

> **MÚSCULOS ESTABILIZADORES**
> Musculatura de la pared abdominal (*core*), el glúteo medio, aductores, cuádriceps, psoas ilíaco (flexor de la cadera).

Un verdadero trabajo de estabilidad demuestra la capacidad de respuesta rápida para generar fuerza.

La estabilidad también se confunde con la fuerza, donde las contracciones concéntricas y excéntricas construyen la resistencia masiva. Debemos entrenar los músculos en la forma en que los usamos.

Los músculos estabilizadores deben responder más rápido que cualquier otro grupo muscular para mantener la posición y el control del movimiento de la articulación durante la carga y el movimiento.

¿CÓMO INTEGRAR ESTO EN LOS DEPORTISTAS CORREDORES?

Volvemos al concepto inicial, para correr necesitamos estar en forma: tener una musculatura fuerte, tener control y equilibrio, ser flexibles, movernos de forma habilidosa con el fin de disfrutar por mucho tiempo de esta actividad, de forma saludable y evitando cualquier tipo de lesión.

Hace mucho tiempo hice un pequeño cursillo de danza contemporánea en el que se trabajaba a partir del Método Feldenkrais. Este físico y doctor en ciencias, autor de varios libros y tratados, estudió la relación que existe entre el movimiento corporal y la manera de pensar, sentir, aprender y actuar en el mundo, estableciendo las bases del método de «autoconciencia a través del movimiento» e «integración funcional», que hoy día lleva su nombre: el Método Feldenkrais. Es un sistema único de educación somática, que explora nuevos patrones de movimientos y acrecienta la facilidad y el placer de moverse al expandir la autoconciencia.

El término *somático*, deriva de la palabra *somatikos*, que en griego significa «vida, consciente, corporal», es decir, que pertenece al cuerpo, regulado desde el interior. El concepto de *soma* postula que ni el cuerpo ni la mente están separadas una de la otra, sino que forman un todo. En la somática el enfoque es integral y holístico, tratando de buscar la armonía cuerpo-mente, como hemos visto en un capítulo anterior.

Una de sus conocidas frases es la que abre este capítulo: «Hacer que lo difícil sea fácil, y lo fácil elegante».

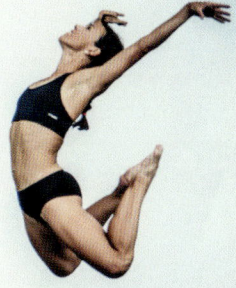

Creo que esta frase de Moshé Feldenkrais resume perfectamente lo que quiero transmitir en estas líneas y lo que me gusta trabajar con mis alumnos y deportistas.

Entiendo la preparación física como algo que va más allá de entrenar el umbral anaeróbico, o con cargas y esfuerzos a niveles máximos continuamente. Incluye también entrenar en zonas submáximas de forma más fácil y cómoda, que nuestro organismo aprenda a ser eficiente, ejecutar los movimientos de forma correcta y hacerlo fácil, retardando o evitando la fatiga muscular innecesaria, y sin propensión a sufrir dolores o malestar.

En otras palabras, «menos es más»: necesitamos entrenar los movimientos fáciles tanto o más que los más complejos. ¿No te parece de sentido común?

Por ello, algo que muchos olvidan, tanto entrenadores como deportistas, es que aquellos movimientos que parecen obvios o sencillos, también hay que entrenarlos.

De nada sirve ser capaz de hacer un *press* de piernas con 80 kg, si no se sabe hacer una zancada eficiente para que el gasto energético sea menor. Lo mismo ocurre con los isquiotibiales: se hace mucho trabajo específico de fuerza en el gimnasio levantando peso, pero a la hora de correr, no se usan atendiendo a su función. Los isquiotibiales tienen la función de flexionar la rodilla, recogiendo el talón cuando corremos; sin embargo, el corredor poco habilidoso los emplea más en su función de extensión de cadera, es decir, en lugar de recoger la pierna, la alarga.

Al correr, realmente el impulso proviene de los muelles naturales que tenemos en los pies y la pantorrilla, como ya hemos visto, junto con el buen uso de un tobillo móvil que permite que el centro de masas avance a favor del movimiento.

En ballet, por ejemplo, para desplazarnos de un lado a otro, imaginábamos que nos tiraban de un hilo desde el ombligo,

> **RECORDATORIO**
> - Entrenar y practicar movimientos sencillos para hacerlos fáciles y elegantes.
> - Asegurarse de que el movimiento se ejecuta libre de cualquier molestia, descompensación y esfuerzo innecesario, con el fin de asegurar su eficiencia.
> - Mejorar la coordinación y eficiencia del movimiento.

pero siempre buscando crecer y mantener el cuerpo erguido.

Trabajando ejercicios como zancadas, sentadillas a una pierna, subir y bajar escaleras..., el gesto técnico del patrón de carrera, sentirás una mayor capacidad para utilizar el tronco y las piernas de manera integrada y coordinada. Notarás mejoría en cuanto al rango de movimiento, y gestos o ejercicios que antes resultaban más difíciles o en los que no podías mantener el equilibrio, ahora los podrás realizar de forma más sencilla.

Si lo transfieres a la carrera, una vez eliminado todo gesto mal ejecutado, todo «desperdicio», tu forma de correr tendrá mayor calidad, correrás hábilmente y usando tanto los músculos estabilizadores como los motores, atendiendo a sus funciones respectivas.

Lo que haremos es cambiar el chip, el enfoque de entrenamiento, así en lugar de ir «de arriba abajo», lo haremos a la inversa, «de abajo arriba».

Como hemos visto en los capítulos anteriores, la mayoría de actividades deportivas (y de la vida en general) implican hacer cosas que son realmente sencillas de hacer, de modo que sí tiene sentido emplear tiempo practicando movimientos a niveles más bajos de intensidad. El fin último sería convertir estos movimientos fáciles en elegantes, suaves, eficientes e incluso agradables de realizar.

En su rutina diaria, la mayoría de la gente rara vez se plantea realizar una actividad que implique una capacidad máxima de esfuerzo. A menudo, pasamos horas sentados frente a un ordenador, nos dejamos la vista pegados al teléfono móvil, caminamos, corremos, nos agachamos para atarnos los cordones, llevamos la compra, entre mil acciones rutinarias que no suponen un intenso esfuerzo físico para nosotros. Sin embargo, muchos de estos gestos aparentemente fáciles provocan profundos dolores, molestias y hasta fatiga. Incluso, algunos actos tan básicos y sencillos como respirar o sentarse para comer pueden resultar torpes, incómodos y complicados para algunas personas.

La cuestión no es si pueden realizarse o no, sino si pueden realizarse de forma grácil, hábil y cómoda. Atendiendo a lo que explica Feldenkrais, es cuestión de convertir lo sencillo en elegante, y no lo posible en algo que parezca imposible.

De nuevo, el sentido común nos indica que para mejorar algo que hacemos de forma sencilla, deberemos practicarlo conscientemente muchas veces hasta hacerlo perfectamente. ¿Cómo lo ponemos en práctica en el gimnasio, por ejemplo? ¿Qué tal si en lugar de hacer una sentadilla imposible con muchísimo peso en la barra y con una ejecución pobre y dolorosa para la zona lumbar, reduces el peso? O mejor aún, ¿y si pruebas a hacerla perfecta usando solamente tu cuerpo?

Reducir el peso de algunos ejercicios o disminuir la velocidad de ejecución hará

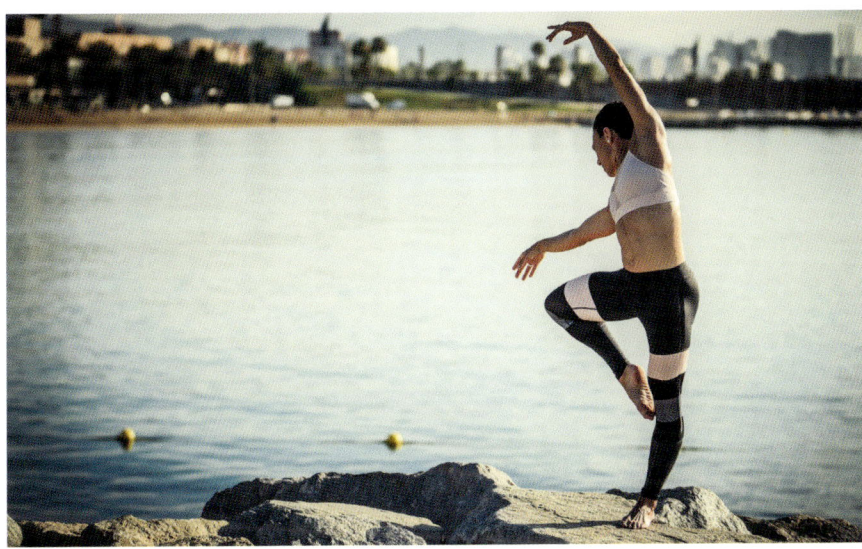

que puedas prestar atención a cómo realizas el ejercicio, para asegurarte de que el movimiento esté libre de torpeza, incomodidad e ineficacia.

Hay que trabajar el movimiento con conciencia plena, comprender cómo actúa cada uno de los músculos y articulaciones implicados, para ser más rigurosos y conscientes de cómo se hace, con detalles precisos y sutilezas.

Sin duda, es otra forma de entrenar, me atrevo a decir que mucho más complicada porque enseguida nos revela las debilidades; es una manera de explorar los detalles y las sutilezas del movimiento, gesto o ejercicio. Y, por supuesto, supone una mejora de la coordinación y mayor eficiencia.

Por ejemplo, puedes practicar este ejercicio: mantente sobre una pierna y extiende la otra hacia atrás con una leve inclinación del tronco, tratando de conservar la columna recta y la estabilidad. Un movimiento suave y controlado, ejecutado con concentración, te ayudará a comprender cómo funcionan todas las estructuras para evitar perder el equilibrio o bien la estabilidad en la rodilla, y comprobarás la importancia del núcleo corporal. Cuando lo hayas practicado varias veces de forma lenta y consciente, mejorará tu habilidad de usar el glúteo medio como estabilizador y activar tu núcleo para mantener la espalda recta de forma integrada y coordinada con el resto de miembros.

A medida que experimentes la mejora de la ejecución y seas consciente del ejercicio, notarás que puedes hacerlo de forma más compleja (con mancuernas, sobre un bosu...). Ahora sí, a partir del dominio de los gestos sencillos, podrás realizar mejor los más complejos. De menos a más.

Con la carrera sucede lo mismo. Si apenas se mantiene una postura alineada caminando, difícilmente se mantendrá corriendo.

Por lo general, la tendencia es la contraria, «de más a menos» o siguiendo un enfoque «de arriba abajo» a la hora de buscar una mejora en el entrenamiento. Es decir, se intenta mejorar esos «sencillos» movimientos funcionales del día a día con esfuerzos enormes en el gimnasio. Es decir, se intenta construir la casa por el tejado.

Recuerda que entrenar habilidades y ejercicios a una intensidad menor y concentrándose en la correcta ejecución, facilitará la práctica posterior a intensidades mayores.

Hazlo fácil: Intentar un peso muerto con mucho peso (80 kg, pongamos por caso) fortalecerá los extensores de la espalda, sin embargo, no garantiza que tu postura sea correcta o que mantengas una espalda recta sentado frente al ordenador.

De manera que, retomemos el mantra de «entrenar con cabeza», y no abusemos con frases del tipo «No hay dolor», «No existen límites», «Sin dolor no hay mejora» y frases de este tipo. Escuchemos más a las señales que nos envían el cuerpo y el organismo.

Ser excelentes atletas o buenos deportistas no depende de la voluntad, sino de la voluntad de hacerlo bien.

Está claro que factores como la intensidad y el esfuerzo son necesarios para lograr resultados, pero centrarse exclusivamente en ello con esfuerzos titánicos en el momento inoportuno, solo puede conducir a que tu cuerpo se lesione o acumule fatiga por estrés. Es necesario emplear esa energía en aprender las habilidades necesarias de cada ejercicio o movimiento para que luego se pueda trabajar a intensidades mayores.

En el deporte, como en la vida, es más cuestión de habilidad que de voluntad.

Si no eres capaz de hacer de tu práctica o actividad algo fácil que te sale de forma automática, es probable que no dures mucho tiempo sin tener algún tipo de parón por lesión, estrés o sobrecarga, entre otras consecuencias.

La idea no es practicar con molestias día tras día y aguantar a base de antiinflamatorios, nada más lejos de una práctica saludable y de un movimiento hábil.

Con esta idea, se presentan los ejercicios y movimientos del final del libro. Son sencillos, pero requieren de una concentración y toma de conciencia de qué músculos están trabajando, cómo y por qué. Con controlar y sentir esos ejercicios, ya hay trabajo suficiente para mejorar la calidad de tus movimientos y su transferencia al día a día y a tu carrera.

He aquí, algunos movimientos sencillos y básicos:

- Zancadas hacia delante elevando la rodilla (máximo hasta la altura de la cadera).
- Equilibrios a una pierna: zancada (*lunge*) hacia atrás con elevación de rodillas, permaneciendo unos segundos en equilibrio.
- Skipping en el sitio.
- Skipping en escaleras: el gesto de subir escalones de uno en uno en carrera debe ser el mismo que empleas en el sitio, usando la reactividad de los pies. (Si los subes de dos en dos, sentirás que el trabajo implica más fuerza muscular y menos reactividad.) Realiza el apoyo en la línea de la cadera entrando con el antepié. ¿Has probado a subir las escaleras apoyando primero los talones?

Como ves, son algunos consejitos que estoy segura de que nos ayudarán a construir unas estructuras fuertes y estables que nos alejen de las lesiones. Movimientos sencillos, resultados grandes.

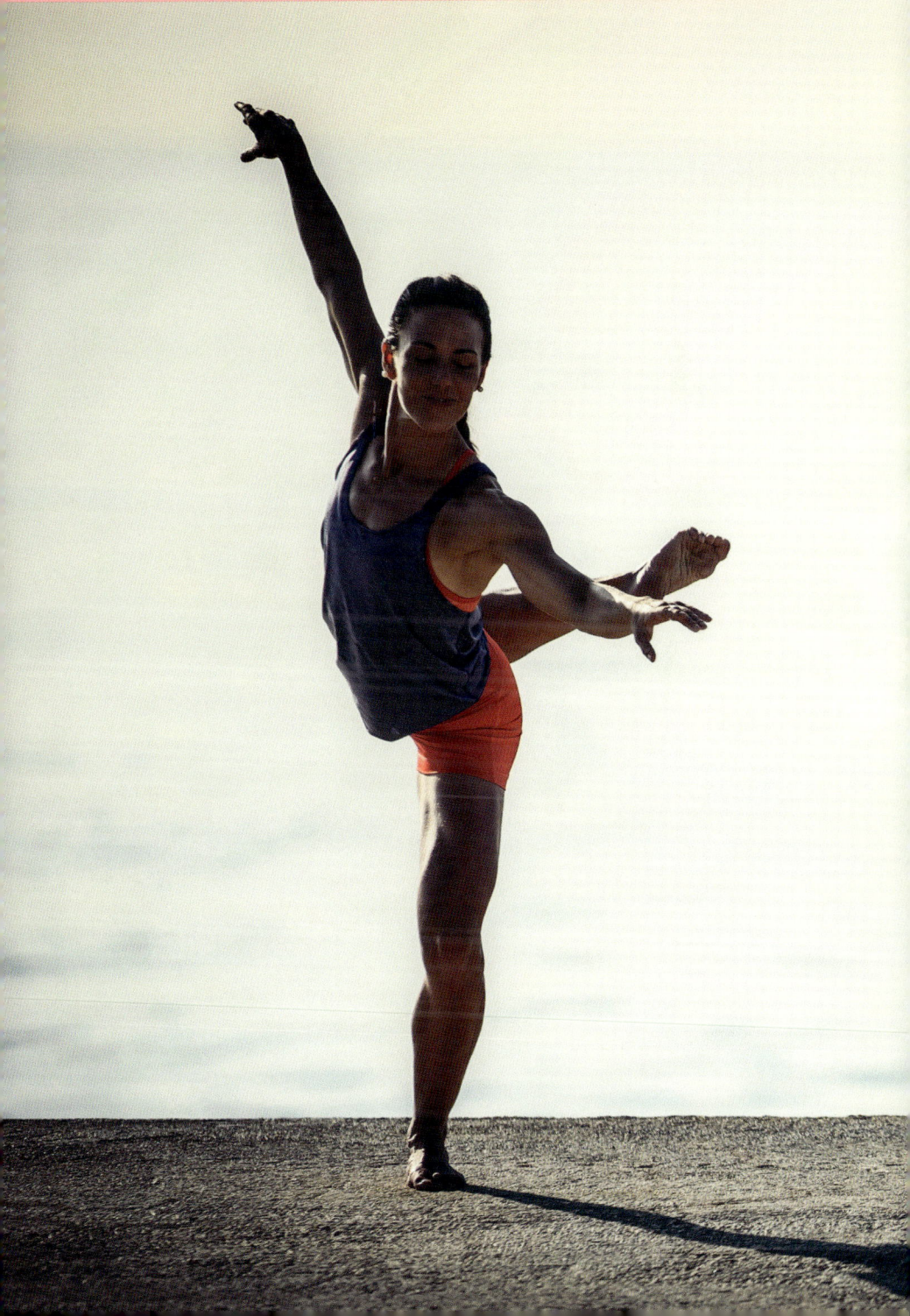

CAPÍTULO 9
TRAIN SMART. TRAIN YOUR MIND

CUANDO LA CABEZA LO ES TODO

ENTRENAR CON CABEZA

ENTRENO MENTAL: *MENTAL FITNESS*

CONSEJOS PARA ENTRENAR NUESTRA MENTE

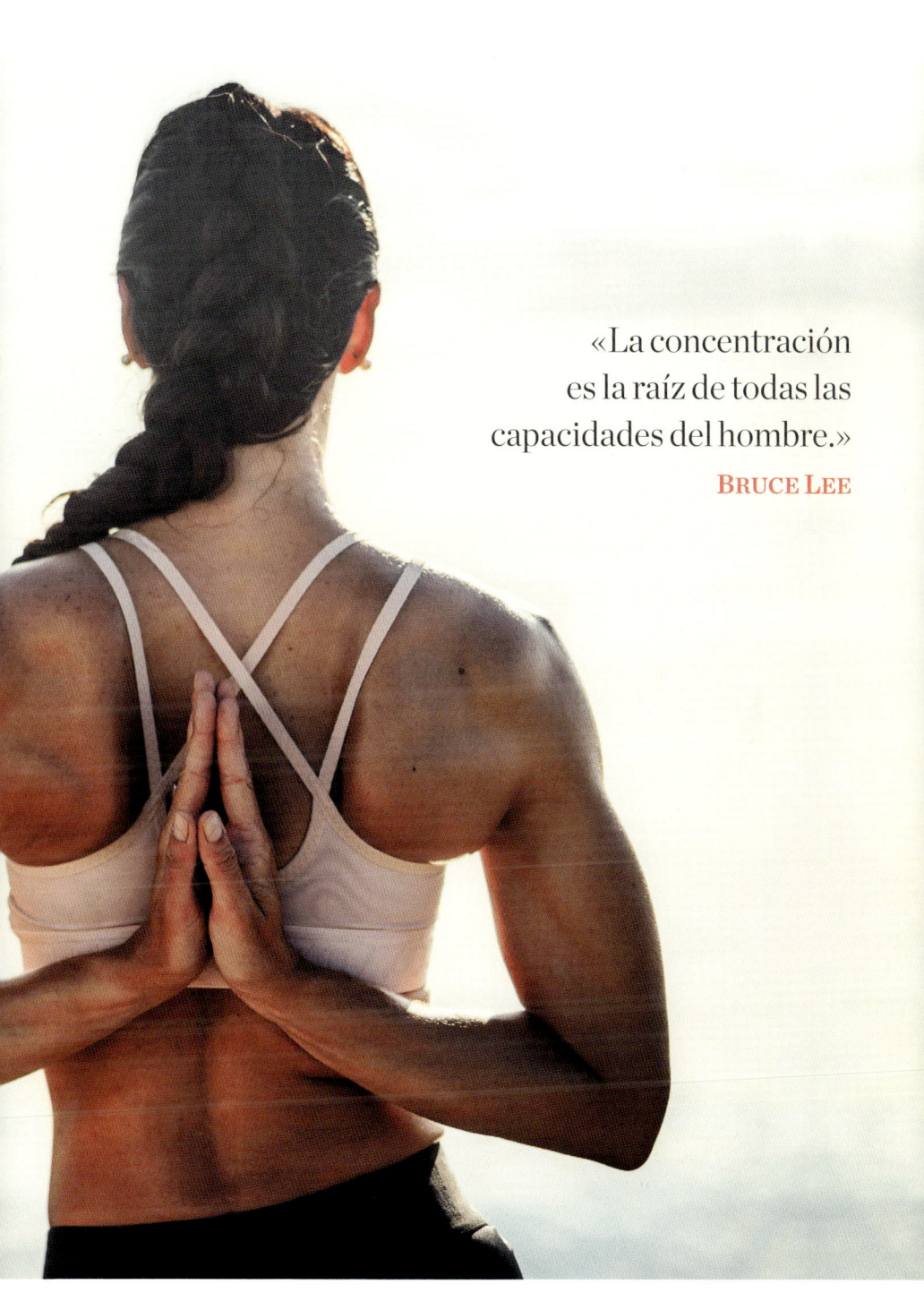

«La concentración es la raíz de todas las capacidades del hombre.»
Bruce Lee

Hablamos de correr, hablamos de llevar una vida activa y saludable, pero para ello, no debemos descuidar la parte más importante que ha de ser entrenada y alimentada constantemente: la mente. Por supuesto, este concepto único no es nada nuevo, sin embargo, se habla muy poco de él, al menos en nuestro país.

En la Grecia clásica, la devoción por la cultura del deporte iba más allá de buscar unas proporciones perfectas, antes bien se procuraba buscar el equilibrio entre un espíritu sano y un cuerpo sano.

«MENS SANA IN CORPORE SANO.»
Juvenal

Efectivamente, son dos cosas que jamás deben ir por separado. Forman un todo único. Existe una diversidad de manuales, libros, páginas web y revistas, que nos ofrecen un sinfín de planes de entrenamiento para afrontar con éxito un objetivo.

Pues bien, por mucho que entrenes, por muy bien que ejecutes cada ejercicio, si no eres capaz de controlar tus emociones, vencer tus miedos y concentrarte en la tarea que estás llevando a cabo, habrás perdido antes de comenzar.

Se deja de lado, como si no importase, el entrenamiento mental que se requiere para afrontar no solo el día a día, sino más aún el día de la carrera, los días de entrenamiento, las dudas y las adversidades a las que nos enfrentamos en diferentes situaciones.

Como cada uno de los músculos del cuerpo, la fuerza mental debe entrenarse de forma rigurosa y regular, hay que alimentarla con buenos pensamientos y enseñarle a sobreponerse ante las adversidades.

La actitud que se adopte frente a las diferentes situaciones a las que uno se enfrenta es determinante.

Como ha dicho Jim Afremov:[*] «La actitud es una decisión, y también es un comportamiento aprendido, lo que requiere disciplina y energía para que sea sostenible en el tiempo».

Creo firmemente que toda buena planificación debe incluir un buen entrenamiento y fortalecimiento mentales; sin duda, la mente nos lleva en muchas ocasiones a lugares donde el cuerpo no es capaz de llevarnos, tanto para lo bueno, como para lo malo.

Dejamos todo a merced de nuestro rendimiento, de nuestras piernas y músculos, pero estos pueden fallar, y es en esos momentos donde has de aferrarte a los pensamientos más fuertes que te impulsen a dar lo mejor de ti, y no a arruinarte.

Permanecer positivo es una de las facultades más preciadas de los deportistas. Además de estar centrado y ser disciplinado.

En el momento actual en que vivimos, hemos descuidado el entrenamiento de nuestras facultades y crecimiento mentales, hay que alimentar constantemente nuestra imaginación, nuestra creatividad, y educar a esa voz interior para construir un «yo» fuerte capaz de sacar lo mejor de cada uno de nosotros en todo momento.

En muchas ocasiones, tenemos nuestro sistema nervioso central sobresaturado de infinidad de información, sin analizar, sin seleccionar...; una parte fundamental de cualquier plan de entrenamiento es saber parar, desconectar y alimentar el sistema de nuevo. Retroalimentarse y aprender de cada una de las situaciones que vivimos.

El descanso y la alimentación son igual de importantes para que el conjunto de la

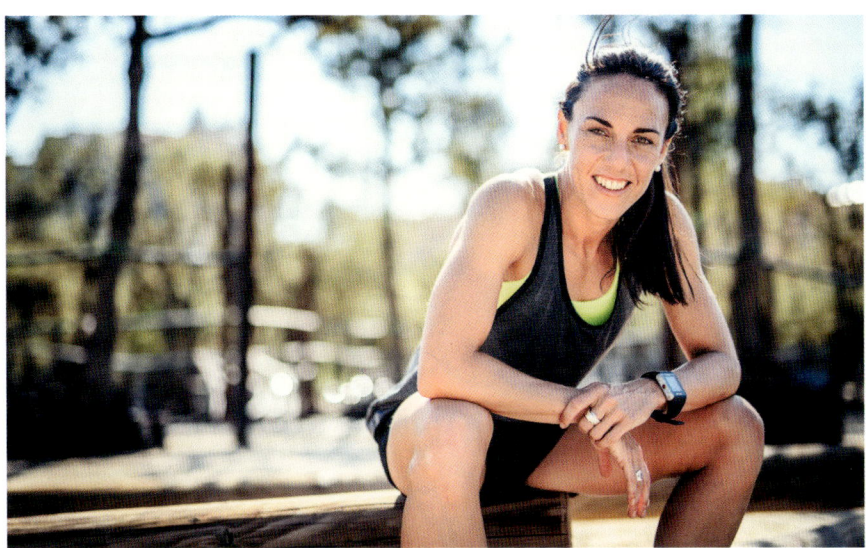

maquinaria funcione correctamente al cien por cien. Son las dos herramientas claves para un buen rendimiento, físico y mental. Lo veremos más adelante.

Por ello, no debemos concebir el entrenamiento físico sin el entrenamiento mental. Van intrínsecamente unidos.

Los grandes deportistas y atletas de nuestro tiempo se han construido a base de muchas horas de entrenamiento físico, pero también gracias al desarrollo de un autocontrol, una concentración y una fuerza mentales mayores que el de sus sus rivales. Esa fuerza mental es lo que diferencia a un atleta con éxito de uno que no lo es.

Las estrategias de juego también son parte de este entrenamiento mental que no debemos descuidar.

CUANDO LA CABEZA LO ES TODO

Particularmente, me considero una persona fuerte, con carácter. A pesar de las diferentes adversidades o los malos momentos que se pasan a lo largo de la existencia (todos pasamos por ellos, es algo inevitable y también necesario), he ido aprendiendo a reponerme de manera rápida en la mayoría de las ocasiones, pensando en los aspectos positivos; pero también, imagino que como para todos, ha habido épocas en las que esa voz y fuerza interiores no tenían demasiado carácter o estaban desentrenadas. En tal caso, poca cosa se podía hacer.

DEBES ENTRENAR LA CABEZA IGUAL QUE ENTRENAS EL CUERPO.

Uno de los triatlones que más ilusión me hacía correr era el Titán Sierra de Cádiz. Quería debutar en media distancia (1.900 metros de natación, 90 km de ciclismo y 21 km de carrera a pie) en uno de los triatlones míticos del país por la grandeza de sus paisajes y la dureza de su recorrido. Se trata de un triat-

---

*Jim Afremov es autor del libro *The Champion's Mind: How Great Athletes think, train, and thrive.*

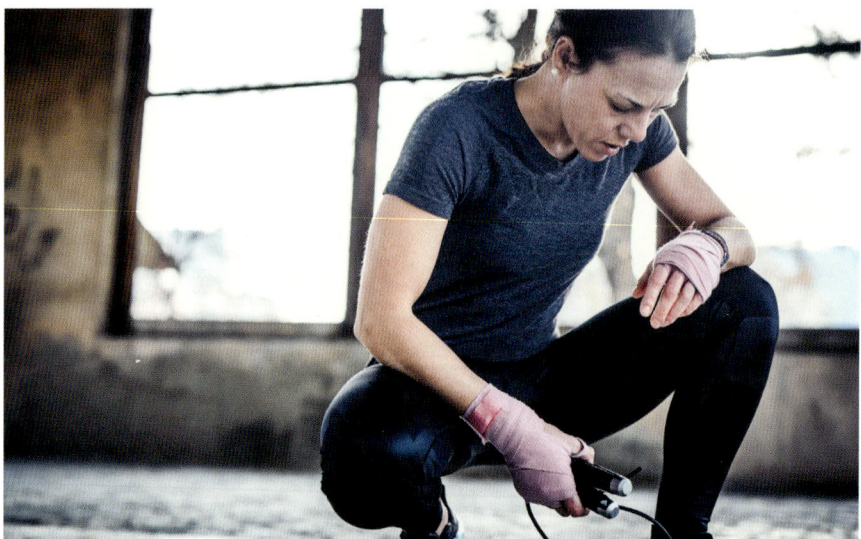

lón de media distancia que transcurre por la sierra gaditana de Grazalema y Algodonales, cuyos recorridos son tan espectacularmente bonitos como duros, pues atraviesan varios puertos de primera categoría.

A comienzos de la primavera de 2012 me inscribí a la prueba. Me puse en manos de un excelente entrenador, antiguo ciclista profesional y, sin duda, mi mente me ayudaba en cada sesión de entrenamiento. Bueno, en realidad era el modo que tenía de evadirme de otras cosas, no tenía que pensar.

Creo que ha sido la época en la que me he sentido físicamente más fuerte. Los entrenamientos salían realmente bien, mejoré mis tiempos de carrera, con la bici me sentía totalmente fuerte y segura, cumplía con todas y cada una de las sesiones..., estaba pletórica en lo que a forma física se refiere. Trataba de buscar mejores sensaciones con cada sesión de entrenamiento, y no dejaba que ningún pensamiento negativo lo echase a perder.

Por entonces, no pasaba una época personal nada buena, de hecho, seguir una planificación de entrenamiento exigente y cumplirla, me hacía estar distraída y no dar cabida a pensamientos negativos, porque entonces pasaba de ese estado de ánimo de furor a otro totalmente depresivo. Me pasaba el día triste, apegada a algo que no existía y el grado de dependencia creado hacia algo o alguien puede ser devastador para el bienestar de una persona.

A un mes de la prueba, escribí a la organización para anular mi participación. Fue una decisión muy meditada. Pese a ser consciente de que la forma física con la que me encontraba era excelente, algo importante faltaba: concentración. Chrissie Wellington, cuatro veces ganadora del Ironman de Hawái, lo ha expresado así: «Deberías mantener el mismo nivel de concentración en los entrenamientos que el que mantendrías durante una competición».

Mi cabeza no estaba realmente donde debía estar, se distraía en muchas ocasiones, los pensamientos no eran positivos; y, tras meditarlo mucho, pensé que debutar en una prueba tan exigente y dura (a nivel físico) si mi mente no me iba a acompañar en cada momento, era algo realmente arriesgado.

Visualizaba momentos en las subidas a esos puertos en los que me fallaban las piernas o la fuerza física, y pensaba que si mis pensamientos no me acompañaban, podrían arruinarme la carrera, y lo que es peor, la sufriría mal de principio a fin. Y digo sufrirla mal porque sufrir, se sufre en cada prueba, pero de ahí a agonizar desde los primeros kilómetros y sentir que no vas... eso no tiene sentido ninguno.

HAY QUE ENTRENAR EL DOLOR ASÍ COMO EL «ABURRIMIENTO DE LAS SESIONES LARGAS».

No, así no quería debutar en media distancia, de manera que no participé. Sin duda, fue una decisión acertada de la cual no me arrepentí.

Son muchas las carreras que he perdido antes de llegar a la línea de salida por pensamientos tales como: «Uf, no puedo» o «Uf, estoy cansada», y otros pensamientos totalmente negativos que en lugar de animarnos, menoscaban el grado de confianza que debemos tener en nosotros mismos.

En las competiciones de triatlón, cuando ya en el primer segmento ves que te adelanta un montón de atletas, además de recibir golpes y perder la concentración o romper tu ritmo de respiración, se originan momentos realmente angustiosos.

Aprender a gestionar esos malos momentos en los que te invade un sinfín de pensamientos negativos, fue uno de los objetivos a entrenar cuando comencé con José Acosta. Por otro lado, cuando lo dominas y te desenvuelves mejor en el medio, la situación se vive desde otra perspectiva. Como bien me repite José: ¡qué bueno es llegar a una prueba estando en buena forma! La vives de otra manera, y el grado de seguridad es un punto a tu favor.

Hay que concentrarse en buscar una respiración calmada, tratar de encontrar un ritmo fácil que permita seguir avanzando y alejar cualquier pensamiento negativo y cambiarlo por concentrarse en una única cosa. Al menos eso me funciona.

He vivido un par de situaciones angustiosas, no precisamente en los primeros minutos de la prueba, donde es más común recibir golpes o sentirse abrumado por la cantidad de atletas en el agua. En el pasado Skoda Triatlón Series de Málaga en octubre de 2015, en la segunda vuelta del segmento de natación, uno de los participantes, sin razón alguna, empezó a golpearme los pies. Al principio no le di importancia, pensé que seguía la estela y lo hacía sin querer. Pero al poco empezó a empujar mis piernas hacia abajo hasta alcanzarme la cabeza y tratar de hundirme. En esos momentos, cambias el ritmo e intentas hacer un mayor batido de piernas y aumentar la frecuencia de la brazada para deshacerte de semejante imbécil. Lo increpé y le advertí de lo que estaba haciendo, pero el chico continuó. Hoy en día, sigo sin entender las razones que le llevaron a actuar de esa manera. Me sobrepuse hasta volver a coger un ritmo. Ese día quedé segunda en la clasificación general femenina.

Luego entras a la zona de la primera transición y ves que la mayoría de las bicis ya no están, lo que significa que hay un montón de atletas en el circuito de bici y tú estás ahí aún con el neopreno puesto... Os aseguro que eso desmoraliza bastante. Ante tales situaciones, tienes dos opciones:

- Venirte abajo y dejar de pelear.
- Hacer tu carrera, no pensar en lo mal que vas, sino en lo bien que puedes ir si te concentras y disfrutas, que es lo que todos venimos a hacer.

Me gusta competir, me gusta dar lo mejor en cada uno de los entrenamientos, pero como os contaba, el dejar que afloren y me controlen pensamientos negativos, me ha llevado a situaciones bastante angustiosas.

Todo es cuestión de entrenarlo y practicarlo. No hay más.

Entrenar la cabeza y entrenar con cabeza son dos cosas diferentes pero igual de importantes, y deben ocupar un lugar privilegiado en tu día a día.

ENTRENAR CON CABEZA

Uno de los objetivos principales que he tratado de transmitir a los lectores de mi blog personal, así como a todos los deportistas y corredores con los que he podido entrenar, y ahora a ti, que estás leyéndome, es seguir la máxima de entrenar con cabeza y con sentido común.

¿Eso qué significa? No quieras complicarlo, todo es mucho más sencillo de lo que en realidad suele hacerse. Únicamente hay que ser consciente de que debes entrenar conforme a tus circunstancias, y estas son únicas y excepcionales. Ortega y Gasset lo explicaba perfectamente en su obra *Meditaciones del Quijote* con la frase: «Yo soy yo y mi circunstancia, y si no la salvo a ella, no me salvo yo». Si consigo que al menos alguno de vosotros grabe este mantra, lo crea de verdad y lo aplique, seré feliz.

El auge del atletismo en el ámbito de las carreras populares, así como en otras disciplinas (triatlón, carreras de montaña, carreras de ultradistancia...), nos puede hacer creer que, de la noche a la mañana, no tenemos límite alguno, que el ser humano es capaz de hacer cualquier cosa, por impensable que parezca. Esto es así, pero no a cualquier precio ni menoscabando la salud.

Efectivamente, creo que cada uno de nosotros tiene el límite mucho más lejano de lo que puede creer. Pero intentar llegar a él por el camino rápido y de forma inmediata no es lo mejor ni para ti ni para tu salud.

No dejamos de ver el número creciente de personas que, sin haber hecho deporte previamente, habiendo llevado una vida sedentaria, se plantean retos que van más allá de sus circunstancias en ese momento. Imagino que se dejan llevar por la falsa creencia de que «más es mejor», en lugar de «lo que hagas, al menos, hazlo bien». Soy de las que piensan que correr un maratón no es lo mismo que hacer un maratón. Finalizar un maratón caminando (siempre que no haya lesión, daño estructural o cualquier otra causa de fuerza mayor) no es hacer un maratón.

UN MARATÓN SIGNIFICA CORRER 42.125 METROS. EL MARATÓN SE CORRE, NO SE ANDA. EN ESO CONSISTE ESE DEPORTE.

¿Más de 42 km corriendo? Me infunde un profundo respeto. Una absoluta proeza que, desde luego, no podemos hacer de la noche a la mañana, ni siquiera de un mes para otro. Se puede hacer, hacerlo bien y sin lesiones es otra cosa.

Admiro profundamente a las personas que se preparan para correr un maratón y lo corren. Unos más rápido, otros más despacio, pero ojo, han estado meses, con cada uno de sus días y sus horas, llevando a cabo su plan de entrenamiento, una alimenta-

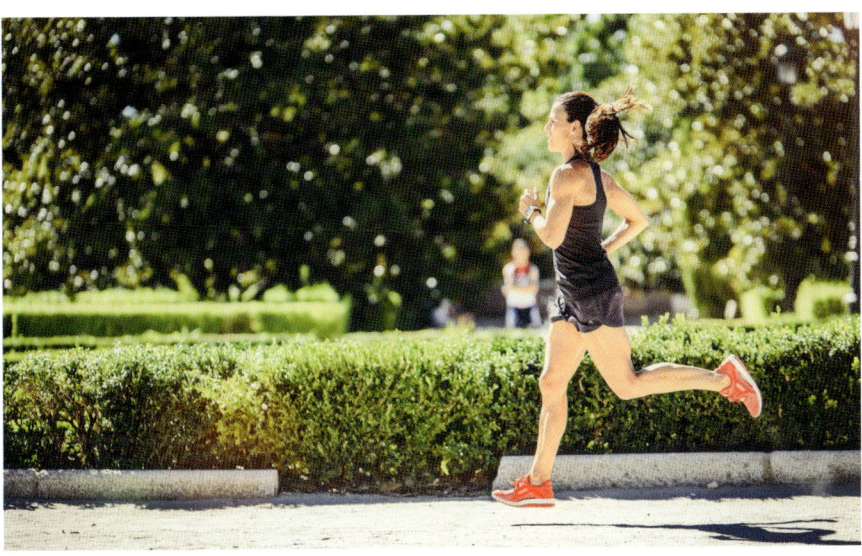

ción adecuada, sacrificando otras cosas, por llegar a correr cada uno de esos 42.125 metros. Todas tienen una historia detrás, unas circunstancias propias, y merecen todo el respeto del mundo cuando lo han preparado concienzudamente.

No perdamos el respeto a la media y a la larga distancia ni queramos correr cuando ni siquiera somos capaces de caminar erguidos. Esto mismo ocurre en otros deportes de resistencia que cada vez cuentan con más adeptos (también te digo que en cuanto se dan cuenta del verdadero compromiso y sacrificio que supone trabajar y entrenar para acabar bien y sin lesiones una prueba así, muchos abandonan).

Mucha gente me pregunta: ¿Y para cuándo un maratón? ¿Para cuándo un ironman? Pues no lo sé, de hecho, no sé si lo haré algún día. Actualmente no quiero hacerlo porque sé lo que conlleva y, lo que es más importante, el cuerpo no me lo ha pedido. Reconozco que vivir de cerca, como espectadora, un par de triatlones de distancia ironman es tan emocionante que, por un momento, me ha llevado a pensar lo maravilloso que sería poder hacer uno en condiciones; pero ciertamente, con la vida que llevo ahora mismo, y con el sacrificio que sé que implica la preparación de una prueba de este tipo, hoy en día no quiero hacerlo. Porque si me planteo un reto, quiero hacerlo bien, y actualmente no podría cumplir con la planificación.

Lo que me parece una heroicidad, no es ser *finisher* de un ironman sin haber entrenado bien, o porque en una apuesta con amigos apareció el famoso «A que no hay narices». A mí lo que me parece una heroicidad es esa madre o padre que se levanta a las 5.30 de la mañana para poder salir a correr o hacer una tabla de ejercicios antes de llevar a sus hijos al colegio, ir a trabajar, volver de trabajar, arreglar la casa y aun así sacar tiempo para prepararse su carrera de 5 km.

Me parece una heroicidad la de los compañeros que he tenido que, tras trabajar 12 horas al día, llegar a casa y estar con sus hijos, se ponen a hacer sus dos horas de rodillo antes de dormir o antes de ir a trabajar para poder cumplir con sus entrenamientos. Sacrifican tiempo con los amigos y familia los fines de semana porque tienen que entrenar para acabar bien —de acuerdo a sus circunstancias— un ironman o un maratón. Eso es lo que me parece heroico.

Debemos inculcar la cultura del proceso más que la del resultado.

El que no tiene compromiso ni respeto por esas distancias, juega a ser deportista para colgarse la medalla y llega sin apenas poder caminar —ya sin correr siquiera—, pues en el camino ha sufrido lesiones por exigir más a su cuerpo de lo que este puede ofrecerle sin estar preparado. Eso no me parece ninguna heroicidad. Me parece una tremenda estupidez.

Someter al cuerpo a un nivel de entrenamientos, estrés muscular, fatiga y sobre todo compromiso, al que no está acostumbrado, es querer ir más rápido de lo que se puede, y por el camino fácil. He oído tantas veces eso de «Con acabar me conformo»...

Mi reto personal no es acabar. De hecho, si voy a hacer una prueba es porque sé que la voy a acabar. Mi reto es poder prepararla y hacerla bien. (Otra cosa es que no puedas acabarla por una caída en la prueba o un hecho inesperado, pero no por no ir bien preparado.)

Pues, amigo, creo que acabar una carrera y acabarla bien, según las posibilidades de cada uno en ese momento, son dos cosas diferentes. Ojo, no estoy diciendo que sea necesario batir un récord ni mucho menos, solo que debes acabarla bien, sin haberte lesionado por el camino y acorde a tus circunstancias y preparación. Y sobre todo, haberla disfrutado de principio a fin incluyendo el camino que te ha llevado a ella.

Más distancia no tiene por qué ser mejor.

Entrenar con cabeza es tener conciencia de que no solo somos lo que queremos o las metas que deseamos alcanzar, somos también las circunstancias de nuestras vidas.

Hay que ser consciente no solo del punto de partida, sino también de las posibilidades que tenemos para recorrer el camino de la mejor forma posible, de manera saludable y evitando cualquier tipo de lesión.

Una de las causas principales de lesiones en corredores populares es el exceso de carga (volúmenes e intensidades) y la falta de control en los entrenamientos, unido a un inexistente trabajo complementario y compensatorio. El sobreentrenamiento suele traer consigo fracturas por estrés, descompensaciones musculares, roturas fibrilares, inflamación muscular, molestias y fatiga permanentes, entre otras muchas complicaciones.

Sea cual sea el objetivo por el que corres: por salud, como actividad que te ayuda a liberar el estrés, para perder masa grasa o por rendimiento, en cada uno de los casos, sin excepción, el único rival que tienes eres tú mismo. Debes enfrentarte cada día a la decisión de calzarte las zapatillas para entrenar y mejorar tu salud o tu rendimiento.

En ese camino que elijas, tienes que evaluar tu coste de oportunidad. Es un concepto económico, definido como el valor de la mejor alternativa posible a la que se renuncia para llevar a cabo una acción, es decir: el valor de la mejor opción no realizada, aquello a lo que renunciamos cuando tomamos una decisión.

En nuestro caso, qué dejas de hacer para poder correr y entrenar. Evalúa ese coste de oportunidad.

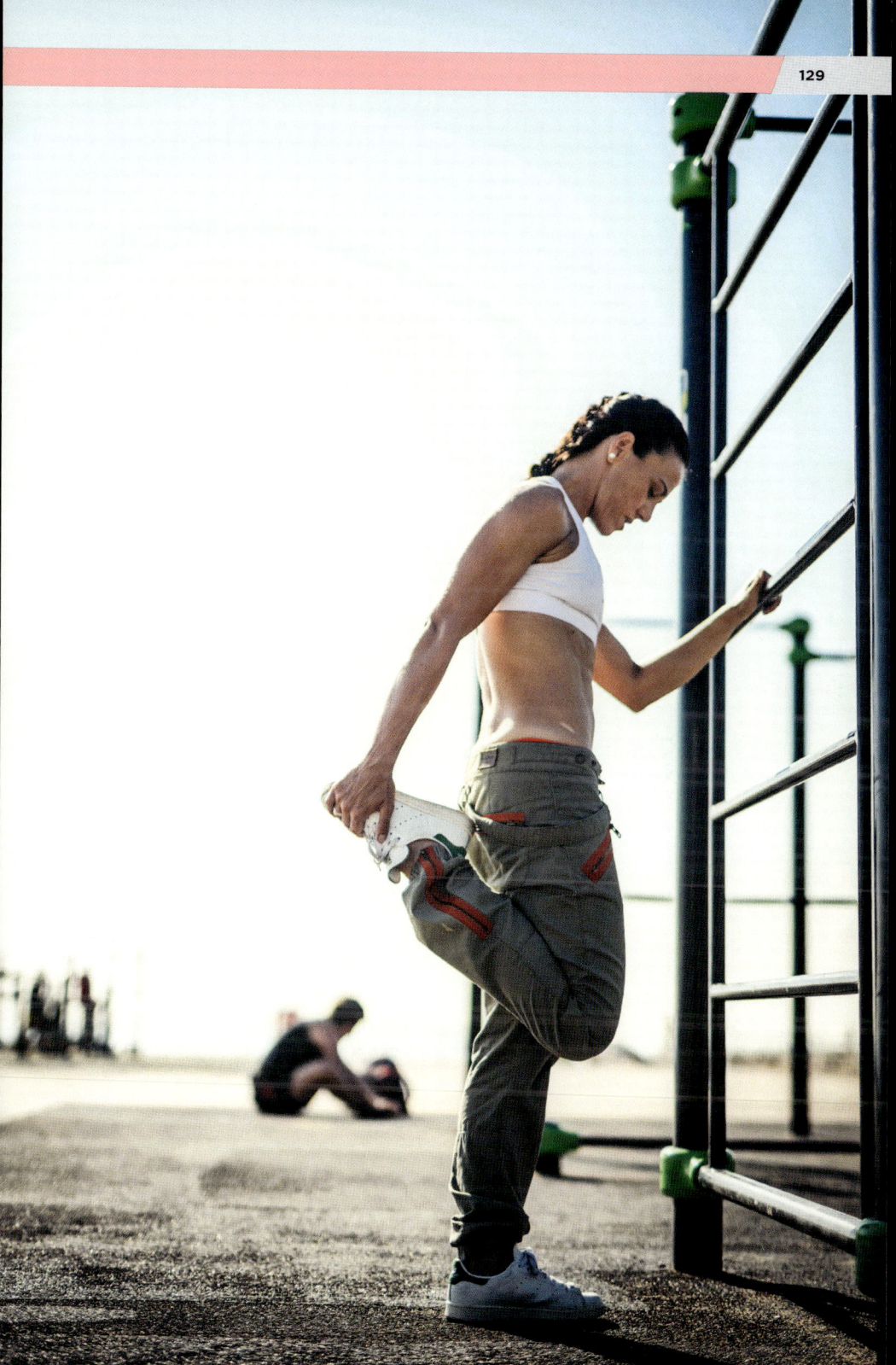

Un ejemplo fácil responde a por qué no quiero entrenar para una prueba de larga distancia. Implica aumentar el número de horas de entrenamiento semanales, de las cuales no dispongo; por lo que tendría que dejar de hacer o sacrificar otras cosas importantes tales como: pasar tiempo de calidad con mi familia o mi pareja, mi tiempo de descanso, el ritmo de publicaciones en mi web... Aumentaría el estrés por carga de trabajo diario para poder cumplir con los compromisos profesionales. Para mí, es un coste demasiado alto. Actualmente, no me compensa.

Lo que está claro es que hacer varias cosas a la vez, y hacerlas todas bien, es una tarea no solo extremadamente difícil sino también bastante estresante con tendencia a romperse por algún lado. De modo que, concéntrate en algo y pon todo tu empeño y energía en ello. Pase lo que pase, ya habrás conseguido algo muy importante: tener el control.

Tener en cuenta tus circunstancias supone que si quieres medirte con alguien, debes hacerlo con quien tenga unas competencias y circunstancias parecidas a las tuyas.

Querer rendir como un profesional está muy bien si tienes el tiempo suficiente para hacer lo mismo que hacen ellos: entrenar, comer, descansar, y así todo el tiempo. Aunque *a priori* te puede parecer fácil, no lo es en absoluto.

He tenido la suerte de conocer de cerca la vida de triatletas profesionales, en varias ocasiones que he estado en Lanzarote y Fuerteventura. En este segundo caso, estuve una semana completa con Sebastian Kienle (campeón del mundo de Ironman 2014), Åsa Lundström (triatleta profesional, campeona de varias pruebas de ironman y top 10 en el Campeonato del Mundo Ironman 2015) y Non Stanford (triatleta olímpica, cuarta en los Juegos Olímpicos de Río) y, desde luego, su vida está milimetrada a cada segundo, y su concentración para todo lo que hacen es absoluta. Por aquellos días, también estaban concentrados Javier Gómez Noya y todo su equipo.

Cuando bajaba a desayunar a las 8.30 h, ellos ya habían hecho su primera sesión del día en la piscina, habían desayunado y estaban descansando un poco para estar listos para la segunda sesión. Descanso, comer, descansar de verdad, y entrenar de nuevo. Así continuamente.

Imagino que, como yo, te levantas temprano para ir a trabajar. Muchos pasamos muchas horas sentados frente a un ordenador, saturados de información, resolviendo problemas con su estrés añadido. Llegas a casa, haces la compra, la casa (si tienes familia, no quiero ni imaginármelo) y sacas horas para poder entrenar y liberarte de las presiones diarias.

En mi caso, además de estar frente al ordenador escribiendo o leyendo un montón de artículos para poder estar actualizada en mi campo, colaborar con diversas fuentes de información y generar contenidos, soy instructora de clases colectivas en un gimnasio y entrenadora personal.

Como te contaba al comienzo, dejé mi vida profesional del marketing y aposté por convertir lo que era mi pasión, hobby (y segundo trabajo) en mi modo de vida. De manera que es a lo que me dedico actualmente, me gusta enseñar a la gente a moverse mejor, ganar salud, disfrutar y pasarlo bien, y que mejoren.

Hay que programar las sesiones, las pruebas, la comunicación..., pero también hay que preparar la música, pasar horas escu-

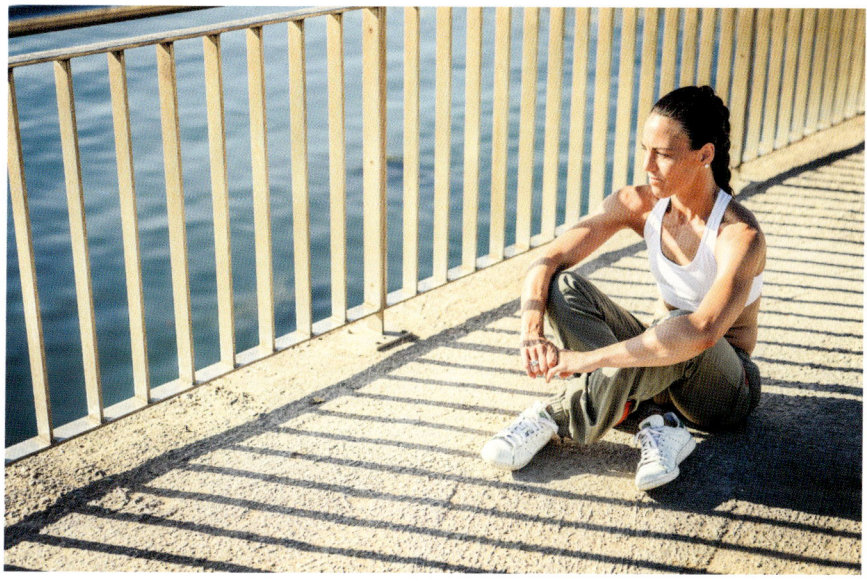

chando temas, mezclarlos y cuadrarlos con la sesión de entrenamiento que vas a impartir. Organizo las sesiones de cada deportista al que entreno con sus necesidades específicas. Igual que tú, dedico muchas horas al trabajo. Y cuando no trabajo en el gimnasio los fines de semana, imparto alguna formación a corredores populares o asisto a cursos de formación para mantenerme actualizada en el sector. Y cuando no, escribo nuevos contenidos para el blog y otras webs.

Cuando este libro se publique, espero haber terminado mi tercer posgrado, esta vez de Especialista en Entrenamiento Personal cursado en el Instituto Nacional de Educación Física (INEF), el cual compagino con el trabajo, los entrenamientos, la familia y vivir.

Con todo y con eso, en los períodos de máximo volumen e intensidad de mis planificaciones de entrenamiento de triatlón, lo máximo que he podido sacar, incluyendo las clases que imparto, han sido 20 horas semanales. Vamos, son veces contadas, no os vayáis a pensar.

> **MI RUTINA SEMANAL EN PERÍODO COMPETITIVO**
>
> - Natación: 2-3 sesiones (máx. 7.000 metros)
> - Ciclismo: 1 salida larga (máx. 100 km)
> - Carrera: 3 sesiones (máx. 30 km)
> - Trabajo compensatorio o gimnasio: 1 hora

No te asustes, no es nada teniendo en cuenta que incluyo las clases que doy porque no tengo tiempo suficiente para más sin sacrificar horas de sueño ni descanso.

Y eso en los ciclos o picos de entrenamiento. El resto de triatletas con las que tengo la suerte de competir en pruebas, la mayoría profesionales o casi profesionales, dedican una media de 35 horas a la semana a entrenar, más sus horas de descanso.

Hace poco leía una entrevista a una triatleta española profesional, cuya media semanal aproximada eran: 15.000 metros de natación, 550 km de bici y 70 km de carrera. Está claro que las circunstancias no son las mismas.

No es una excusa, es un hecho y como tal lo tengo en cuenta a la hora de enfrentarme a las pruebas. Y todos deberíamos hacer lo mismo. Conocer tus capacidades, tus limitaciones y dar lo mejor de ti ya es, sin duda, una victoria.

De modo que, si tienes en cuenta el tiempo del que dispones y lo que estás dispuesto a comprometerte, el objetivo es ser lo más eficiente, sin sacrificar el tiempo de descanso y de recuperación.

No salgas a entrenar a máxima intensidad cuando tu cuerpo te esté alertando de que está agotado. Ese tipo de acciones solamente restan. Eso has de tenerlo claro. Tampoco pienses que, como tienes poco tiempo, has de hacer todas las sesiones a máxima intensidad, intentando llevar ritmos de competición. Esa práctica no es sostenible en el tiempo y es muy probable que el riesgo de lesión y el estrés aumenten.

Siempre digo que: «Cuando entrenes, entrena. Cuando compitas, compite. Pero no compitas entrenando».

En nuestro caso, «menos sí es más». Debes aprender a gestionar tu tiempo y ser capaz de sacarle el mayor rendimiento.

El día que no es que estés cansado, sino realmente fatigado, escucha a tu cuerpo, porque es mucho más efectivo descansar un día y recuperar las buenas sensaciones, que entrenar fatigado cuatro días seguidos. Los resultados no tienen nada que ver. Es obvio que esto no tiene misterio alguno, consiste en entrenar. Pero hay que entrenar bien, no entrenar mucho porque sí, sin orden ni control. A corto plazo quizá sí sea sostenible, pero a largo plazo, el cuerpo te parará.

> **RESUMEN:** *TRAIN SMARTER*
- Desarrolla y mejora tus cualidades físicas para reducir el riesgo de lesión y fatiga.
- Adecúa tu plan de entrenamiento a tus circunstancias personales y profesionales, y no al revés.
- Entrena a alta intensidad solo en las sesiones específicas indicadas por tu preparador físico.
- Descansa y nútrete bien: mejorarás tu rendimiento físico y mental.

ENTRENO MENTAL: *FIT BRAINING*

¿Qué diferencia a los atletas top del resto? Su mentalidad.

La preparación mental para las carreras, sobre todo de larga distancia, y para el resto de deportes, es clave a la hora de lograr el éxito. La concentración y la planificación son determinantes.

«TU MENTE ES LA QUE HACE QUE EL RESTO DE COSAS FUNCIONEN.»
KAREEM ABDUL-JABBAR

Cuando empecé a seguir las directrices y pautas de José Acosta como entrenador, una de las partes fundamentales del primer año de preparación fue cómo gestionar mis pensamientos negativos durante las carreras y competiciones, cómo hacerme fuerte ante los momentos menos buenos, y sobre todo, aprender a entrenar escuchándome, soportando todas esas largas horas de entrenamientos en solitario.

Ese apartado ha sido clave para lograr confianza, seguridad y enfrentarme a situa-

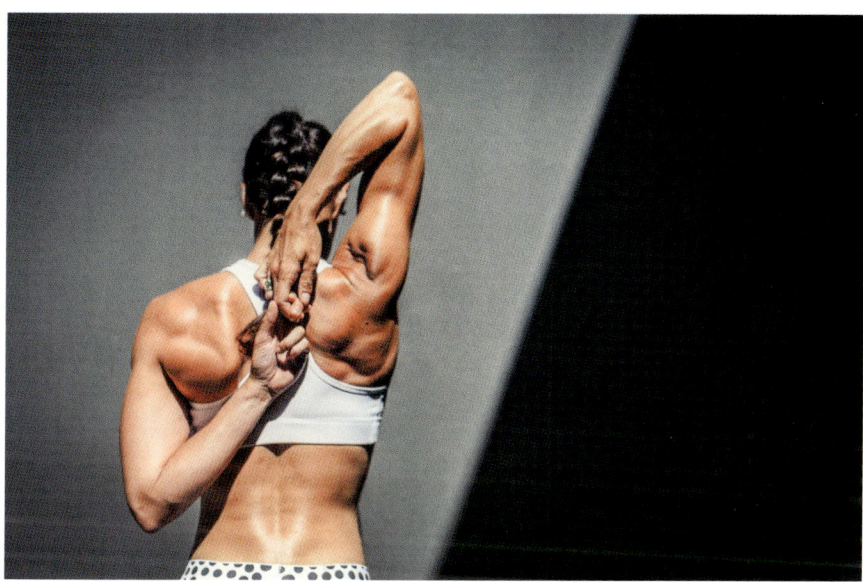

ciones desconocidas. Con respeto por las distancias (desde carreras de 5 km hasta las de larga distancia), pero con seguridad y confianza en mis capacidades.

Imagino que tú también habrás tenido días con sensaciones pésimas, que te hayan hecho plantearte el abandono de la carrera o del entrenamiento. Ese momento es crítico. Como José me ha indicado, y con la práctica lo he podido comprobar, el cuerpo es realmente vago y ante cualquier señal mínima de cansancio el cerebro, no hace ningún esfuerzo por continuar. Si te paras, ya le estás diciendo al cuerpo que no puede más, y este opta por lo fácil, que es no continuar. Ante esos momentos, una buena estrategia es reconocer por qué te está ocurriendo y resolver esta pregunta: ¿qué hago para superarlo?

De modo que, por muy entrenados que tengamos nuestros huesos, músculos y movimientos, estos están totalmente vendidos ante una oleada de pensamientos negativos.

La pregunta que nos surge: ¿y cómo entreno mi mente? Desde luego, es un campo vastísimo, y existen infinidad de libros de grandes autores sobre psicología en el deporte —un tema que particularmente me fascina— que ayudan a tomar perspectiva y encontrar motivación.

No puedo hablar desde un punto de vista científico porque mis conocimientos se reducen a las lecturas sobre el tema que procuro hacer para seguir aprendiendo. Únicamente puedo hablarte desde mi experiencia como persona y como deportista que se ha enfrentado, igual que tú, a todo tipo de situaciones, unas muy positivas y que te refuerzan y otras no tanto, pero que, si sabes gestionarlas, también te fortalecen.

«Siempre va a haber adversidades, siempre va a haber desafíos, y todos ellos son oportunidades para crecer», como ha dicho Kobe Bryant, cinco veces campeón de la NBA con Los Angeles Lakers.

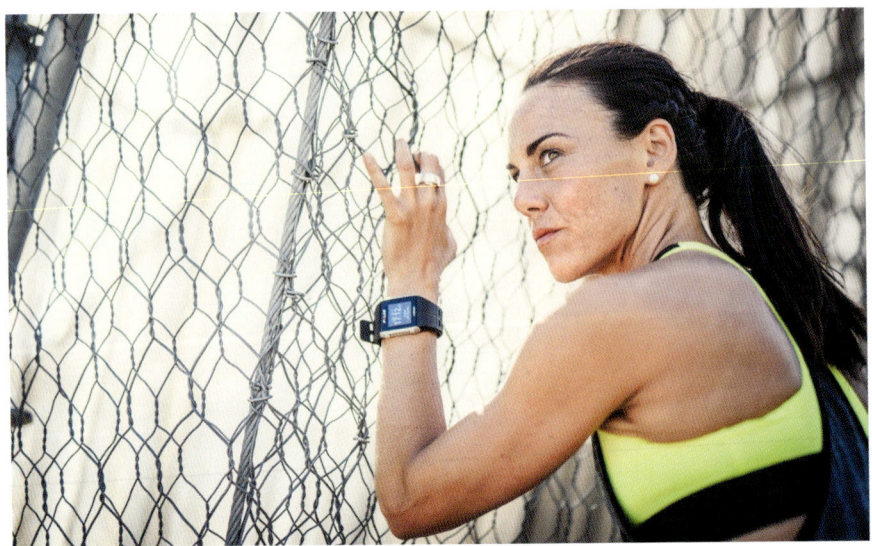

Hace poco leía una frase de Abraham Maslow, que decía lo siguiente: «No son tareas sencillas si tenemos en cuenta que nuestra mente recibe constantemente infinidad de información proveniente de sonidos, formas, imágenes... Pero igual que el descanso y el sueño son importantes para una buena recuperación muscular, saber desconectar el cerebro para observar nuestro interior es igual de importante. Solo encontrando el equilibrio se logrará una mente lo suficientemente despejada para tomar decisiones con sentido común y recurrir a pensamientos positivos en los momentos de mayor estrés.»

Aunque sabemos que son necesarios, solemos impedir que esos momentos de verdadero disfrute y recarga de energía positiva.

Mi madre siempre me ha dicho que «provocas lo que te temes». Sin duda, el temor nos constriñe e impide que hagamos muchas cosas de las que podríamos disfrutar plenamente.

Cultivar la mente va más allá de desconectar de toda esa cantidad de información diaria que nos proporciona el constante apego hacia el mundo virtual. Hay infinidad de actividades que podemos desarrollar para potenciar nuestras habilidades mentales y propiciar pensamientos positivos y creativos: escuchar música, hacer puzles o crucigramas, leer, escribir, dibujar o simplemente pararse a contemplar lo que nos rodea, sin más.

Hay dos lecturas que me ayudaron en su momento a ser consciente de la realidad y saber disfrutar de cada momento, viendo siempre el lado positivo y buscando la mejor versión de cada uno de nosotros. Son dos libros que me recomendó mi madre y que si no habéis leído, os invito a que lo hagáis: *El poder del ahora*, de Eckhart Tolle y *El guerrero pacífico*, de Dan Millman. Ambos están relacionados con lo que actualmente se conoce como *mindfulness*, y cada vez son más los entrenadores deportivos y coaches que introducen a sus deportistas en este concepto, que aboga por la conciencia plena del momento presente, ni más ni menos.

Volvamos al principio. Hablamos de salud, y la actividad física sin duda es uno de los grandes medios a través de los cuales ganamos vitalidad y seguridad en nosotros mismos. Tener confianza, y sobre todo enfrentarte con éxito a pequeños retos diarios a través de tu actividad, te permitirá gestionar el resto de las parcelas de tu vida de forma más segura y sin miedos.

No podemos concebir la salud sin una mente sana y un cuerpo sano por dentro.

Una mente sana es una mente positiva, fuerte, creativa, en paz, con seguridad y confianza. ¿Conclusión? Hay que entrenarla, incluirla en cada sesión de entrenamiento es una buena manera de empezar.

CONSEJOS PARA ENTRENAR NUESTRA MENTE

Actualmente se escribe mucho sobre el *mindfulness*. El libro que os mencionaba de E. Tolle, creo que lo leí en 2011, y precisamente se centra en aprender a vivir el momento presente en toda su extensión. Debemos centrarnos en ello, que es lo único que podemos controlar sin perder el tiempo en lo que podía haber sido o en lo que podría ser. Emplea tu tiempo en aquello que puedes gestionar.

Como en todo plan de entrenamiento, el compromiso con uno mismo es la llave que te permitirá avanzar hasta alcanzar cada uno de tus objetivos. Establecer un compromiso con uno mismo, con tu plan de entrenamiento y con tu entrenador ya es un hecho que requiere una fuerte voluntad. Es el primer paso para comenzar a ejercitar tu mente, tu fitness mental.

Ser consciente del gran papel que desempeña nuestra mente a diario es esencial para reconocer cuán importante es entrenarla.

> «LA HABILIDAD DE ESTAR EN EL MOMENTO PRESENTE ES UN COMPONENTE PRINCIPAL DEL LA SALUD.»
> ABRAHAM MASLOW

Lo que aquí comparto es mi experiencia personal en lo relativo a cómo he aprendido a gestionar mis emociones, a controlar los miedos, a confiar en mis capacidades y habilidades, y a dominar la ansiedad en cada situación en los últimos años.

Los entrenamientos en solitario me han ayudado a controlar las emociones y los malos momentos. He llorado en sesiones de carrera cuando los ritmos, por más que quisiese, no subían; en salidas en bici en las que me sentía bloqueada y las piernas no funcionaban porque la cabeza mandaba señales negativas constantemente; he tenido que parar a coger aire en la carrera a pie de algún triatlón porque no era capaz de controlar la ansiedad. En todas estas situaciones debes tomar una decisión. Siempre puedes elegir, y de ello depende cómo acabe la historia.

Tras los primeros momentos de ansiedad, bloqueo o pataleta, toca coger aire, concentrarse en algo que distraiga la atención de ese mal momento y continuar. Suelo concentrarme en la respiración cuando corro, en el pedaleo cuando voy en la bici, en la cadencia de paso o en las brazadas en el agua... o bien, dejo que suene un mantra en mi cabeza hasta que consigo estabilizar el ritmo. Me digo algo así: «Venga Isa, ya está, ibas muy bien, con ritmito» o «Mantén una respiración controlada, coge aire, suelta...». Otras veces, viene bien visualizar cómo te gustaría hacerlo en una carrera, imaginarte a ti mismo, cómo te gustaría verte desde fuera, a modo de película. A mí me funciona.

Tienes que encontrar esos pequeños trucos y pensamientos que te haga concentrarte solo en ellos y te alejen de los malos pensamientos.

> PUNTOS CLAVE PARA ENTRENAR TU MENTE

1. Concentrarse en lo que se hace
Cuando estés conduciendo, conduce. Cuando estés nadando, nada y siente el medio; cuando estés escribiendo, escribe, y cuando estés corriendo, solo corre.

Concentrarte en una única cosa hace que tus sentidos, tu esfuerzo y tus pensamientos no se dispersen y estarás presente, controlando ese momento.

2. Entrenar en solitario
La preparación y los momentos en solitario asustan *a priori*, porque solo escuchas a una persona constantemente, tu voz interior, tus pensamientos, tus miedos, tus fortalezas y debilidades. Pero es la oportunidad perfecta para conocer a la persona que eres y ayudarla a ser más fuerte.

Es cierto que los entrenamientos en solitario resultan doblemente agotadores. Escucharse a uno mismo durante tres o quatro horas seguidas puede resultar un infierno, pero también es una gran oportunidad de disfrutar de tu momento. Si he tardado en terminar este proyecto, además de por el ajetreo de vida que llevo, es porque la inspiración me venía únicamente cuando me iba a entrenar sola. Era entonces cuando un sinfín de ideas acudían a mi cabeza. Así que este tipo de sesiones no solo ayuda a liberar endorfinas, sino también a aumentar la creatividad.

En solitario, sientes cada uno de tus pasos, tu respiración, el sonido del silencio, los olores... tus sentidos se despiertan y vives el entrenamiento de otra manera.

Al mismo tiempo, asusta porque debes enfrentarte a tus miedos, que aparecen sin avisar y no hay nadie para echarte un cable salvo tu otro yo. Todas estas experiencias no harán más que reforzar tu carácter en tu vida personal y profesional.

En las carreras de media y larga distancia o en los triatlones, compites contra ti mismo en la mayoría de las ocasiones, debes superar el nivel del día anterior, y vas solo, acompañado por ese otro yo indeseable que puede aparecer en cualquier momento, cuando se le cruce el cable.

3. Aprender a gestionar las decepciones y los contratiempos
Ya se trate de una mala competición, una lesión o una enfermedad antes de un gran evento, hay que saber cómo sobreponerse a tales situaciones. Cuando esto sucede, necesitamos tiempo para enfadarnos y estar tristes. Es algo natural y humano. Esas emociones demuestran precisamente cuánto te importaba la prueba. Pero no te permitas más de dos días, vuelve a ponerte en marcha. Fija un nuevo objetivo y retoma el trabajo.

4. Aprender del lado oscuro de tu deporte
Ante situaciones que no controlamos surgen el miedo y la incertidumbre, especialmente en carreras de larga distancia. No debes dejar que te paralicen; para superarlos, crea tus propias estrategias. En mi

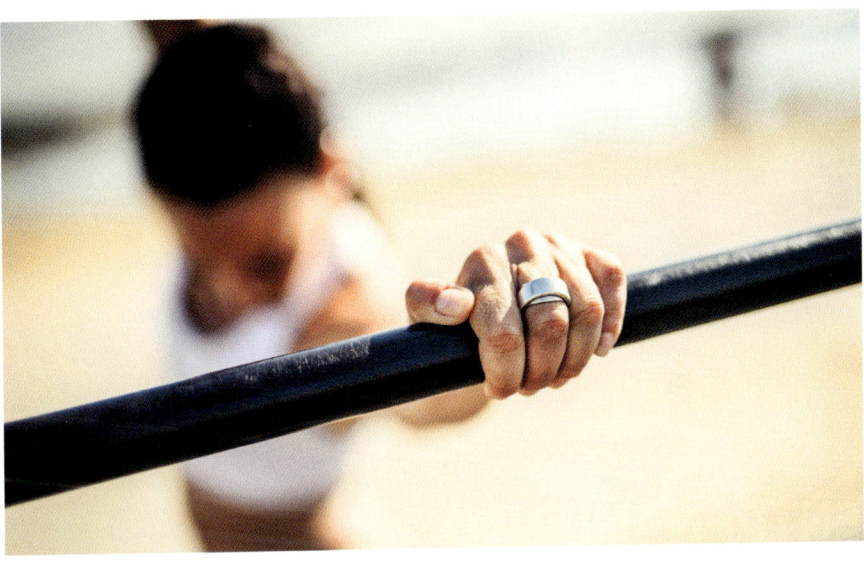

caso, por ejemplo, ante triatlones de media y larga distancia sigo las siguientes tácticas:
- Estudiar los circuitos, recorrerlos, planificar una estrategia de «por si acasos», escenificar diferentes situaciones y resolverlas mentalmente. En definitiva, anticiparse a lo que pueda pasar.
- Crear mantras motivacionales y acciones automáticas que generen seguridad y control de uno mismo.
- Afrontar la incertidumbre como una oportunidad para seguir avanzando, creciendo y aprendiendo, como un reto personal.

5. Pensar en positivo

Dale la vuelta a la tortilla si la situación se pone fea. Cambia el chip. Trata de calmarte con frases como: «Venga, que tú puedes, has hecho cosas más difíciles». Reformula todas las frases negativas y crea emociones buenas, ya verás como el rendimiento cambia para bien.

6. Disfrutar del camino

Céntrate en el proceso. No te obsesiones con el resultado final. Cada sesión de entrenamiento es una oportunidad para tener nuevas emociones, sentir tus mejoras personales, disfrutar del entrenamiento con amigos, descubrir nuevos ejercicios... En realidad, lo que verdaderamente lo hace interesante y vas a recordar, es todo el proceso que has ido llevando y te ha hecho evolucionar. El momento de la carrera o competición es efímero.

Como deportista y como persona, te animo a disfrutar de cada uno de los pasos del proceso, piensa en tu éxito personal como un crecimiento y mejora continuas en el tiempo.

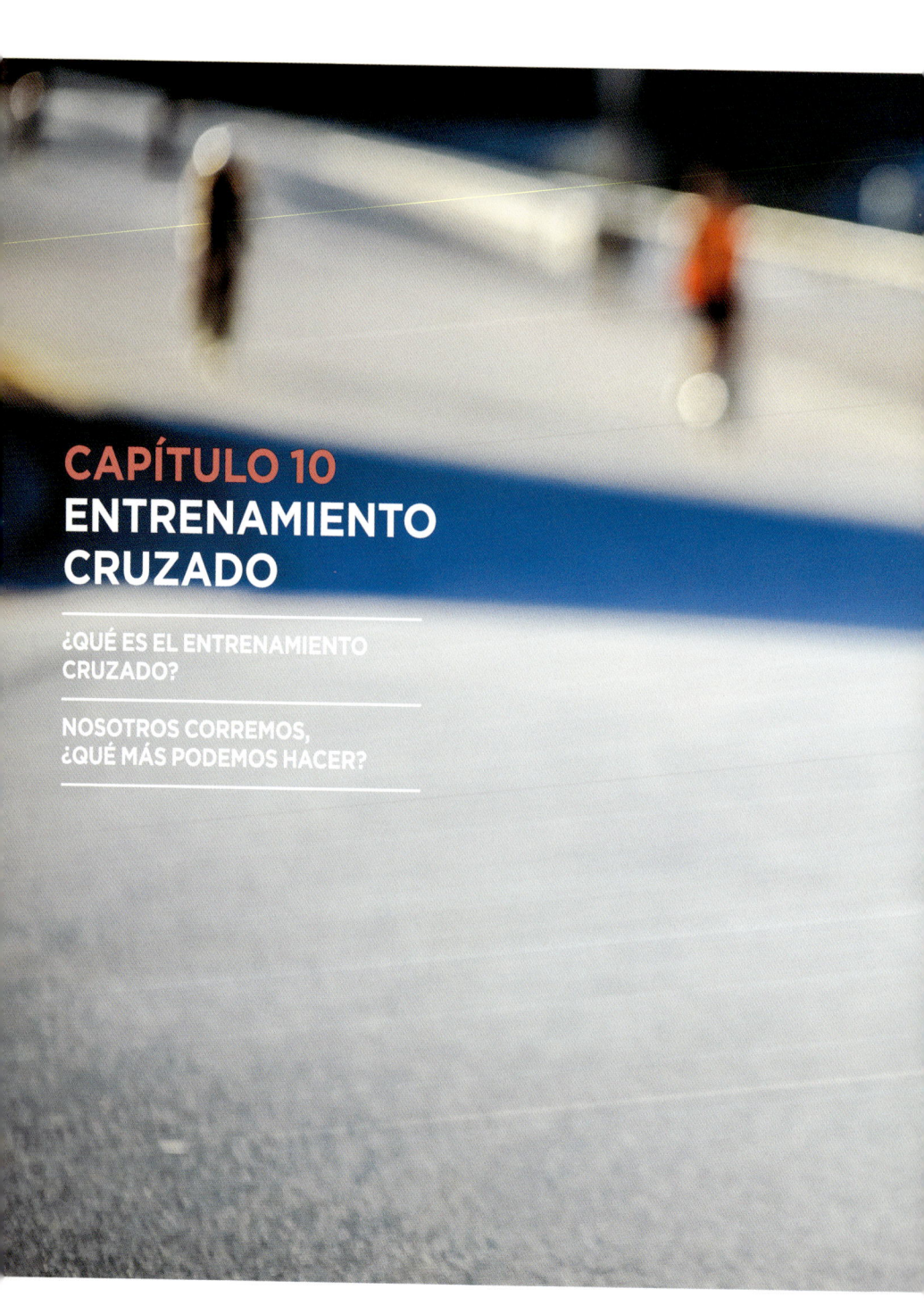

CAPÍTULO 10
ENTRENAMIENTO CRUZADO

¿QUÉ ES EL ENTRENAMIENTO CRUZADO?

NOSOTROS CORREMOS, ¿QUÉ MÁS PODEMOS HACER?

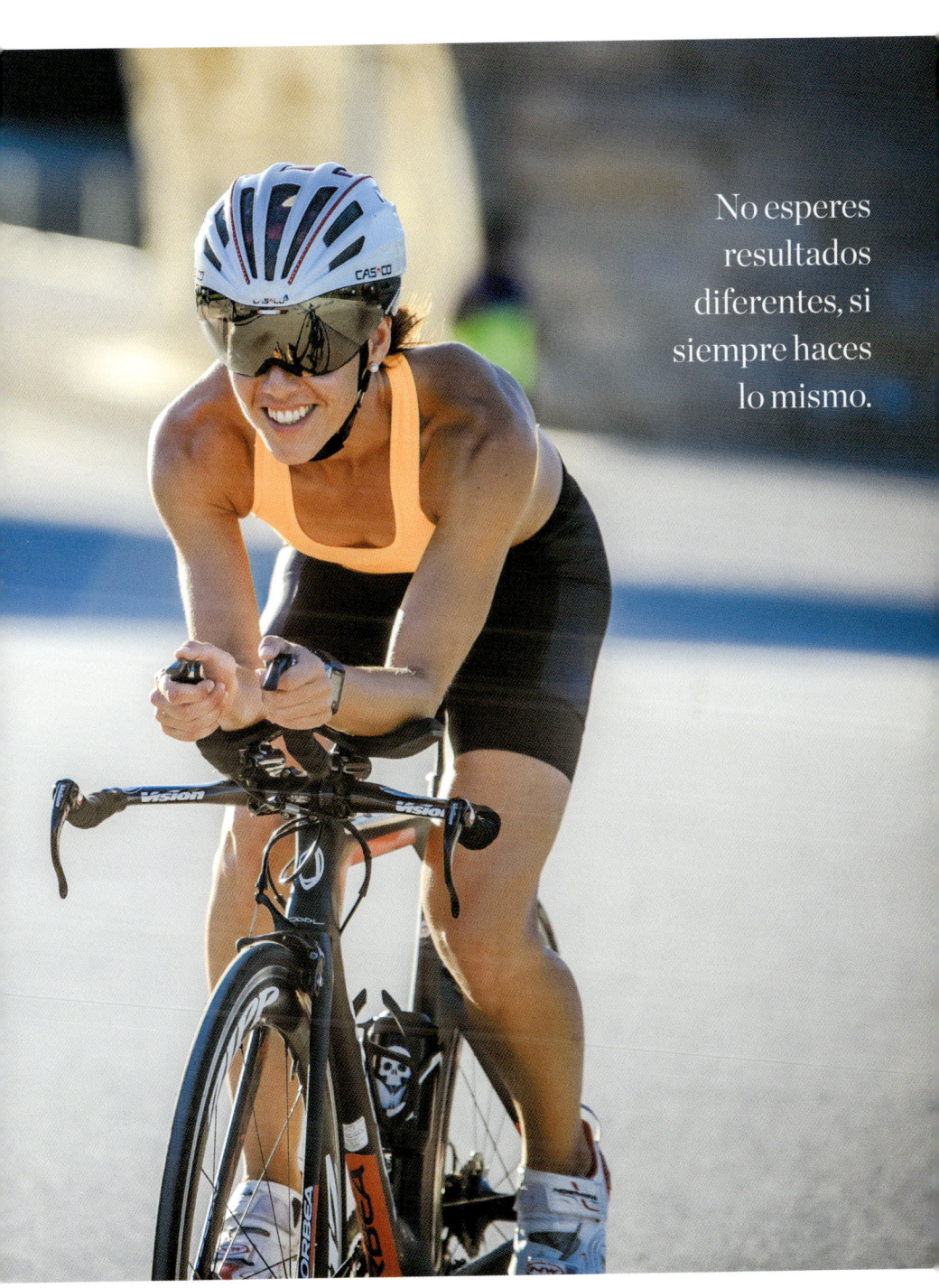

No esperes resultados diferentes, si siempre haces lo mismo.

Imagino que, como muchos de vosotros, soy bastante inquieta, con una mente abierta a nuevas experiencias y aprendizajes. A fin de cuentas, para crecer y madurar jamás hay que dejar de experimentar, el conformismo solo conduce al estancamiento y a la mediocridad en cualquiera de las facetas de la vida. Empiezo a creer que las ganas de hacer deporte, moverme, saltar, bailar y no parar de aprender cosas nuevas están en mi código genético.

Aunque a lo largo de mi vida siempre ha habido una actividad central en la que he concentrado todos mis esfuerzos e ilusiones, he tenido la suerte de practicar muchos deportes y he disfrutado de todos ellos. Este hecho me ha otorgado polivalencia, he aprendido a manejar el cuerpo ante diferentes estímulos y he disfrutado plenamente de la esencia de cada uno de ellos.

Practiqué equitación durante cuatro años, realmente me fascina la relación que se establece con el caballo, disfrutar de la naturaleza, sentir que puedes compartir tus confidencias con un animal que sabes que te siente y te escucha. Creo que es una actividad muy completa. A mi padre le tocaban los madrugones de fin de semana para llevarme al centro, cerca de Chinchón. Me gustaba el ambiente de la escuela, ayudar a limpiar las cuadras, dar de comer a los caballos, mirar cómo colocaban las monturas..., podía pasarme horas y horas de un lado para otro. Lo pasaba realmente bien.

A los 14 años empecé a esquiar y, aunque actualmente es un deporte que tengo un poco abandonado, es maravilloso sentir y disfrutar de las montañas, la nieve, la adrenalina al bajar las pistas... Para esquiar necesitas tener una buena condición física. Los deportes al aire libre deberían ser obligatorios en la formación de los más pequeños y, desde luego, para los adultos es una fuente de motivación y liberación de estrés increíble. Pero lo más importante es que aprendemos a valorar lo que nos ofrece la naturaleza, y a entenderla como parte vital de nuestro entorno y desarrollo personal.

¿Qué niña de los ochenta no tenía patines? Si eres de mi quinta, recordarás aquellos metálicos, a modo de plataforma con ruedas sobre la que te atabas el pie con una correa. Sí, aquellos con los que podías abrirte la cabeza a la primera de cambio. Esos fueron los primeros, pero luego vinieron los patines de bota con cuatro ruedas. ¡Qué bien lo pasaba saliendo a patinar con las amigas del colegio! Me gustaba mucho patinar, de hecho, cuando dejé la danza, practiqué patinaje artístico durante dos años.

Ya he contado cómo y por qué empecé a correr, a modo de liberación, para sentirme segura de mí misma, entre otras mil razones. Cuando dejé la escuela de danza, tenía claro que debía hacer algo. Me apunté al club de atletismo de Moratalaz. Iba tres días a la semana, pero la verdad es que no se me daba nada bien, y me escaqueaba de un montón de ejercicios.

A los 19 años pisé por primera vez el gimnasio en su sentido estricto, es decir, empecé a ir para entrenar, aunque realmente lo que me gustaban eran las clases colectivas de aerobic y step. Con música, el cuerpo se mueve con más fluidez y alegría. Aquí empezó mi relación con el mundo del fitness que perdura hasta hoy. Somos muy fieles el uno al otro.

A los 27 años, como he contado anteriormente, comencé a aprender el arte del surf. La filosofía de este deporte es pura vida. Por supuesto, si cojo una ola decentemen-

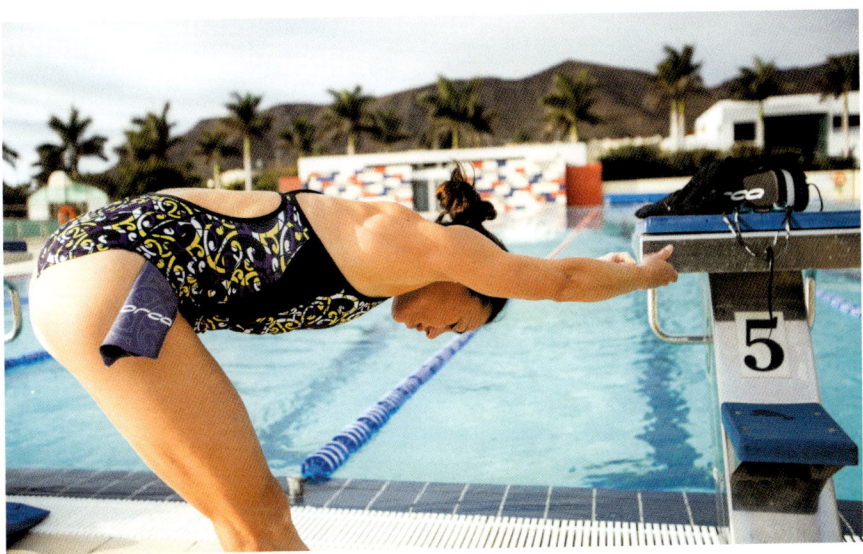

te, soy feliz, pero también lo soy esperando en el mar, observándolo, conectando con la naturaleza y conmigo misma... El surf es un deporte que ha de practicarse cada día y si vives en Madrid, es complicado. Pero te aseguro que solo el hecho de meterte en el mar, el aroma a salitre, el olor de la cera de la tabla y la quietud mientras esperas la serie, sin más... proporcionan una sensación especial y emociones únicas.

También me gusta salir a pasear por la montaña, a trotar o a practicar *trekking*. Nada mejor que alejarse del ruido de la ciudad y respirar aire fresco. Durante los veranos que pasé en Cerler (Huesca), mis amigos eran superactivos, por lo que siempre tenían planes muy divertidos. Por entonces no teníamos móviles, ni jugábamos con el ordenador ni las consolas... y la verdad es que éramos muy felices y disfrutábamos a fondo de cada segundo del día: salíamos de excursión por el valle de Benasque, montábamos en bici, caminábamos por las pistas de esquí sin nieve, no parábamos.

Tras regresar de Estados Unidos, comencé a entrenar en el equipo de triatlón que se había creado en el gimnasio. La cuestión era entrenar y pasármelo bien, aprender cosas nuevas.

ME GUSTA EL DEPORTE.

Volviendo a nuestro tema. La mayoría de corredores populares con los que he tenido la suerte de compartir entrenamientos, e incluso aquellos que finalmente han optado por asistir a un club de corredores que les guíe en su planificación, solo corren. ¿Qué quieres que te diga? Correr me encanta, siempre lo he hecho. Pero... ¿correr únicamente?, la verdad es que me parece realmente aburrido.

Además del triatlón, que más que un deporte es una filosofía de vida, siempre que puedo practico actividades diferentes para que mi cuerpo y mi mente no se estanquen ni se aburran. Por mucho amor que le tengas a tu deporte, en ocasiones llega a un punto que te desmotiva, sientes que el cuerpo no avanza y te aburres de hacer siempre lo mismo. Para nosotros no es un trabajo, es una pasión, un hobby, una manera de realizar actividad física, mejorar la confianza y la autoestima. No lo olvidemos.

Creo firmemente que el cuerpo y la mente necesitan variar los estímulos para no caer en un estado de letargo y falta de progresión y motivación. Es recomendable completar nuestros entrenamientos de carrera con otro tipo de deportes que puedan ayudarnos a mejorar nuestro rendimiento, además de nuestra salud física y mental, y que añadan variedad y diversión a la planificación.

¿QUÉ ES EL ENTRENAMIENTO CRUZADO?

Es un método que combina varias modalidades de ejercicios de resistencia aeróbica, con el fin de eliminar el estrés físico que produce el entrenamiento exclusivo de una sola actividad (en este caso, correr). También mejora los sistemas musculoesquelético y cardiorrespiratorio.

CON EL ENTRENAMIENTO CRUZADO, PASAMOS DEL TRABAJO ESPECÍFICO PARA LA CARRERA A UN MODELO GLOBAL Y GENERALIZADO QUE COMBINA ACTIVIDADES DIFERENTES QUE POTENCIAN NUESTRAS HABILIDADES Y MEJORAN LA CONDICIÓN CARDIOVASCULAR.

Para llevarlo a cabo de forma eficaz y que se mantenga o mejore el VO_2 máx (máximo volumen de oxígeno en sangre que nuestro organismo puede transportar y metabolizar), tanto la duración como la intensidad del ejercicio deben estar acordes con la condición física de cada uno. Del mismo modo que la carrera en progresión, el resto de actividades deben incluirse dentro de la zona de trabajo prescrita por el preparador.

Este tipo de sesiones más generales y variadas suelen programarse al principio de temporada, como acondicionamiento físico. Para aquellos que tienen planes específicos de preparación a pruebas, carreras o competiciones, este método es una herramienta esencial para evitar la falta de motivación y la monotonía que supone entrenar en exclusiva una actividad o deporte específicos. En períodos cercanos a la competición, este tipo de sesiones pierde protagonismo.

Los entrenadores que he tenido, igual que los grandes entrenadores de deportistas de élite a los que procuro leer y sigo a través de sus páginas web, recomiendan una desconexión total del deporte una vez se ha finalizado el período competitivo. Aprovecha entonces para hacer aquello que te gusta y para lo que no tienes tiempo en época de entrenamiento intenso. A mí me resulta fundamental e indispensable retomar actividades que me apasionan pero que, una vez metidos en rutina de trabajo y entrenamientos, son imposibles de realizar porque el día sigue teniendo 24 horas.

Es la mejor manera de mantenerte físicamente activo, recuperar otras pasiones y, sobre todo, tomarte el tiempo necesario para «echar de menos» tu deporte y retomarlo con ganas y motivación.

Para aquellos que no llevan un entrenamiento específico o no participan en pruebas, también es la mejor forma de desarrollar otro tipo de habilidades y mantener los niveles de actividad y motivación elevados.

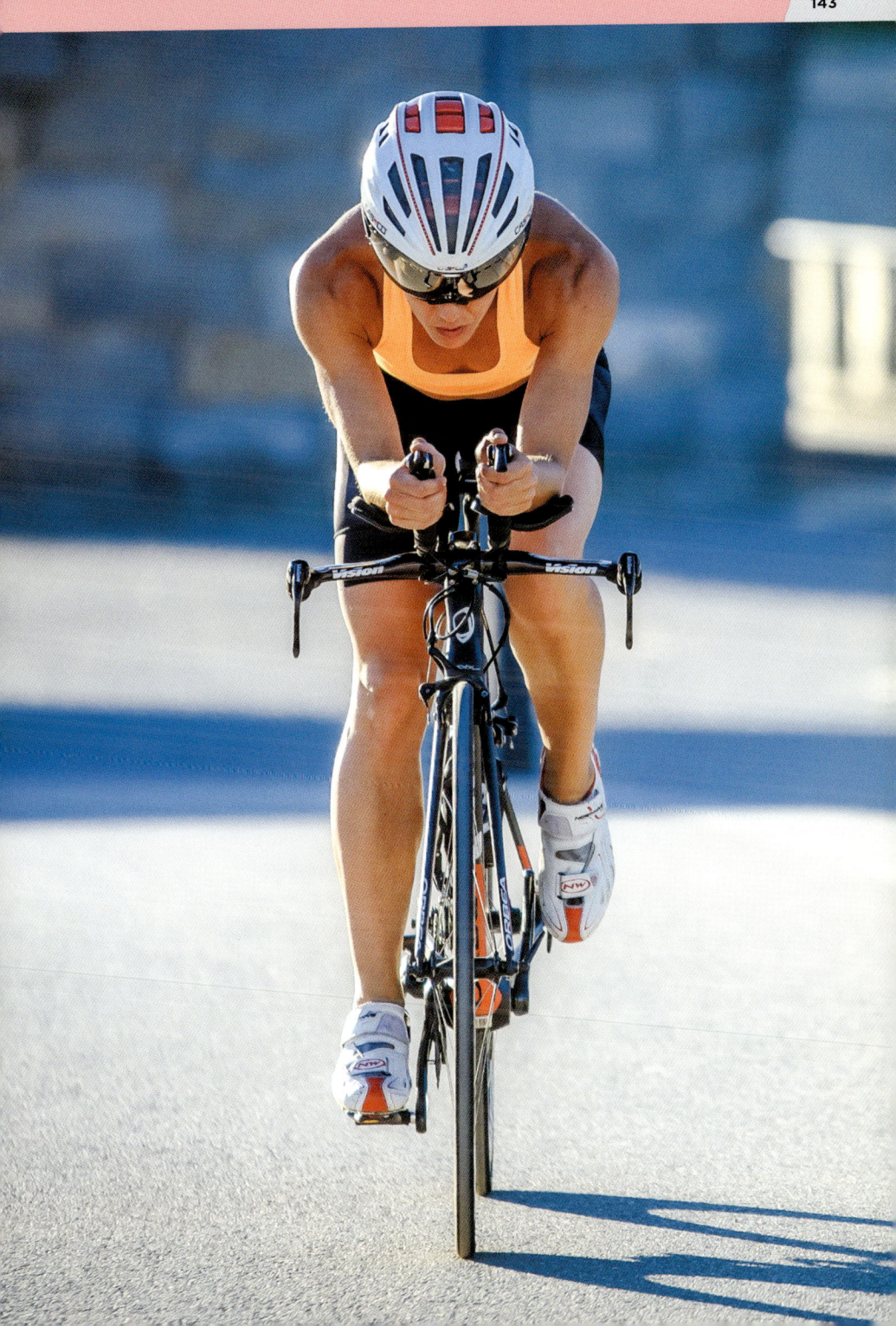

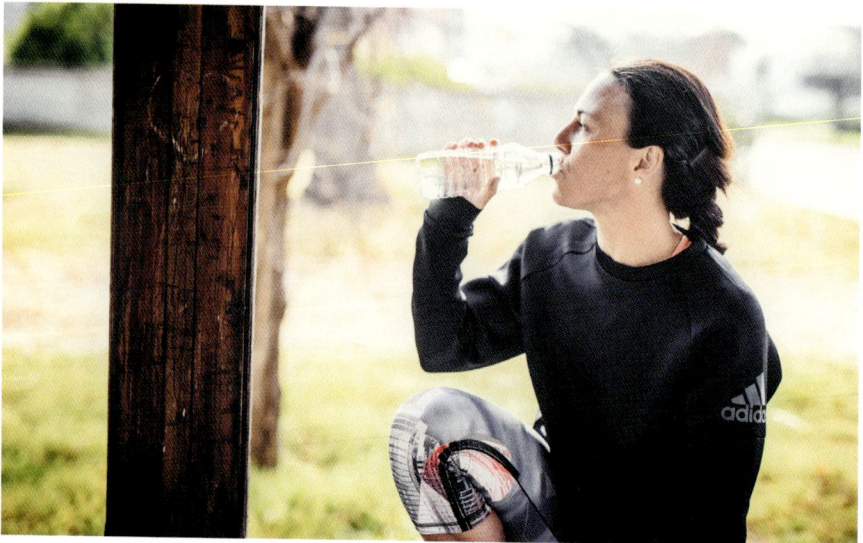

NOSOTROS CORREMOS, ¿QUÉ MÁS PODEMOS HACER?

Deportes como la natación o el ciclismo son actividades cardiovasculares que pueden incluirse dentro de tu plan de entrenamiento de carrera, con el fin de mantener y mejorar tu resistencia aeróbica al mismo tiempo que potencias otros grupos musculares. Si no corres, y lo que te gusta es caminar o hacer *crossfit*, te aportarán beneficios físicos y psíquicos, además de mejorar otras habilidades.

La natación es muy beneficiosa ya que la flotabilidad aligera nuestro peso y evita el impacto articular que se produce en carrera, de manera que es de gran ayuda para ganar tono muscular y trabajar sesiones de recuperación activa tras una lesión, para las mujeres embarazadas, o para soltar las piernas tras un día de sesión intensa (no intentes nadar tras una sesión de carrera, pues es probable que sufras calambres en las piernas). Podemos trabajar en series, para mejorar nuestros umbrales aeróbicos y anaeróbicos.

Eso sí, la natación es una actividad cuya parte técnica es fundamental, precisamente por tratarse de un medio diferente al que estamos acostumbrados. Igual que necesitamos a alguien que nos enseñe a recuperar la habilidad de correr, es conveniente que, por lo menos al principio, contemos con un instructor que nos muestre los aspectos técnicos básicos de los estilos de natación para evitar que una mala ejecución nos provoque contracturas, cansancio excesivo y un mal aprovechamiento de la sesión.

Nadar es saludable para tonificar la musculatura de la espalda, pero ojo, no todos los estilos son adecuados. Por ejemplo, el nado a braza resulta perjudicial por el exceso de extensión de la zona lumbar. Del mismo modo, la patada que se realiza en braza es perjudicial si tienes molestias o te recuperas de una lesión de rodilla. Pregunta siempre al especialista en caso de lesión o duda.

El ciclismo, además de asegurar grandes ganancias de fuerza muscular y cardiorrespiratoria, es una vía de escape a la rutina del día a día, y permite conectar con la naturaleza desde otra perspectiva. Ya sea de montaña, de carretera, o incluso en modalidad indoor, es una actividad que potenciará tu rendimiento en carrera y, por supuesto, te alejará de la monotonía.

Pero no solo de nadar, montar en bici y correr vive el hombre. Una opción que me parece fantástica, sobre todo al inicio de la temporada cuando suele realizarse trabajo general y de acondicionamiento físico, es caminar por la montaña o correr, son actividades realmente saludables y con ellas la transferencia a tus entrenamientos de carrera será aún mayor.

Siempre que puedas realizar actividades al aire libre, hazlo. Va más allá del puro entrenamiento físico y aporta un matiz espiritual y sensorial: conectar con la naturaleza que nos rodea.

Hoy en día tenemos una oferta vastísima de actividades y deportes, solo hay que encontrar aquellos que nos motiven y nos ayuden a desarrollar otras capacidades y habilidades físicas que mejoren el rendimiento de nuestra actividad principal. La gran mayoría de las personas que entreno en el gimnasio tiene como objetivo estar en forma y gozar de mejor salud. Si puedes incluye sesiones con actividades cardiovasculares, clases colectivas con música para mejorar la coordinación, pilates, yoga o Bodybalance para regular el estrés y mejorar la postura y la movilidad articular, clases en grupos pequeños de sesiones interválicas de alta intensidad... Un plan variado, divertido, y que te mantenga motivado.

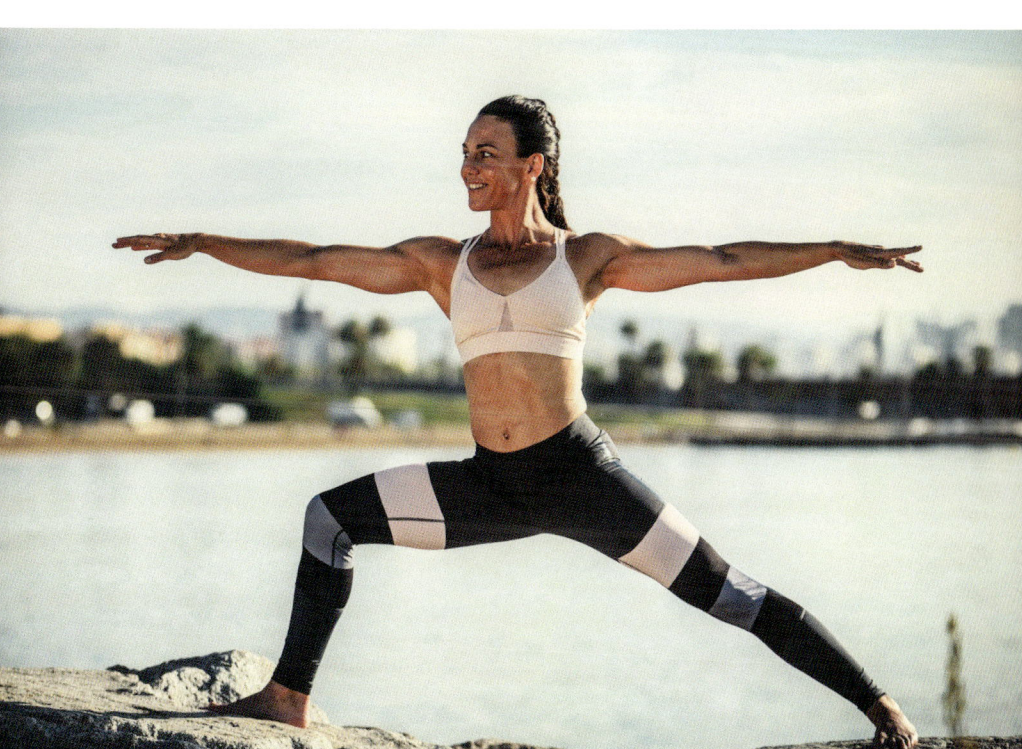

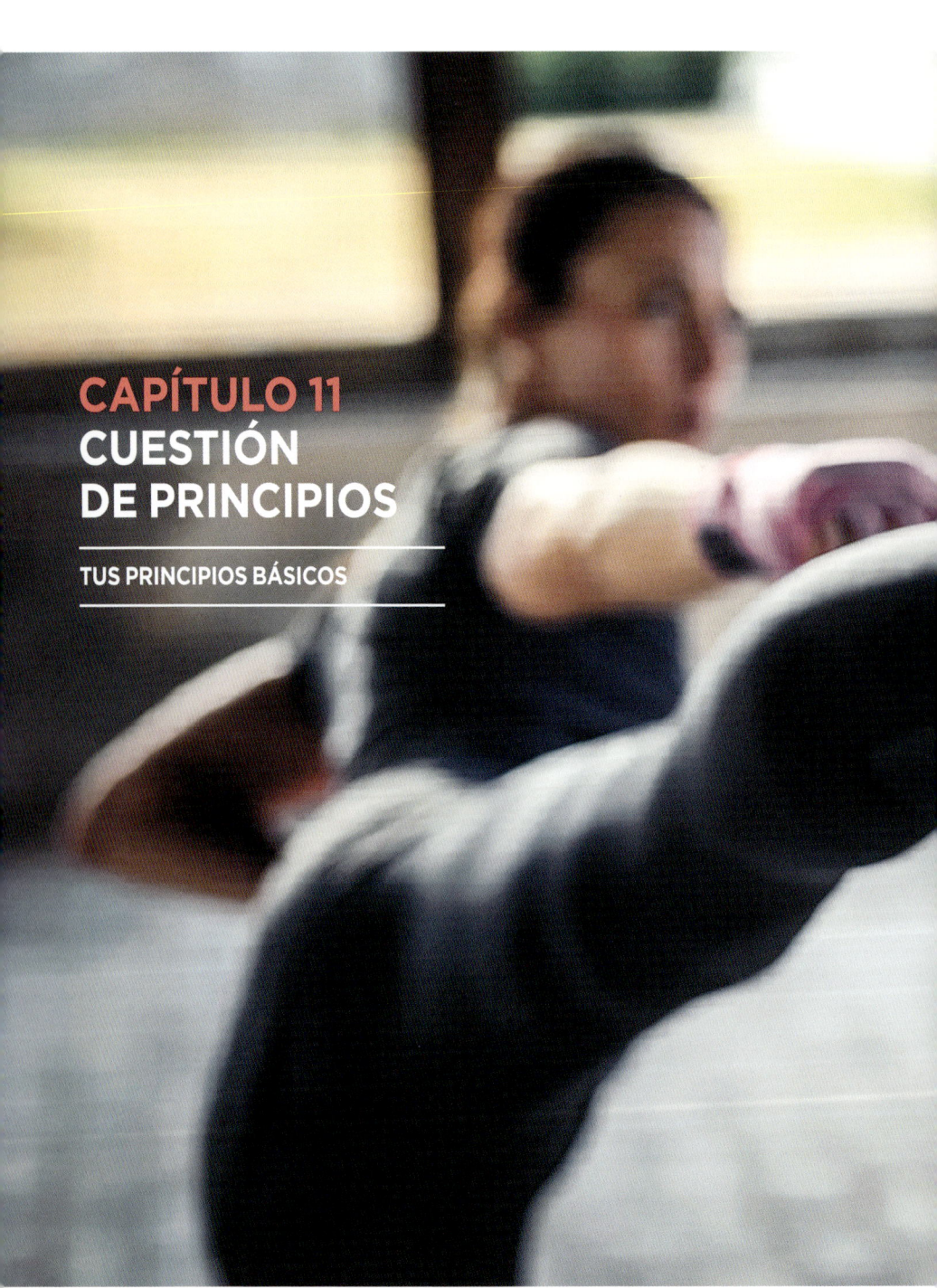

CAPÍTULO 11
CUESTIÓN DE PRINCIPIOS

TUS PRINCIPIOS BÁSICOS

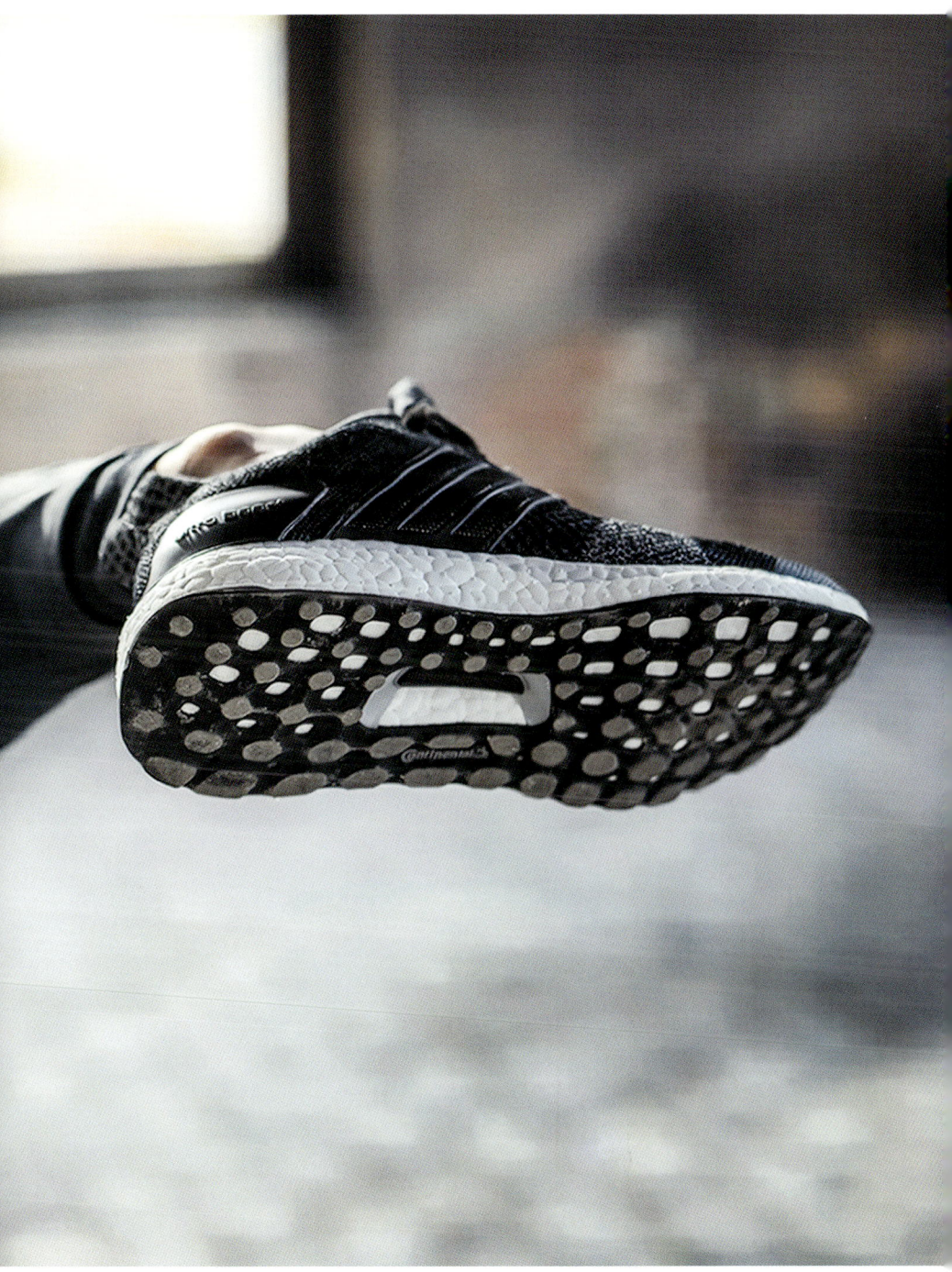

Todo en esta vida es cuestión de principios y valores que marcan cada una de las decisiones que se toman a lo largo del camino, ellos te mantienen firme frente a todo lo externo que puede corromper tu postura ante las cosas. Tu éxito personal depende de cuánto creas en ellos de verdad y lo que verdaderamente quieras que te defina.

El primer objetivo de todo plan de entrenamiento debe ser evitar lesiones. Entrenar no es torturar al cuerpo ni castigarlo. Solo tenemos uno y hay que cuidarlo al máximo.

EL CASTIGO DEBILITA.

TUS PRINCIPIOS BÁSICOS
> PROGRESIÓN

Si sueles leer mis artículos, estarás familiarizado con este término que no dejo de repetir.

El principio de progresión es el más importante para mí, significa que se actúa con cabeza y no aleatoriamente. Es directamente aplicable a todas las facetas de nuestra vida porque, hagamos lo que hagamos, tenemos que empezar por el principio y seguir la secuencia lógica y natural del curso de las cosas.

Así y todo, tus entrenamientos en general deberán respetar este principio. Las cargas, la intensidad y la cantidad de kilómetros semanales variarán progresivamente, cada cierto tiempo, una vez que el cuerpo se ha adaptado a los parámetros iniciales, para que sigan produciéndose adaptaciones y cambios positivos.

....

> ESPECIFICIDAD

No pretendas hacer todo perfectamente bien al mismo tiempo. Sé directo y focaliza tus esfuerzos y energía en aquello que quieras realizar. A todos se nos da mejor una actividad que otra, o tenemos preferencias definidas. De hecho, esto suele ser lo que nos conduce a hacer más de algo, a buscar la especificidad.

Como hemos analizado anteriormente, los corredores debemos complementar nuestra actividad con otras para variar y mantener el nivel de motivación, pero durante el entrenamiento o para alcanzar un objetivo, debemos ser específicos. Es decir, si, por ejemplo, queremos mejorar nuestras marcas o sensaciones en carreras de 5 km, los entrenamientos han de ser específicos para ello. Los planes de entrenamiento (sesiones de carrera continua, series, etc.) de un corredor de 5 km y un corredor de maratón son diferentes y específicos para ese objetivo concreto.

Si acabas de empezar a moverte, a correr, o a montar en bici, olvídate de seguir los entrenamientos de tu vecino del quinto, un experimentado corredor de ultramaratón.

Del mismo modo, un deportista que retome los entrenamientos tras un período de lesión, tendrá unas sesiones específicas para su recuperación.

Así, seguir este principio significa seguir un entrenamiento adecuado para ti, para tus objetivos concretos en función de tus cualidades y condicionantes específicos.

....

> VARIACIÓN

Juega con las diferentes variables del entrenamiento para buscar pequeños avances y nuevos estímulos. Puedes modificar la intensidad de trabajo, las cargas o kilómetros de la sesión, los ejercicios y sus progresiones, la velocidad de ejecución, entre otras alternativas.

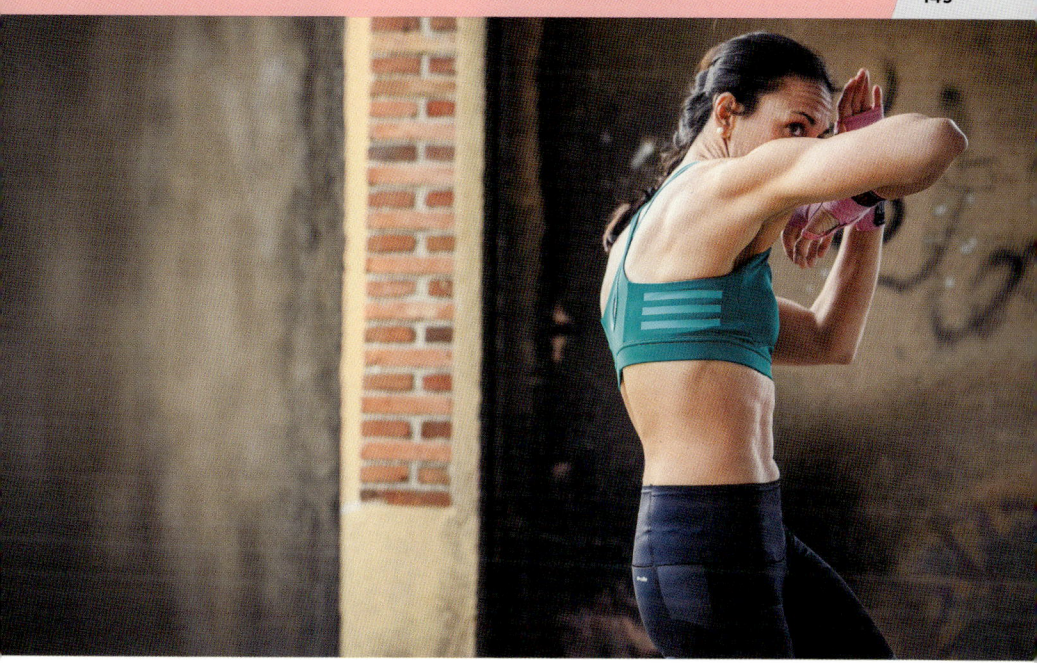

Si no se incorpora al plan una adecuada variación del entrenamiento, acorde a los períodos establecidos (sobre todo para aquellos que compiten en distintas pruebas), el ritmo de mejora se estancará. Esto sucede a menudo, cuando se hace lo mismo durante un largo período de tiempo.

> **SOBRECARGA**

Se entiende como un aumento de la intensidad a la que está acostumbrado el cuerpo. Necesitamos pequeñas sobrecargas que nos estimulen y despierten para avanzar en la dirección correcta. Llega un punto en que el cuerpo te pide un poquito más para no estancarse.

Es cuestión de ir jugando de forma correcta y progresiva con las distintas variables (cargas, kilómetros, ritmos, descansos, etc).

LO IDEAL ES QUE DEJES QUE SEA TU ENTRENADOR QUIEN SE ENCARGUE DE ELLO PARA QUE TÚ PUEDAS ENTRENAR DE FORMA SEGURA Y COHERENTE CON LOS RESULTADOS QUE BUSCAS.

CAPÍTULO 12
NUTRICIÓN, DESCANSO Y PREPARADOR FÍSICO

NUTRICIÓN. RINDES TAL CUAL TE ALIMENTAS

DESCANSAR Y DORMIR: NO TE PRIVES DE ESTOS PLACERES

TU ENTRENADOR, TU MEJOR ALIADO

¿CUERPO ENTRENADO, CUERPO SANO?

Estar cansando es parte del entrenamiento, pero estar agotado forma parte del sobreentrenamiento.

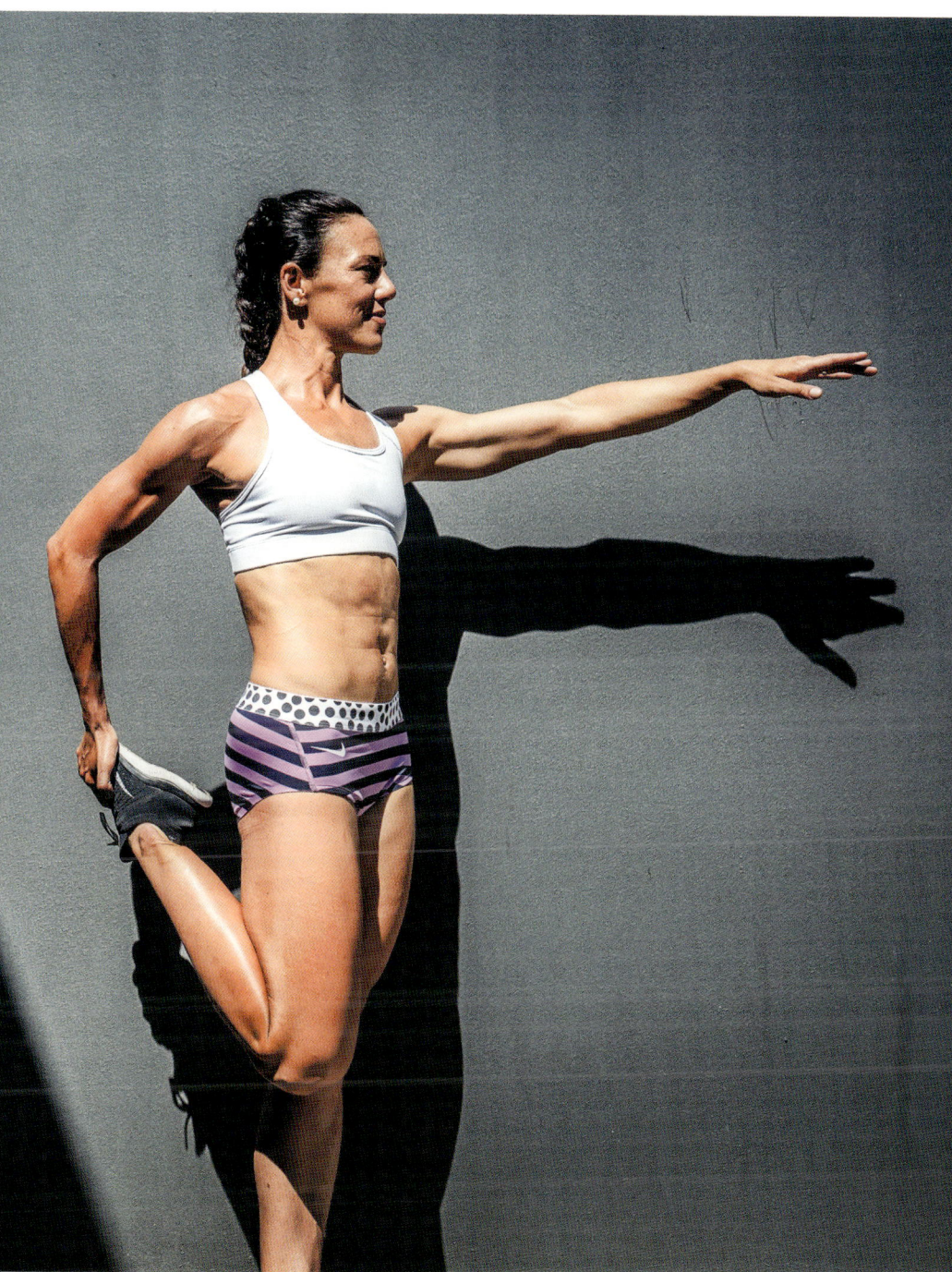

Llegados a este punto del camino, en el que aprendemos cómo estar en buena forma para correr, rendir y gozar de una buena salud a largo plazo, puede que te preguntes si esto es todo.

En vez de presentarte un plan de acondicionamiento físico general, o uno específico para preparar una carrera de corta o larga distancia, ahora nos ocuparemos de algo fundamental en el mundo del deporte: la salud. Para completar este importante círculo, no podemos olvidarnos de las herramientas que marcan la diferencia en tu bienestar y en tu rendimiento.

¿En qué debemos invertir para mejorar nuestro rendimiento y forma física? La respuesta no son unas buenas zapatillas, ni la mejor equipación de ropa de entrenamiento, ni los mil *gadgets* y aplicaciones que no paran de sonar y cuestan un dineral. Mi objetivo es que comprendamos que hay que invertir en salud, en su definición más amplia.

MIS 3 «GADGETS» INDISPENSABLES

- Nutrición
- Descanso y horas de sueño
- Preparador físico / entrenador

Ahora me vendrás con que es muy caro. ¿En serio? Una inmensa mayoría de la gente se echa las manos a la cabeza cuando consulta el precio de los servicios de un profesional deportivo, de un nutricionista deportivo, o el coste de una prueba de esfuerzo. ¿Y no reacciona igual cuando teniendo varios pares de zapatillas no puede evitar comprarse el último modelo del mercado?

Nuevamente, apelemos al sentido común. Lo primero es lo primero: tu salud.

Si quieres estar en forma, correr bien, mejorar tus marcas y estar alejado de todo tipo de lesión, invertir en material costoso no va ayudarte. En cambio, debes confiar en profesionales para gestionar tu tiempo de trabajo y aprender cuáles son las herramientas necesarias para entrenar eficientemente y sin lesiones.

«NO HAY RENDIMIENTO ÓPTIMO SIN SALUD.»
José Acosta

Es necesaria una voluntad de cambio y comprender su importancia para un buen rendimiento y funcionamiento del organismo. Un cuerpo sano es un cuerpo fuerte.

La peor de las enfermedades de este siglo es el estrés que se va acumulando día tras día. Se refleja en distintos campos de la vida: el estado anímico, el rendimiento profesional, las relaciones personales, y un sinfín de efectos totalmente negativos que pueden manifestarse en cada uno de nosotros de diferentes formas. De manera que, si quieres estar en forma, rendir y mantenerte alejado de cualquier tipo de lesión o dolencia, aprende a bajar el ritmo y reducir los niveles de estrés.

El mundo está cambiando a una velocidad vertiginosa, es abrumador. Cada vez es más difícil mantenerse en lo alto sin estar constantemente activo. En el trabajo, nos piden que hagamos cada vez más cosas, en menos tiempo, con menos recursos. Todo era para ayer. Te suena, ¿verdad? Nuestras vidas van demasiado rápido. Y rápido no siempre significa mejor. Ya lo hemos visto.

Por supuesto, esto también se está aplicando al deporte, pero nuestros cuerpos no son máquinas. No podemos implantarnos un procesador más rápido para entrenar más o dormir menos. Somos humanos y nuestra fisiología, diseñada por la naturaleza durante miles de años de evolución no debe verse afectada por tanta «revolución electrónica». Además, invertir más tiempo en una actividad no supone necesariamente más productividad. Es lo que ocurre con el entrenamiento, donde está comprobado que entrenar más horas no implica directamente rendir mejor. Puede que lo haga a corto plazo. Pero como deportistas aficionados, nuestro objetivo es poder disfrutar del deporte por muchísimo tiempo.

Justo hace poco veía con José Acosta un reportaje sobre los atletas suecos. En los años noventa no dejaron de cosechar éxitos, sin embargo, actualmente todos sufren lesiones crónicas, y muchos de ellos no pueden practicar deporte. ¿Las causas principales? El sobreentrenamiento, que provocó numerosas fracturas por estrés, una nutrición muy pobre y el hecho de llevar sus cuerpos al límite en cada entrenamiento.

Si de verdad quieres ver resultados, te adelanto que los buenos resultados llevan su tiempo, no se debe ir más rápido de lo necesario.

Me he topado con deportistas muy motivados que participan en carreras cada fin de semana y corren semanalmente más de 40 km. Al cabo de unos meses, suele suceder siempre lo mismo: sobreentrenamiento, dolencias musculares, lesiones y pérdida de motivación. Así que es fácil, tú eliges.

Estar motivado, querer participar en carreras y superar tus propios miedos en cada sesión, sentirte cada día más fuerte y seguro, todo eso está muy bien para mantenerte en la actividad y disfrutarla, pero no debes abusar de ello sin control, pues tarde o temprano puede volverse en tu contra y alejarte por un tiempo de lo que te hace sentir tan bien. Paso a paso, progresivamente.

Se deben entender dos principios fundamentales:
1. La construcción de un cuerpo atlético y sano es un proceso largo y se necesita tiempo para que el cuerpo pueda hacerse más fuerte y se produzcan las adaptaciones necesarias.
2. El cuerpo humano necesita de un buen descanso y una nutrición correcta para recuperarse y reconstruirse, para hacerse más fuerte y estar sano por dentro.

Si nos fijamos en los deportistas de élite, comprobaremos que aquellos que realmente logran mantenerse a un alto nivel durante un período largo del tiempo son los que descansan tanto o más que entrenan.

NO TE HACES MÁS FUERTE CUANDO ENTRENAS, SINO CUANDO DESCANSAS.

Privar al cuerpo de un descanso y una alimentación adecuados, a menudo conduce a la enfermedad e incluso a un debilitamiento de los músculos. Si por las circunstancias que sean, te han faltado una o dos sesiones a la semana, tranquilo, no es el fin del mundo. Escuchar al cuerpo es una gran virtud. Obtienes más beneficios si te tomas un día de descanso, que si sales a entrenar cansado y desmotivado. No debes sentirte culpable por ello.

Este tipo de decisiones puede ayudarnos a reducir el riesgo de enfermedad, las dolencias, la bajada de defensas y sobre todo el estrés. Desde luego, un cuerpo cansado y una mente estresada no van a hacer que tu maquinaria vaya a todo gas. Recordemos que buscamos resultados sostenibles a largo plazo.

El respeto por el cuerpo humano es uno de los principios clave de entrenamiento.

La fórmula mágica es muy simple:

MEJORA DEL RENDIMIENTO = BUENA PLANIFICACIÓN + NUTRICIÓN + DESCANSO

Cuanto mayores sean cada una de las variables, mayor será el rendimiento.

NUTRICIÓN. RINDES TAL CUAL TE ALIMENTAS

Nutre tu cuerpo con el mejor combustible y los mejores alimentos. Tu cuerpo es una maquinaria que precisa lo mejor. La nutrición en el deporte es el mejor compañero de entrenamientos para mejorar tu salud, tus sesiones y tu rendimiento.

Mantener unos hábitos nutricionales pobres, privando al organismo de los nutrientes esenciales, hará que los niveles de energía se vean mermados. Esto tendrá, sin duda, un efecto negativo directo en tus sesiones de entrenamiento, y en tu vida diaria en general. La mala alimentación conduce a una espiral interminable en la que los huesos se debilitan y pierden densidad, lo que los hace más vulnerables a lesiones y enfermedades.

Una nutrición adecuada reducirá la inflamación de los músculos (estas inflamaciones, en muchos casos crónicas, son fruto de un sobreentrenamiento y provocan dolores musculares, articulares y lesiones por estrés) y es una aliada para asegurar una recuperación idónea.

No hay manera de mejorar los resultados del entrenamiento si no reconoces que parte de la fórmula es comer bien.

No olvidemos que el fin último de todo esto es: TU SALUD.

Y aquí viene una paradoja: ¿un cuerpo atlético está realmente sano por dentro?

A priori la respuesta es un sí rotundo, sin embargo, en un altísimo porcentaje de casos no es así. Existen infinidad de atletas de élite y cada vez más deportistas aficionados con un cuerpo bonito, equilibrado, casi perfecto y, sin embargo, por dentro están al borde del colapso.

Como deportistas (aficionado, principiante, profesional), buscamos un equilibrio entre nuestra estructura musculoesquelética, conciencia corporal y movilidad, así como una mente positiva y equilibrada. Hemos visto que «Correr es algo más que correr». Es necesario tener una buena forma física: fuerza, movilidad, capacidad aeróbica, flexibilidad y una mente fuerte, para encontrar el equilibrio. Pero ¿cómo es un cuerpo equilibrado por dentro?

Tan solo has de visualizar tu cuerpo como la maquinaria perfecta de un coche de carreras. Debe pasar revisiones, le has de cambiar los neumáticos cada cierto tiempo para evitar accidentes, mantenerlo limpio y con la carrocería perfecta, y procurarle el combustible adecuado y más puro para que mantenga cada parte del motor y sus engranajes bien lubricados y funcionando a la perfección.

Si tienes un coche precioso con una carrocería inmaculada, pero el motor no funciona bien, no te llevará ni muy lejos ni tan rápido como tú quieres. Comprendiendo

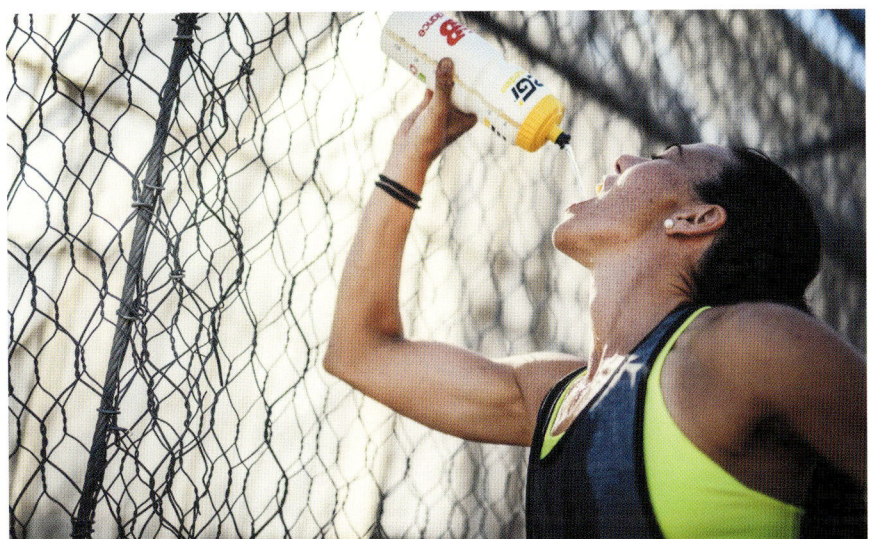

esto, te resultará mucho más fácil identificar si tienes tu maquinaria siempre a punto, o si, por el contrario, esperas a que llegue el momento de que te deje tirado para empezar a poner solución.

Cuando se trata de la nutrición, al igual que el resto de elementos y factores que hemos tratado a lo largo de este libro, has de pensar en el largo plazo, siempre. No soy nutricionista, de manera que muchas de mis recomendaciones son fruto de la experiencia personal y las pautas que he ido aprendiendo a través de los nutricionistas deportivos que me asesoran con el fin de rendir mejor en mi día a día.

Hemos visto que el cuerpo tiene una maquinaria complejísima, y cuanto mejor sea el combustible que se le dé, mejor trabajará en todas las facetas de nuestra vida.

La nutrición cobra especial importancia en la práctica deportiva:
- Es responsable directa del rendimiento intelectual y deportivo.
- Afecta al estado anímico y funcionamiento del organismo.
- Es necesaria para los procesos de asimilación de entrenamiento, recuperación y crecimiento de masa muscular.

Aprender a comer bien, comprender qué efecto tienen los diferentes tipos de alimentos y nutrientes, y entender que sin gasolina adecuada el organismo no funciona, es el primer paso para tener una vida saludable y rendir mejor en tus entrenamientos deportivos, en tus estudios y en tu trabajo. Ha pasado muchísimo tiempo, pero de adolescente sufrí problemas de anorexia nerviosa, y mi relación con la comida y con mi apariencia física era de amor y odio, con consecuencias fatales para la salud mental. Este tipo de trastornos alimenticios tienen un efecto devastador para el organismo. Afortunadamente, mis problemas de pérdida de peso no duraron demasiado tiempo, y no tardé mucho en darme cuenta de que aquella situación no llevaba a ninguna parte.

No voy a entrar en detalles, pero debemos tener claro que los buenos alimentos son la medicina para cualquier problema, y no pueden tratarse nunca como enemigos. Los pequeños cambios que introduzcamos en nuestra alimentación diaria, desde la forma de hacer la compra hasta cómo preparar y cocinar los alimentos, son más que positivos, tanto en el ámbito físico como en el anímico.

Cuando comencé a dar clases de aeróbic, step y body pump, empecé a entrenar la fuerza específica, y entendí que mi cuerpo me pedía más gasolina para poder tener la energía suficiente y mantener el ritmo de trabajo, estudios y actividad física.

No voy a negar que procuro tener un peso adecuado, ya no tanto por cuestión estética, sino porque se pierde agilidad en los movimientos cuando hay algo de peso.

Es importante encontrar el peso ideal que te haga rendir, estar saludable y en buena forma física.

El peso es solo un número que carece de significado en sí mismo. Lo interesante es ver la relación entre los porcentajes de masa grasa y masa muscular, y el porcentaje de agua. Así se establece el equilibrio necesario para que cada uno mantenga su peso ideal atendiendo a los objetivos que busca.

Hace tres años pesaba tres kilos menos, entrenaba más horas y la mayor parte del tiempo estaba fatigada, así que no rendía. Ahora peso unos 55 kg, que varían según el segmento de temporada en que nos encontremos, ya que el tipo de entrenamiento afecta a la composición corporal.

Mi recomendación básica es buscar asesoramiento profesional, que atienda a las necesidades personales y específicas de cada individuo. Lo que le funciona a una persona, puede no funcionarle a otra.

Un nutricionista deportivo te enseñará a:
- Nutrirte de forma completa y equilibrada, atendiendo a tus objetivos particulares.
- Comer bien: cuándo, cuánto y cómo.
- Variar las cantidades y los nutrientes en función del entrenamiento que vayas a realizar según el período de la temporada.

En el organismo se producen diferentes reacciones bioquímicas y los músculos necesitan de ciertos nutrientes y componentes para que la acción que realizan sea eficiente.

Lo ideal es volver a lo básico, introducir en la alimentación diaria los productos más naturales —si es posible, de producción ecológica—, los menos procesados y sin conservantes ni azúcares añadidos. Créeme, el cuerpo no necesita muchas de las cosas que tomamos.

No intentes realizar todos estos cambios de golpe, porque el organismo necesita su tiempo de desintoxicación. Introduce pequeños cambios diarios, que se puedan mantener en el tiempo hasta lograr hacer de ellos un hábito. A medida que tu combustible sea más puro, sentirás que tu organismo se comporta mejor y notarás los efectos inmediatos en tu salud y bienestar.

BENEFICIOS BÁSICOS DE UNA BUENA ALIMENTACIÓN

- Mejora del estado anímico y niveles de energía.
- Disminución de la inflamación muscular, de la retención de líquidos y de la sensación de hinchazón o digestiones pesadas.
- Mejora del aspecto de la piel y el cabello.
- Mejora en el rendimiento intelectual y deportivo.

> **4 REGLAS BÁSICAS PARA NUTRIR TU CUERPO / NUTRE A TU ORGANISMO COMO UN 4X4**

1. Come sano, come limpio
Invierte tu tiempo en comprar alimentos menos procesados y más naturales, evitando los azúcares añadidos y los conservantes. Comer limpio significa también combinar los nutrientes adecuados en cada ingesta, esto es, las proporciones adecuadas de grasas saludables, proteínas y carbohidratos, no prives a tu organismo de ninguno de ellos. Los carbohidratos son la fuente principal de energía. Si los eliminas, tu organismo no funcionará correctamente.

2. Come con frecuencia y variado
Si se quiere mantener un control de los niveles de azúcar en sangre adecuado así como los niveles de energía para mejorar la concentración, regular el apetito y construir masa magra (músculo), hay que comer más veces en menores cantidades.

3. Hidrátate con agua
El 70 % de nuestro cuerpo es agua, de modo que no existe mejor líquido que este para mantener el equilibrio de todo el organismo y lubricar todos y cada uno de los engranajes y garantizar el correcto funcionamiento de los procesos químicos.

Aléjate de las calorías vacías y elige la opción más natural posible: el agua.

4. Come para recuperar
Después de una sesión de entrenamiento, no debes pensar que, como has gastado, puedes ponerte ciego a comer cualquier cosa. Todos lo hemos hecho alguna vez. De hecho, era algo que hacía frecuentemente después de varias horas de clases. Salía con tantísima hambre que acudía a lo más fácil y menos sano: la bollería industrial. Solo de pensarlo ahora, me pongo enferma. Recuerda, hay que comer lo que el cuerpo necesita cuando lo necesita. Lo último que necesita tu maquinaria es comida basura, bollería y todo aquello que lo intoxica.

Hay que nutrirse para recuperarse después del esfuerzo físico y del estrés diario.

El sistema inmune constituye la piedra angular de la salud general. La estimulación del sistema inmune te prevendrá de inflamaciones y envejecimiento prematuro, y aumentará los niveles de energía.

DESCANSAR Y DORMIR: NO TE PRIVES DE ESTOS PLACERES

Antes de darte algunas pautas básicas para que hagamos de nuestras sesiones, entrenamientos mucho más efectivos o rentables, quiero compartir contigo qué resultados directos he encontrado cuidando la higiene del sueño y el descanso. Recuerda que no es cuestión de entrenar muchas horas cansados y fatigados, sino de entrenar de forma efectiva en el tiempo del que disponemos.

Me gusta dormir, me encanta. Ahora no perdono dormir menos de siete u ocho horas, bueno, mi cuerpo no me lo perdona, y el día que por alguna razón el sueño ha sido menor a siete horas, me castiga fuertemente. Al día siguiente no doy pie con bola, pese a incrementar la dosis de cafeína.

La edad es un factor que afecta al rendimiento, y es cierto que siento que necesito más horas de sueño actualmente que hace diez años. De igual modo, el cuerpo me pide más horas de recuperación ahora con 36 años que cuando tenía 27.

Hace ya nueve años que me diagnosticaron narcolepsia, una enfermedad neurológica que afecta de forma directa al

rendimiento cognitivo, al físico y al día a día. Aunque aún se desconocen sus causas, puede tener un componente hereditario. Se caracteriza por la presencia de episodios de somnolencia durante el día. Es una enfermedad crónica, y no todas las personas que la padecemos sufrimos los mismos síntomas ni en las mismas intensidades. Esto determina que puedas llevar una vida normal o que, por el contrario, tengas ciertas limitaciones.

Sucedió tras una época de mucho estrés y pocas horas de sueño en la primera empresa en la que trabajé. Pasaba en la oficina más de 11 horas diarias, me llevaba el trabajo a casa en muchas ocasiones (en alguna ocasión puntual llegué a salir del trabajo de madrugada). Después de la oficina, salía corriendo a dar las clases en el gimnasio, y en casa me iba a dormir en torno a la una; la media de horas de sueño que mantuve durante muchísimo tiempo no fue superior a cinco horas. No rendía mal, pero tampoco plenamente a partir de la hora del mediodía. Llegué a dormirme en alguna reunión, frente al ordenador, e incluso era capaz de quedarme dormida de pie.

Dado que dormía poco y era consciente, achacaba ese cansancio permanente a la falta de horas de sueño, sin embargo, tenía la necesidad imperante de aprovechar al máximo cada segundo del día, había que hacer muchas cosas, y muy intensamente.

Tras un desmayo con una fortísima crisis y el paso por los servicios de urgencias, electros, tacs y demás, me dijeron que no tenía nada. Simplemente había sufrido lo que la comunidad médica denomina «síncope vasovagal», fruto del estrés y la hipotensión. (Algo que ya me había ocurrido otras veces a lo largo de mi vida.)

Aprovechando una de las visitas al neurólogo que me trató en urgencias, le comenté unos episodios que de vez en cuando me sucedían. Fue entonces cuando decidió realizarme las pruebas para verificar si padecía narcolepsia —todo apuntaba a que sí— y el grado en el que la padecía.

Lo peor de esta enfermedad son otros efectos, que fueron los que, tras comentárselo al neurólogo, dan la señal de alarma.

En mi caso, con el tiempo he logrado modificar ciertos hábitos y mejorar mi higiene de sueño y descanso para que afecte lo mínimo posible al día a día, sin embargo, en épocas de tensión, sobre todo de estrés mental, es cuando se manifiesta lo peor de este síndrome. Se conoce por «parálisis del sueño». Me había ocurrido muchas veces, pero hasta que tuve esa cita con el neurólogo no le empecé a dar importancia.

¿Qué es la parálisis del sueño? Es una situación en la que las sensaciones son realmente agobiantes. Se trata de un trastorno entre el sueño y la vigilia en el que se es plenamente consciente. Tu estás despierto, sin embargo, el cuerpo está completamente dormido, paralizado. No puedes moverte ni emitir sonido alguno, por lo que por mucho que intentes mover un dedo, es imposible. A ello se le une una especie de estado de alucinación, en muchos casos con situaciones de peligro, de que alguien quiere hacerte daño. Realmente no sabes si están ocurriendo de verdad o es tan solo un sueño, pero en cualquier caso no puedes moverte, ni gritar... Es verdaderamente angustiosa. En esas situaciones intento avisar de mi estado, pero no puedo hablar.

Es una sensación difícil de explicar, de miedo, angustia, sientes tu cuerpo inmóvil... Estos episodios siempre aparecen en épo-

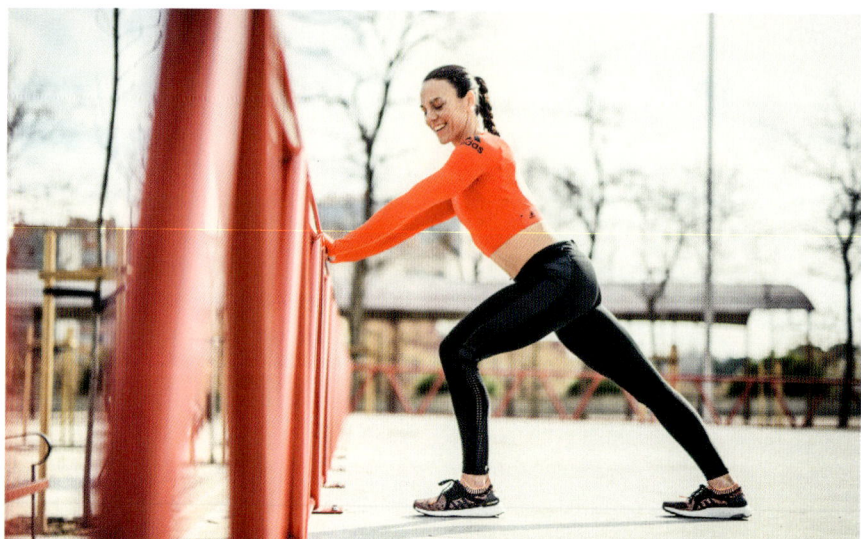

cas de estrés, de cambios, de falta de descanso. En el último año, creo recordar que tan solo lo he padecido una vez, y la razón es que el descanso y dormir las horas necesarias (entre siete y ocho) han cobrado aún más importancia en mi día a día.

Igual que trato de ser constante y comprometida con mi trabajo y mis rutinas de entrenamiento, he aprendido a no sacrificar horas de sueño, a no sacrificar mi salud.

Los resultados son más que beneficiosos: me levanto más descansada y con más energía, logro evitar la parálisis del sueño y la somnolencia diurna, y puedo entrenar y rendir mucho mejor. Anímicamente, me siento de buen humor.

Os cuento todo esto para que veamos hasta qué punto no descansar ni dormir lo suficiente, por intentar alargar las horas en las que permanecemos hiperactivos, nos aleja de la idea de un organismo sano y una mejora del rendimiento.

Por eso, debes invertir en el descanso, y más concretamente en el sueño.

Uno de los mayores problemas que encontramos en los planes de entrenamiento es el escaso valor que se da al descanso. Se cree que más sesiones y mayor intensidad suponen una mejora en el rendimiento. Sin embargo, cada vez son más los estudios científicos que demuestran que el descanso y dormir las horas suficientes al día son los responsables de que el entrenamiento culmine de forma efectiva. Gracias al descanso, el organismo puede realizar todas sus funciones de forma correcta con el fin de mejorar y aumentar el rendimiento de la maquinaria completa.

> NO SUBESTIMES EL PODER DE TUS SESIONES DE DESCANSO TOTAL Y DESCANSO ACTIVO

A menudo, los deportistas subestiman las sesiones que sus entrenadores les indican de forma específica en sus planes de entrenamiento. Es común ver cómo una gran mayoría hace caso omiso a esas indicaciones, que obviamente, están por alguna razón.

Te encuentras bien, con energía, vigoroso, y ese día al mirar tu planificación te das cuenta de que aparecen las palabras «Descanso total». Madre mía, con lo bien que te encuentras y el entrenador te ha pedido que no hagas nada. ¿Qué haces? No nos engañemos, la mayoría se salta esa sesión a la torera y sigue sumando kilómetros y estrés al cuerpo.

Este tipo de sesiones tienen incluso más importancia que el resto de las sesiones de entrenamiento. Normalmente, aparecen después de un período de mucha carga (intensidad y volumen altos), y son estrictamente necesarias para los procesos de asimilación y adaptación del organismo a las cargas previas, y ayudan al proceso general de recuperación.

Ignorar estas sesiones provoca que tu organismo no asimile completamente los entrenamientos previos, que los procesos bioquímicos y de recuperación de glucógeno, azúcares y minerales no se completen, por lo que tu nivel de batería no será lo suficientemente alto para afrontar el resto de las sesiones de forma correcta.

Los efectos directos de saltarse los períodos de descanso y recuperación son: pérdida de rendimiento y efectividad de tus sesiones, aumento de la sensación de fatiga muscular, funcionamiento pobre de tu sistema musculoesquelético, inflamación de la musculatura, aumento del riesgo de lesión, y sobreentrenamiento.

Claro, luego solemos oír eso de: «Uf, me ha salido mal la carrera porque las piernas no me iban».

Te aseguro que respetar estas sesiones y esos momentos de desconexión te harán estar más centrado, con más energía y más motivado en la próxima sesión.

> **¿CÓMO AFECTAN LA PÉRDIDA Y LA FALTA DE SUEÑO A TU RENDIMIENTO?***

- El descenso de la calidad y la cantidad de sueño puede causar un desequilibrio en el sistema nervioso, provocando síntomas parecidos a los producidos por el síndrome del sobreentrenamiento.
- Sin horas de sueño, no hay recuperación: la hormona del crecimiento, fundamental para la regeneración y el crecimiento musculares es liberada durante los períodos del sueño.
- El índice de riesgo de lesión es 1,7 veces mayor en aquellos deportistas que duermen menos de ocho horas.
- El aumento de las citocinas proinflamatorias, seguido de pérdida de sueño, puede provocar una disfunción del sistema inmunológico.
- Cuando se reducen las horas de sueño (menos de siete horas al día en adultos), el rendimiento cognitivo es más pobre en situaciones de alerta, tiempo de reacción, memoria y proceso de toma de decisiones, menor atención y pérdida de concentración.
- Después de una sesión intensa de entrenamiento, descansa y duerme, para que el proceso motor de aprendizaje y percepción continúe desarrollándose durante el sueño.
- Evita la exposición al móvil y otros aparatos antes de dormir, pues la exposición a la luminosidad afecta negativamente a la calidad del sueño.

Actualmente, la evidencia científica sugiere que la mayoría de los deportistas dormimos menos de ocho horas al día. ¿Te

---

*Y. Le Meur, M. Skein, y R. Duffield, *Recovery for Performance in Sport*, Human Kinetics, 2013.

encuentras en ese grupo? Si es así, toma nota de lo anterior y comienza a priorizar tus horas de sueño como parte indispensable de tus entrenamientos.

> EL PODER DE LOS PEQUEÑOS DESCANSOS

Partimos de la base de que a la mayoría, debido a una jornada laboral lejos de casa, le resulta difícil aprovechar los beneficios de una siesta de 20 minutos. En cualquier caso, es necesario realizar, en la medida de lo posible un parón de actividad que permita al organismo y a la actividad mental reiniciarse.

Buscar una higiene del sueño es fundamental y una de las cosas que me indicó el neurólogo es intentar, siempre que se tenga la posibilidad, desconectar 15-20 minutos para echar una siesta. Las razones:

- Restaura el estado de desvelo, promueve el aprendizaje y la memoria.
- Mejora los procesos de rendimiento físico y cognitivo.
- Reduce el estrés y las perturbaciones del sistema inmunológico tras haber dormido pocas horas.

TU ENTRENADOR, TU MEJOR ALIADO

Quizá te estés preguntando por qué tienes que descansar más o dormir más horas, mientras tus compañeros no dejan de entrenar y entrenar. ¿Te lo estás preguntando?

Quiero recordarte lo que hemos tratado en un capítulo anterior y has de tenerlo siempre presente: cada uno es un mundo con unas circunstancias y condicionantes específicos, y estos marcan los ritmos de su entrenamiento.

Por ello considero que un buen «gadget» en el que hay que invertir para ganar en salud y obtener los resultados que buscas tú —no los de tu compañero o amigo—, es un preparador físico, entrenador personal o entrenador de atletismo. En definitiva, alguien que pueda adecuar y planificar las sesiones de entrenamiento en función de tus necesidades, objetivos propios y condicionantes. Es una manera de optimizar tu tiempo y ser no solo efectivo, sino eficiente.

En el diseño de programas de entrenamiento, los preparadores tienen en cuenta todas las variables y saben lo que necesitas para estar más fuerte y en forma.

No hay plantillas de entrenamiento, y la clave del éxito de la relación entrenador-atleta es la comprensión y el trato del atleta como persona. Al final, la función de un preparador físico es ayudarte a conseguir tus objetivos y superar retos personales desde una perspectiva humana y cuidando de ti lo máximo posible.

Me encantó esta frase de Haruki Murakami cuando leí su ensayo *De qué hablo cuando hablo de correr*: «El tabique que separa la autoconfianza de la insana arrogancia es realmente muy fino».

Hemos visto que suelen aparecer muchas carencias básicas: falta de alineación, pobreza de movimiento, mala ejecución de los ejercicios..., y sin una persona que evalúe, analice y corrija todo lo que no estamos haciendo bien, los resultados tardarán muchísimo en llegar.

Es una cuestión de pragmatismo y salud: aprender a entrenar mejor, optimizar el tiempo, y evitar riesgo de lesiones.

¿CUERPO ENTRENADO, CUERPO SANO?

En muchas ocasiones, el exceso de entrenamiento causa un estrés general a nuestro organismo; la falta de horas de descanso y sueño es un factor que obstaculiza el crecimiento del músculo y su recuperación. Una nutrición aparentemente baja en grasas puede contener, por el contrario, un exceso de hidratos de carbono, grasas trans, falta de proteínas o un contenido elevado en azúcares añadidos que provocan un mal funcionamiento del organismo y hacen trabajar mucho más al riñón (en su función de limpiar y depurar la sangre), inflaman los músculos, etc.

La cuestión es comprobar si el «contenido» (nuestro organismo) y el «continente» (nuestro cuerpo físico) están en equilibrio.

Antes explicaba que hace un par de años pesaba algún kilo menos y lucía una musculatura mucho más marcada y un perfecto «six pack». Podríamos decir que eso era un cuerpo bien trabajado e incluso que mi forma física era excelente. Sin embargo, nada más lejos de la realidad: me encontraba cansada todo el día, comía más bien poco por falta de tiempo (preparaba lo más sencillo e incluso consumía productos precocinados) y la media diaria de horas de sueño no superaba las seis horas.

En lo relativo al rendimiento deportivo, ocurría algo parecido. Tanto estrés físico, provocado por el ansia constante de trabajo dejaba mucho que desear y sufría en cada sesión de entrenamiento. No rendía lo suficientemente bien. Y entonces, trataba de entrenar aún más.

Vemos en los medios, cuerpos bonitos, definidos y «muy entrenado», con una aparente buena forma física. Sin duda, nos gustan y nos inspiran. Pero ese exterior no implica necesariamente que el cuerpo por dentro esté igual de bello si se priva de una buena alimentación o si está sometido constantemente a estrés físico y mental.

En mi caso, el organismo estaba sufriendo un estrés continuo, mis músculos estaban sobreentrenados y no rendían al cien por cien, tampoco me concentraba en el trabajo y, para colmo, me sentía cansada desde primera hora de la mañana. Por otro lado, tenía contracturas musculares en todas las partes de mi cuerpo. Aunque pensaba que estaba muy bien, en realidad estaba «hecha un cromo».

Te explico todo esto para ayudarte a comprender que siempre podemos mejorar, si aprendemos a hacer las cosas bien.

De nada sirve tener una carrocería impecable si el motor no pasa las revisiones y está continuamente gripado. Las cosas no funcionan así. De hecho, creo que en muchos casos podríamos aplicar el famoso lema de «las apariencias engañan».

El doctor Philip B. Maffetone explica esta paradoja en un artículo publicado en la revista científica *Sports Science*, donde expone la diferencia entre los términos «fitness» y salud. Aclara que un ritmo de vida estresante, un exceso de entrenamiento, una mente negativa y la falta de concentración provocan una salud pobre.

Así, define «fitness» como la capacidad de realizar una tarea física, en este caso, deporte o ejercicio.

Para Maffetone, «salud» es un estado de bienestar completo entre lo físico, lo emocional y lo social, en el que todos los sistemas (digestivo, hormonal, respiratorio, nervioso) funcionan correctamente y en armonía.

A partir de diferentes estudios con profesionales de la medicina y del deporte, el doctor Maffetone expone unas conclusiones contundentes y afirma que un deportista con un buen nivel de fitness no necesariamente está sano (entendiéndolo dentro de la definición dada).

¿Qué opinas? Resulta paradójico, ¿verdad?

Según el doctor Maffetone, cuando el cuerpo del deportista se ve sometido a un estrés continuo, a sesiones de alta intensidad permanentes, así como a una nutrición pobre y con gran contenido de comidas procesadas y de alto índice glucémico, no hay lugar para la recuperación del organismo ni los órganos funcionan como deberían.

¿Qué efectos tiene esto en la salud?

La consecuencia inmediata es lo que se denomina síndrome de la fatiga crónica. Aunque no se perciba directamente, los síntomas son obvios y pueden afectar a nuestro rendimiento, a nuestro estado emocional o al funcionamiento de nuestro organismo (bioquímica).

Entre otros, expongo algunos de los síntomas que aparecen en el artículo citado:
- Descenso del rendimiento.
- Cansancio o fatiga permanentes.
- Bradicardia o alteraciones en la frecuencia cardíaca.
- Inflamación de los músculos.
- Mala adaptación a los entrenamientos.
- Desequilibrio hormonal.
- Reducción de los depósitos de glucógeno en los músculos.
- Depresión o decaimiento.
- Pérdida de motivación.

Debemos tener en cuenta que todo dependerá del estilo de vida que llevemos, la edad, el sexo, el pasado deportivo y el nivel (profesional o aficionado). Son muchos los factores que nos afectan directa o indirectamente en nuestra búsqueda del equilibrio entre lo físico y lo emocional. Recuerda que cuerpo y mente son uno.

No olvidemos nuestra máxima de «Entrenar con cabeza» y que en muchas ocasiones «menos es más», y ayudemos a que nuestro cuerpo aprenda a ser más eficiente. Ese debe ser el objetivo último, rendir más cansando menos al cuerpo.

¿Qué debemos hacer para que un cuerpo entrenado sea un cuerpo sano? La respuesta es sencilla: trabajar y cuidar tanto nuestro interior como el aspecto físico. Como resumen del capítulo:
- Respetar los períodos de descenso de volumen y actividad en el plan de entrenamiento.
- Llevar una dieta rica en grasas saludables, eliminar los productos altamente procesados y con «grasas malas».
- Introducir más alimentos naturales en nuestra nutrición que favorezcan el buen funcionamiento de los órganos vitales y procesos bioquímicos.
- No entrenar en cada sesión a máxima intensidad, sino aprender a trabajar en zonas aeróbicas que favorezcan la oxidación de las grasas como fuente de energía y no el glucógeno muscular, así como la creación de mitocondrias.
- Eliminar el exceso de estímulos en nuestros entrenamientos y día a día.

Todo esto favorecerá una mejora en tu estado de forma, sin comprometer tu organismo.

No hay misterio: si cuidas tu organismo por dentro y procuras mantener una mente despejada y positiva, se verá reflejado en tu cuerpo.

165

GUÍA DE EJERCICIOS *FIT4RUNNING*

1. CALENTAMIENTO: ESTIRAMIENTOS DINÁMICOS - ACTIVACIÓN

2. ESTABILIDAD, *CORE* Y CORRECCIÓN POSTURAL

3. PIES FUERTES Y FLEXIBLES

4. FUERZA DE TREN INFERIOR

5. ESTIRAMIENTOS DINÁMICOS - SECUENCIA DE SALUDOS AL SOL

«La idea de que cuanto más trabajes, mejor serás, es una mentira. Los mejores progresos se obtienen entrenando más inteligentemente.»

BILL BOWERMAN

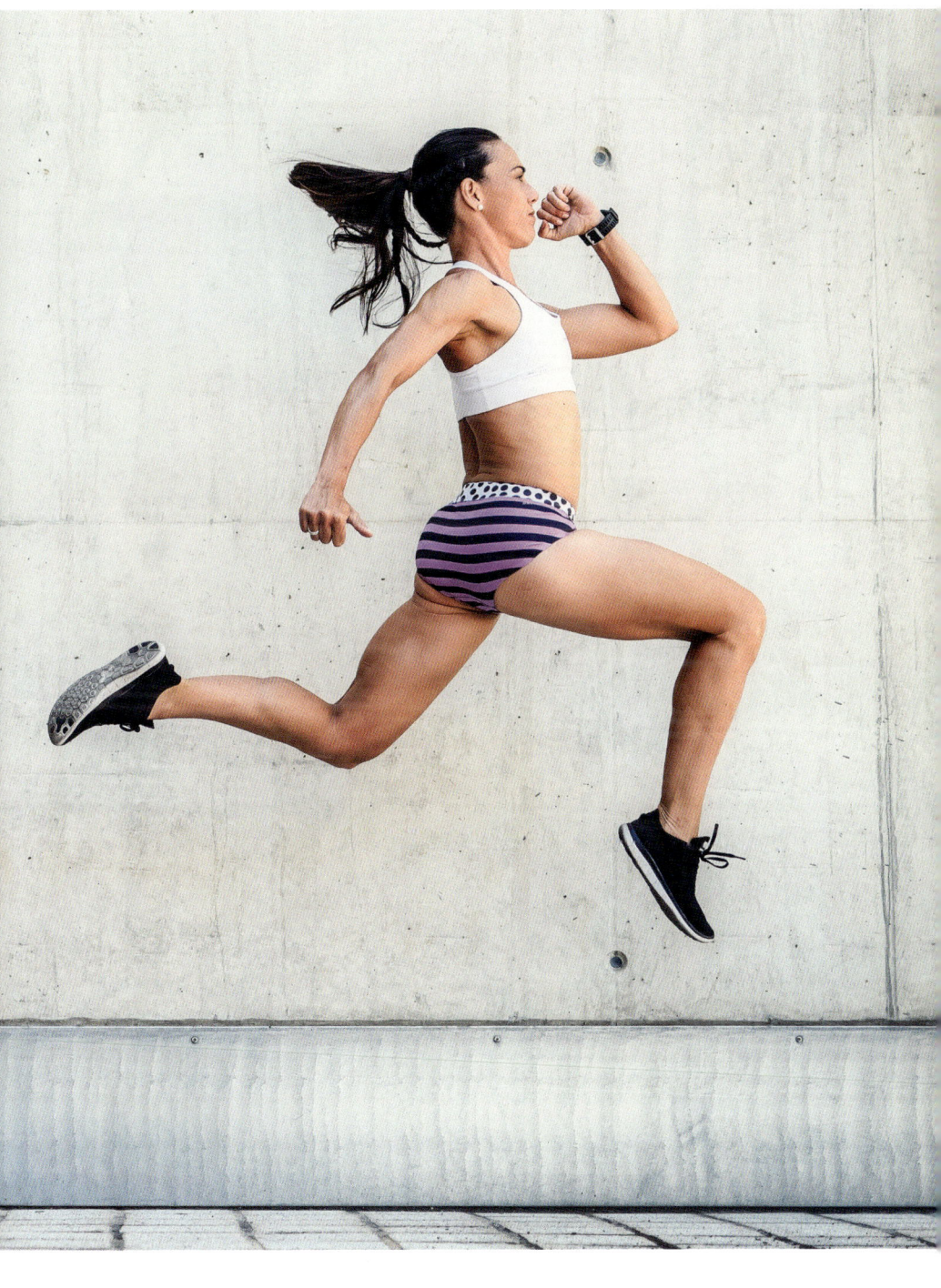

Si has llegado hasta aquí, comprenderás que CORRER ES ALGO MÁS QUE CORRER.

En febrero de 2015, con el objetivo de motivar a los corredores en el aprendizaje de un entrenamiento completo y saludable para la carrera, creé un plan de 4 semanas, bajo la etiqueta #FIT4RUNNING. Cada una de las semanas está focalizada en un aspecto específico a trabajar, con vistas a integrar nuevas rutinas que mejoren nuestra condición física como deportistas en general y como corredores en particular.

El concepto es el mismo de este proyecto: ser conscientes de que para correr bien necesitamos estar en forma, tener una buena condición física que nos permita correr mejor y prevenir la aparición de molestias y lesiones.

Con el objetivo de ayudarte en este proceso de mejora de la condición física para correr mejor y ser un corredor habilidoso, fuerte, sano y, sobre todo, consciente del movimiento, te propongo una serie de ejercicios que integran todos los aspectos que hemos trabajado a lo largo del libro.

Todos ellos trabajan de manera integrada el *core*, el equilibrio, la estabilidad desde pies y tobillos, y el trabajo de fuerza del miembro inferior.

DO LESS, FOCUS MORE

Este mantra es el que nos va a guiar en esta serie de ejercicios. Son sencillos, pero requieren de nuestra atención más plena para ejecutarlos bien y sentir las partes del cuerpo que estamos trabajando.

Aquí tienes una selección de los ejercicios que más trabajo en mis sesiones particulares y con mis deportistas.

OBJETIVO: Incorporar el trabajo complementario a las sesiones de carrera semanales, y de cualquier otro deporte que practiques, para mejorar la estabilidad corporal, la fuerza y la resistencia muscular, la coordinación, la agilidad, la movilidad articular y la flexibilidad.

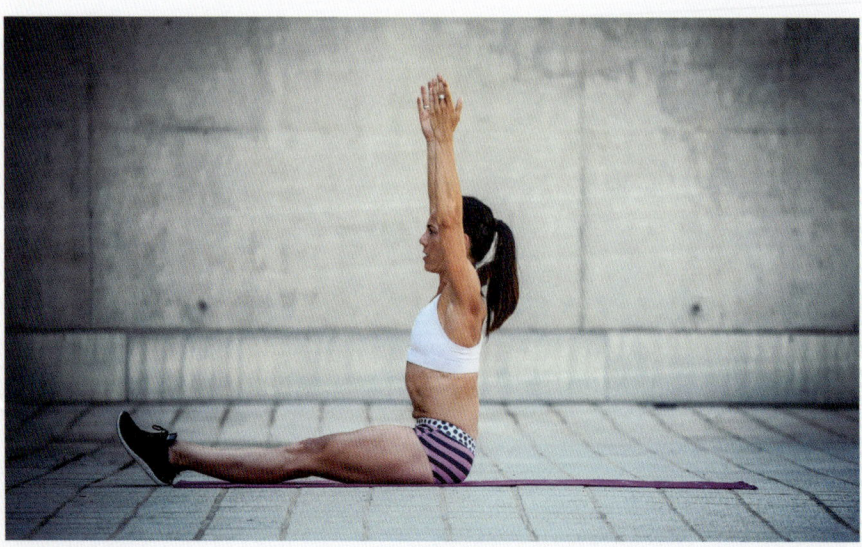

1. CALENTAMIENTO: ESTIRAMIENTOS DINÁMICOS - ACTIVACIÓN

El calentamiento es la puesta en marcha del organismo antes de realizar una actividad física determinada, tanto a nivel físico como psicológico.

El cuerpo y la mente tienen que prepararse adecuadamente para la actividad que va a realizarse. Necesitamos movilizar las articulaciones y sus rangos de movimiento, elevar la temperatura corporal y activar el riego sanguíneo hacia las zonas que van a trabajar. Hay que elevar de forma progresiva la frecuencia cardíaca y centrar la atención en la actividad dejando de lado el resto de factores que pueden afectar a nuestra concentración.

No olvides que tu sesión de entrenamiento es el momento de buscar tu mejor versión, para sentir tu espacio, tu cuerpo y tus sensaciones. Disfrútalo y no lo sientas como una obligación, sino como una oportunidad para dar un paso más hacia tu mejora personal.

Si bien podemos calentar de forma estática, mediante cremas con efecto calor, por ejemplo, el calentamiento, según lo entiendo, por definición, es dinámico. Particularmente, tampoco suelo incluir los estiramientos estáticos o pasivos antes de una sesión de carrera.* El cuerpo se empieza a movilizar.

SESIONES DE CARRERA: Se debe comenzar con un trote muy ligero durante 15-20 minutos, manteniendo una frecuencia cardíaca cercana al umbral aeróbico.

ESTIRAMIENTOS DINÁMICOS: Se trata de ejercicios que ayudan a movilizar los rangos de movimiento articular de rodillas, caderas, hombros y tobillos, que, además, alargan la musculatura. La mayoría de los ejercicios propuestos tienen transferencia directa al gesto técnico de carrera.

---

*Claire Baxter, Lars R. Mc Naughton, Andy Sparks, Lynda Norton y David Bentley, «Impact of stretching on the performance and injury risk of long-distance runners», *Research in Sports Medicine*, vol. 25, 1 (2017), pp. 78-90.

SENTADILLA PROFUNDA TEST DE VALORACIÓN

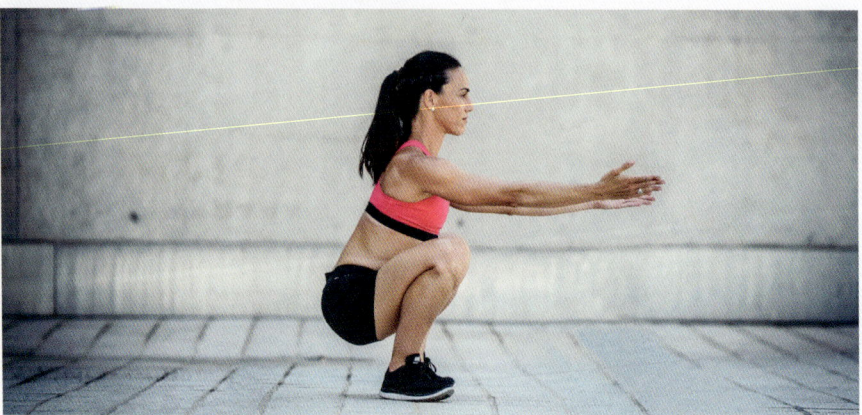

OBJETIVO: Prueba de movilidad y valoración funcional. Comprobar la elasticidad de los tendones de la pantorrilla, sóleos, gastrocnemios (gemelos), así como la movilidad del tobillo y el reparto del peso en la planta de los pies. La columna ha de permanecer estable. Este ejercicio es ideal para el calentamiento porque moviliza grandes grupos musculares.

POSICIÓN INICIAL: De pie, con las piernas a una anchura un poco mayor que la de las caderas y el cuerpo erguido.

EJECUCIÓN: Baja el coxis hasta el máximo posible de la flexión de las rodillas, evitando que estas roten hacia dentro (en valgo) o hacia fuera, y manteniendo el torso lo más recto posible sin despegar los talones del suelo. Reparte bien el peso en la planta de los pies, donde el dedo gordo ejerce mayor presión.

OBSERVACIONES: Es común que, por pérdida de funcionalidad y falta de movilidad en el tobillo, no se alcance la flexión completa sin despegar los talones del suelo. Hay que evitar posiciones cifóticas (espalda en excesiva flexión). La pelvis debe acercarse al suelo y no quedarse a medio camino como en una sentadilla convencional. Es importante no provocar desequilibrios que nos lleven a levantar el dedo gordo del suelo, lo que indicaría que existe un acortamiento muscular de la cadena posterior, que es necesario trabajar la musculatura dorsal y, en definitiva, sería síntoma de una falta de funcionalidad en el movimiento y en el tono del cuerpo que habría que investigar más detenidamente.

Una vez dominada la ejecución del ejercicio, podemos intentar algunas variaciones con giros que ayuden a la apertura del pecho y a la movilidad del tronco.

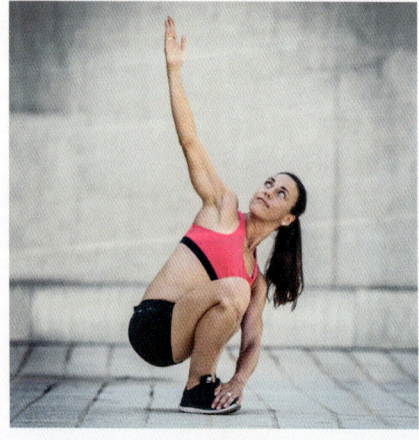

ZANCADA ATRÁS CON ELEVACIÓN DE PIERNA

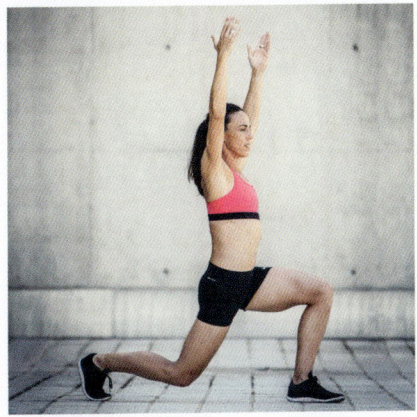

OBJETIVO: Trabajar la estabilidad, el equilibrio, la fuerza de tobillo y la postura. Realizar un estiramiento dinámico del flexor de la cadera de la pierna que ejecuta la zancada hacia atrás.

POSICIÓN INICIAL: De pie, en posición neutra con el *core* activado y el torso erguido. Pies a la anchura de las caderas.

EJECUCIÓN: Realiza un paso largo hacia atrás, flexionando ambas piernas y formando un ángulo de unos 90º con la flexión de rodilla de la pierna adelantada. Mantén el torso erguido para sentir el estiramiento del flexor de la cadera. El peso cae en el centro, no en la pierna adelantada ni en la atrasada.

Desde esa posición de *lunge*, regresa al inicio manteniendo elevada la pierna que se mueve (sin apoyar el pie en el suelo) y en equilibrio sobre el pie de apoyo.

OBSERVACIONES: Hay que concentrarse en «crecer» todo el tiempo, manteniendo la columna larga, y las caderas mirando al frente sin provocar rotaciones.

VARIACIÓN CON ROTACIÓN DE TORSO

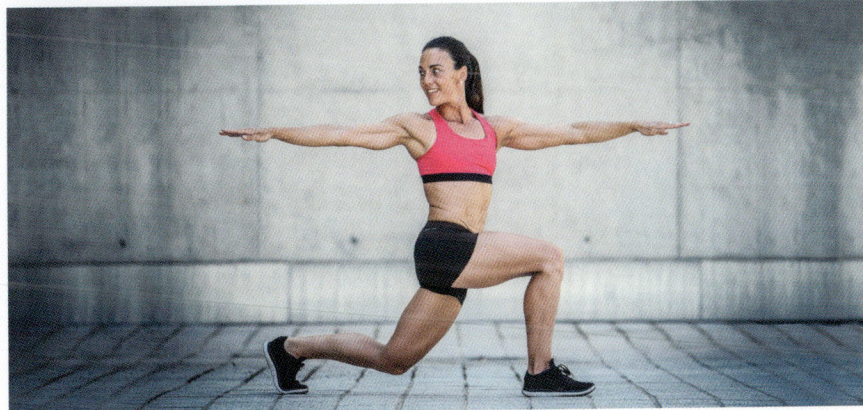

Al ejercicio anterior, zancada atrás con elevación de pierna, se puede añadir una rotación de tronco (no de cadera ni de rodilla) hacia el lado de la pierna que queda delante, acentuando de este modo el estiramiento de la cadena cruzada y del pecho.

LUNGE CON TORSIÓN

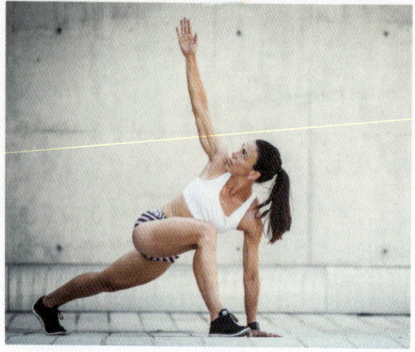

OBJETIVO: Este ejercicio es perfecto para estirar los flexores de la cadera y glúteo de la pierna adelantada y movilizarla. Al mismo tiempo que con la rotación de torso estiramos los rotadores, ayudamos al pectoral a abrirse y estirarse. Movilizamos también la cintura escapular.

POSICIÓN INICIAL: De rodillas sobre la colchoneta, o bien desde posición de pie.

EJECUCIÓN: Realiza una zancada amplia al frente, de manera que la pierna adelantada quede flexionada formando un ángulo de 90º, evitando llevar el peso hacia delante donde la rodilla sobrepasa la punta de los pies. Apoya las manos en el suelo, de manera que el pie adelantado quede entre ellas. La pierna de atrás permanece extendida, y trata de empujar las caderas hacia el suelo. Se forma una línea recta desde el talón de la pierna extendida hasta la coronilla.

Desde esa posición, realiza una rotación de la columna hacia el lado de la pierna adelantada. Abre el brazo de ese lado, permitiendo así una completa apertura del pecho, movilizando los rotadores y la cadera.

OBSERVACIONES: Es perfecto para trabajar la estabilidad de la cadena anterior.

SALTOS A LA COMBA DESCALZOS

OBJETIVOS: Además de ayudarnos como parte de calentamiento de una rutina o una sesión de entrenamiento, resulta un buen ejercicio para trabajar la reactividad y la fuerza de los pies, así como las estructuras de pantorrilla y su estiramiento.

POSICIÓN INICIAL: Posición neutra y relajada en todo momento.

EJECUCIÓN: Realiza pequeños saltos aprovechando la fuerza elástica de los tendones y músculos de los pies y el tren inferior.

OBSERVACIONES Y VARIACIONES: Trabajar con un metrónomo, ajustado a 170-180 pulsos por minuto, facilitará el mantenimiento del ritmo de trabajo para este ejercicio.

OPCIÓN SIN COMBA: Da pequeños saltos en el sitio manteniendo el tronco erguido, puede sujetarse una pica de madera con los brazos ex-

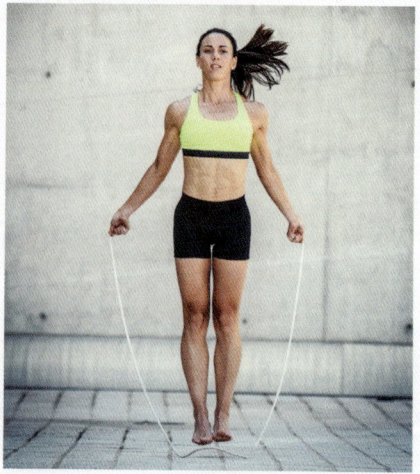

tendidos sobre la cabeza, sin moverte del punto de inicio. Un desplazamiento hacia delante indica que no se ha mantenido el torso erguido sino que se ha inclinado hacia delante.

PUENTE DE GLÚTEOS

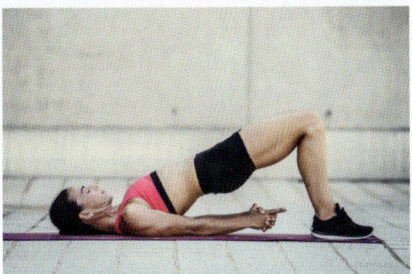

OBJETIVOS: Este ejercicio clásico sigue siendo uno de los fundamentales para la activación y reclutamiento de las fibras musculares del glúteo, al tiempo que se trabajan los estabilizadores de la columna y la extensión de la cadera.

POSICIÓN INICIAL: Tumbado en posición supina, con las piernas flexionadas, los pies apoyados a la anchura de las caderas, y rodillas alineadas.

EJECUCIÓN: Eleva las caderas hasta formar una línea recta entre los hombros, las caderas y las rodillas, evitando una hiperextensión de la espalda. En esta fase se activan los glúteos, así como los femorales y los estabilizadores de la columna. Mantén la posición durante 4-6 segundos.

La fase de descenso ha de ser lenta y controlada, colocando vértebra a vértebra en la colchoneta hasta la posición de inicio.

OBSERVACIONES Y VARIACIONES: Es importante controlar el movimiento y la alineación cadera-rodillas, evitando crear tensión en la zona cervical y los hombros. Para evitar que las caderas caigan es necesario activar los glúteos y mantener las caderas estables.

PLIÉ EN SEGUNDA POSICIÓN (SENTADILLA CON CADERAS EN POSICIÓN ABIERTA)

OBJETIVO: Calentar la musculatura del tren inferior. Estirar los aductores.

POSICIÓN INICIAL: De pie, en segunda posición de danza (pies colocados a una anchura mayor que la de las caderas, con los dedos apuntando ligeramente hacia afuera), con las caderas abiertas sin forzar el rango natural de apertura que se tenga.

EJECUCIÓN: Realiza una flexión de piernas (*plié*) de forma controlada y pausada, sin despegar los talones del suelo, y sintiendo cómo se estiran los aductores y los cuádriceps. Al subir, activa los glúteos. La columna ha de permanecer recta, y los hombros, relajados.

OBSERVACIONES: Las rodillas deben estar en línea con los dedos de nuestros pies, apuntando en la misma dirección. Hay que evitar la apertura exagerada de caderas y pies. Estos han de permanecer siempre bien apoyados, y

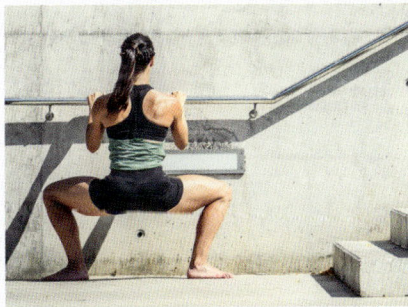

las caderas abiertas sin exagerar la apertura natural de cada uno.

Realizar 3 series de 10-12 *pliés*, de forma pausada y controlada.

SECUENCIA BÁSICA DE SALUDOS AL SOL

Puede introducirse en un calentamiento con estiramientos dinámicos o como parte de la vuelta a la calma y fase de estiramientos (*véase la p. 191*).

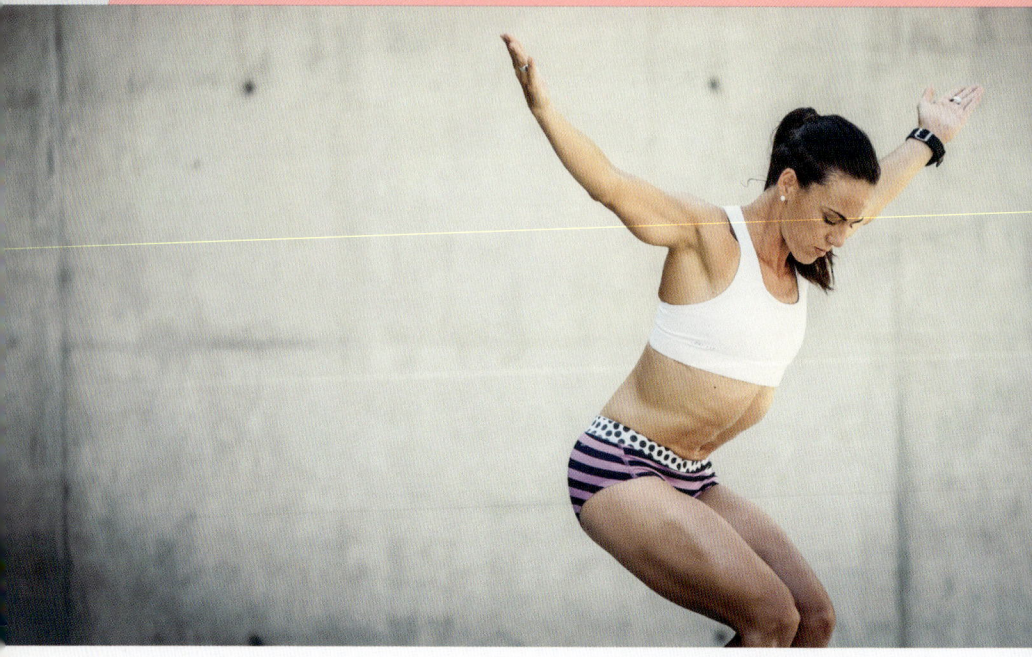

2. ESTABILIDAD, CORE Y CORRECCIÓN POSTURAL

Uno de los aspectos fundamentales para correr de una forma natural es la postura, garante de una alineación correcta que mantenga el resto de estructuras alineadas y conserve la estabilidad corporal.

Los siguientes ejercicios destinados a trabajar el equilibrio, preferentemente unipodales, se centran en la estabilidad, el trabajo propioceptivo y el fortalecimiento y control del core.

Es preferible que realices este tipo de trabajo al comienzo de tu sesión de entrenamiento (ya sea de carrera, de fuerza u otra clase de actividad), pues la musculatura no se encuentra fatigada y se puede prestar mayor atención a la ejecución.

POINTER

OBJETIVO: Buscar el control de la zona media y la alineación de la columna. Mantener una línea recta desde el coxis hasta la coronilla, evitando abrir la cadera. Trabajar la estabilidad de la zona media.

POSICIÓN INICIAL: En cuadrupedia, con las rodillas situadas a la anchura de las caderas y en su perpendicular y con las manos debajo de los hombros. Hay que activar la cintura escapular y evitar que los hombros caigan. Activar el suelo pélvico y el núcleo abdominal.

EJECUCIÓN: Estira una pierna lejos hacia atrás, al mismo tiempo que extiendes el brazo contrario, en oposición hacia delante. Mantén la posición durante unos 5 segundos, siempre pensando en alargar la pierna y no en elevarla.

OBSERVACIONES: La mirada permanece hacia abajo, evitando elevar la cabeza para mantener la línea de las cervicales.

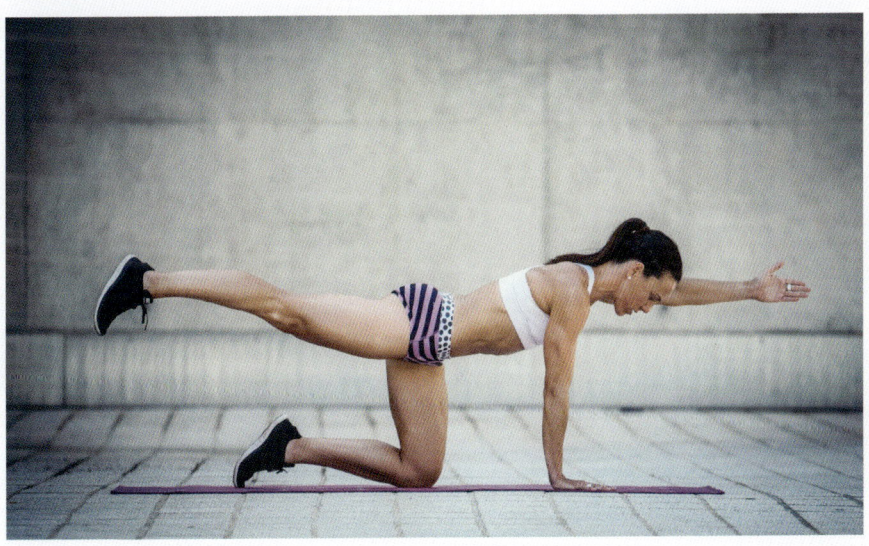

TABLA FRONTAL

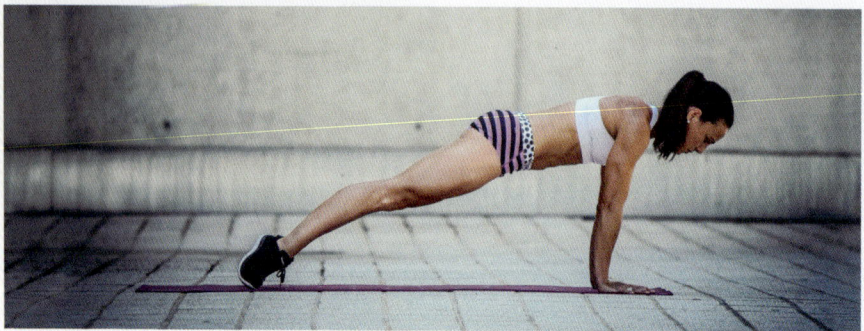

OBJETIVO: Activar la musculatura profunda del abdomen y los estabilizadores de la columna. Tomar conciencia de la alineación de la columna. Trabajar los glúteos y el tren superior como base de apoyo.

POSICIÓN INICIAL: En decúbito prono (tumbado bocabajo), con las manos a la altura del pecho, debajo de los hombros. (Las manos empujan contra el suelo, activando la cintura escapular y no retrayendo los hombros.) La columna ha de permanecer recta desde el coxis hasta la coronilla.

EJECUCIÓN: Mantén activo el *core* en todo momento, así como la cintura escapular, para evitar dejar caer el peso sobre los hombros. Activa los glúteos para estabilizar la cadera. Aguanta la posición durante 20-40 segundos. Descansa si aparecen temblores exagerados en la zona por pérdida de fuerza. A esta posición se le pueden añadir diferentes variaciones una vez que se dominen las básicas: alternancia de los apoyos, extensión de cadera con elevación de pierna, escaladores...

La **opción inicial** sería con apoyo de rodillas, en posición cuadrúpeda.

OPCIÓN AVANZADA: Desde la posición inicial de tabla con 4 apoyos (las dos manos y los dos pies), mantén la alineación con el *core* y los glúteos activados, y eleva una pierna junto con el brazo contrario. La idea es «extender y alargar» la columna, buscando una línea recta.

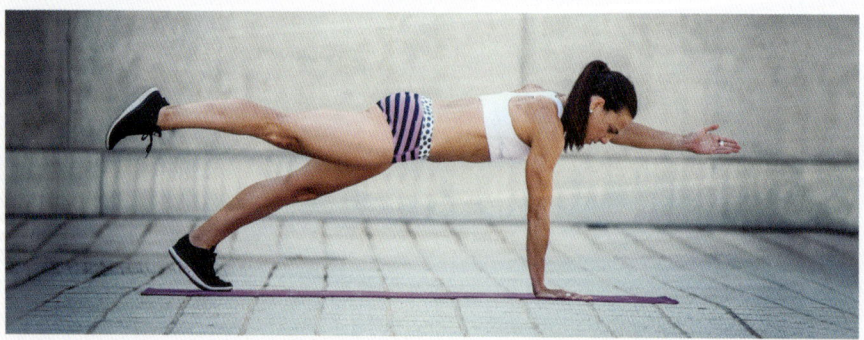

TABLA LATERAL CON ABDUCCIÓN DE PIERNA

OBJETIVO: Activar la musculatura profunda del abdomen, el transverso y los oblicuos. Tomar conciencia de la alineación de la columna desde otro plano. Trabajar los glúteos, (estabilizadores de la cadera) y el tren superior como base de apoyo.

POSICIÓN INICIAL: Tumbados de lado formando una línea recta, con el antebrazo apoyado en la colchoneta de modo que el codo quede justo debajo del hombro, con los pies juntos.

EJECUCIÓN: Desde la posición inicial, eleva las caderas hasta formar una línea recta desde los pies (tobillos) hasta los hombros, manteniendo la cabeza en línea con la columna. Desde la tabla lateral, eleva la pierna que queda arriba buscando una mayor estabilización y control del tronco y de la parte baja de la espalda.

Empuja el suelo para mantener la cadera alineada y activa el abdomen.

OBSERVACIONES: Se puede comenzar solo realizando la tabla lateral y mantener la posición durante 10-30 segundos como máximo.

A medida que ganemos control y fuerza, se pueden variar los apoyos para mejorar el trabajo de estabilidad y control del *core*.

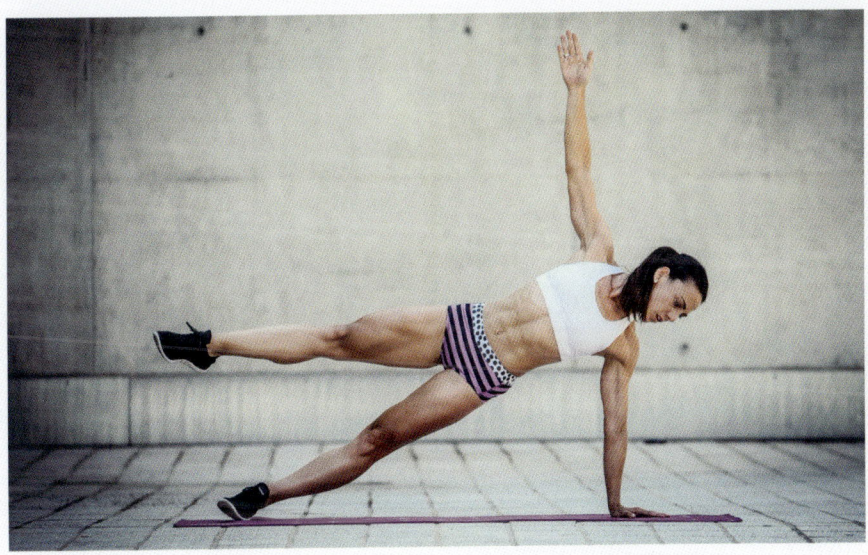

EQUILIBRIO A UNA PIERNA. ESTIRAMIENTO DE ISQUIOTIBIALES - GUERRERO III DE YOGA

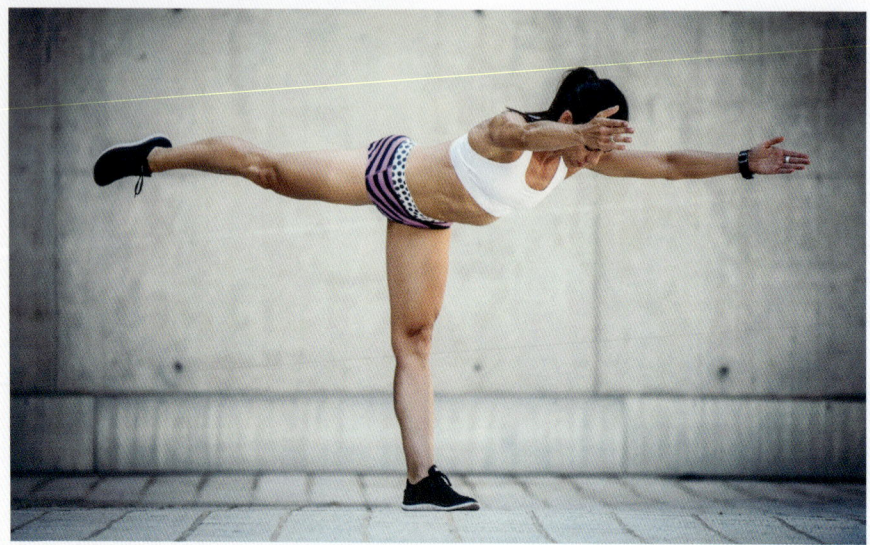

OBJETIVO: Trabajar la estabilidad y el control postural. Fortalecer los pies y los tobillos. Estirar los isquiotibiales. La idea es la misma que el ejercicio del «pointer», pero esta vez con trabajo unipodal.

POSICIÓN INICIAL: Posición neutra con los pies a la anchura de las caderas, abdomen activo, pecho abierto con la columna alargada.

EJECUCIÓN: Se trata de un movimiento pendular. Alarga una pierna hacia atrás, al mismo tiempo que inclinas el tronco hacia delante con los brazos extendidos. Concéntrate en buscar el equilibrio a una pierna al mismo tiempo que mantienes la alineación desde el coxis hasta la coronilla.

OBSERVACIONES: El talón de la pierna extendida ha de apuntar al techo, evitando así una rotación externa de la cadera.

VARIACIONES: En la fase de descenso, lleva la mano contraria al pie que está como base de apoyo. Esta pequeña rotación te creará cierta inestabilidad que habrás de superar al mismo tiempo que mantienes la alineación de la pierna de apoyo: cadera-rodilla-tobillo.

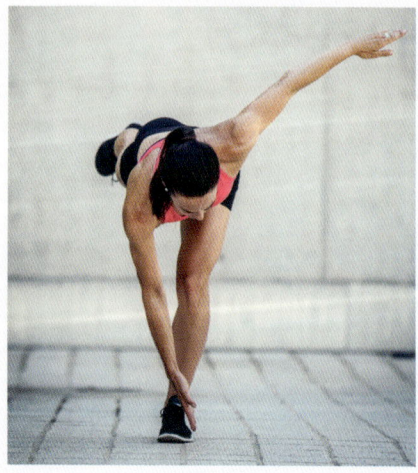

POSTURA DE LA SILLA

OBJETIVO: Trabajar el equilibrio y el control postural. Fortalecer los pies, los tobillos y los cuádriceps.

POSICIÓN INICIAL: Posición neutra con los pies juntos, abdomen activo y pecho abierto. Intenta mantener la columna alargada.

EJECUCIÓN: Eleva los talones (*relevé*), activando los glúteos y extendiendo los brazos a la vertical. Alarga el cuerpo, como si quisieras tocar el cielo con la punta de los dedos, al mismo tiempo que permaneces conectado con el suelo a través de tus pies.

Desde el *relevé*, controlando el tronco y el movimiento, empieza a bajar a la posición de sentadilla, manteniendo los brazos y el tronco extendidos en todo momento, y los talones despegados del suelo. Mantén la posición final unos segundos. Finalmente, de forma lenta y controlada, deshaz toda la acción.

OBSERVACIONES: Se puede comenzar usando una barra o una silla como apoyo hasta mejorar la conciencia corporal y el control para ejecutar bien la sentadilla.

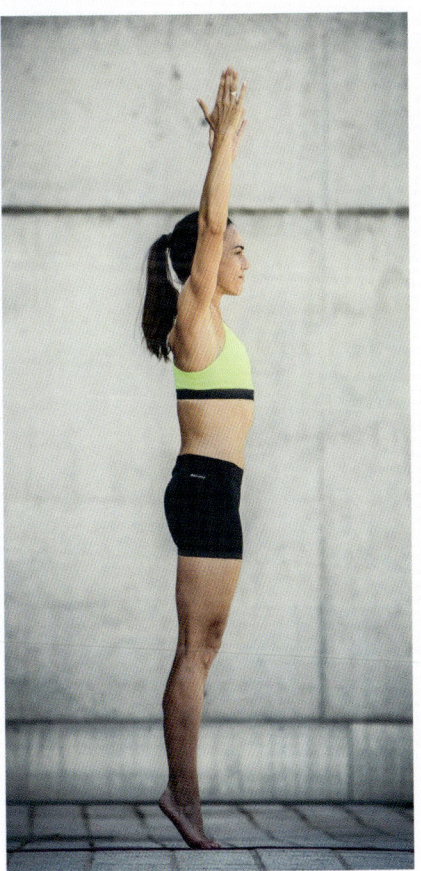
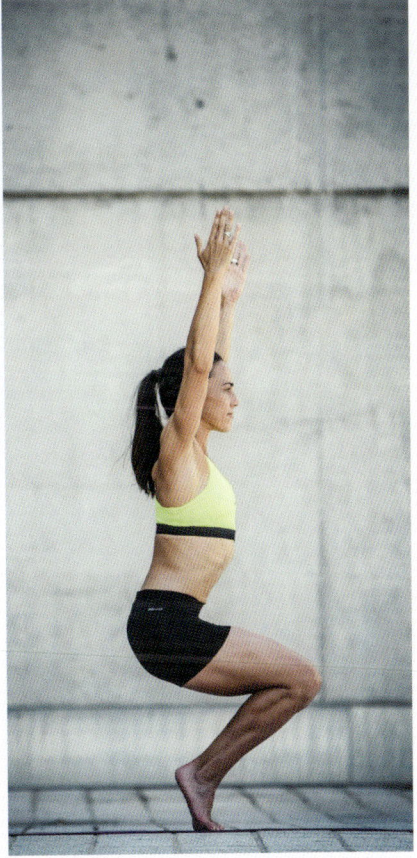

SENTADILLA CON TRABAJO DE DORSAL Y APERTURA DE PECTORAL

OBJETIVO: Tomar conciencia de la activación de la musculatura dorsal y la apertura de la cadena anterior, que suele estar bastante cerrada. Recolocar y abrir los músculos del pecho, que sufren infinidad de contracciones con la respiración agitada del ejercicio. Mejorar el rango de movimiento del hombro.

POSICIÓN INICIAL: De pie, en posición natural con los pies juntos, los brazos extendidos en la vertical (activando la musculatura dorsal), la columna alineada y los hombros relajados, lejos de las orejas.

EJECUCIÓN: Flexiona las rodillas a modo de sentadilla, manteniéndolas alineadas y juntas. En esta posición mantén la contracción isométrica durante unos segundos evitando una rotación de los hombros, activando la musculatura de la espalda.

Desde esa posición, realiza una pequeña torsión para estirar el pecho y movilizar la zona dorsal.

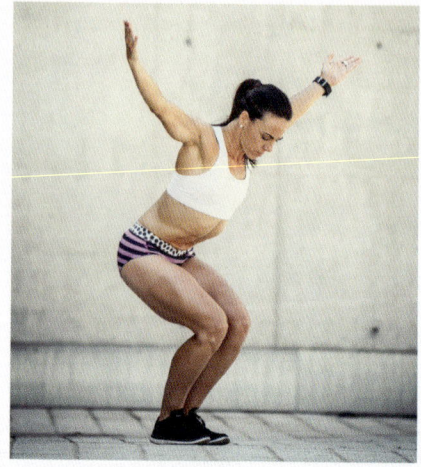

OBSERVACIONES: Hay que conservar las caderas alineadas y las rodillas juntas, evitando relajar la posición. Sentirás el trabajo de glúteos y cuádriceps y la activación de tu dorsal.

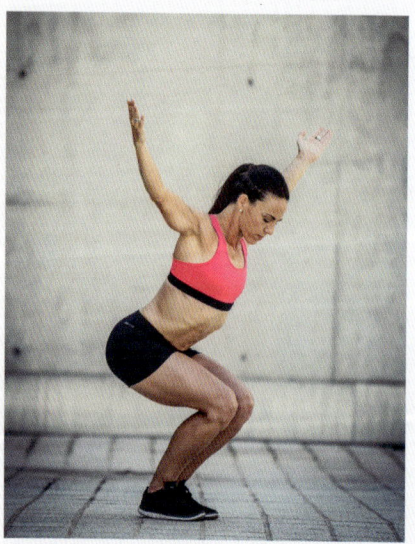
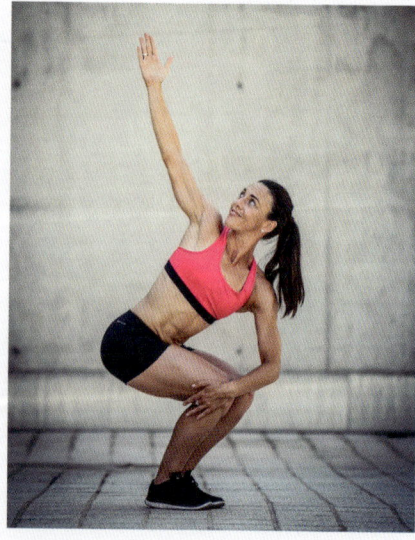

3. PIES FUERTES Y FLEXIBLES

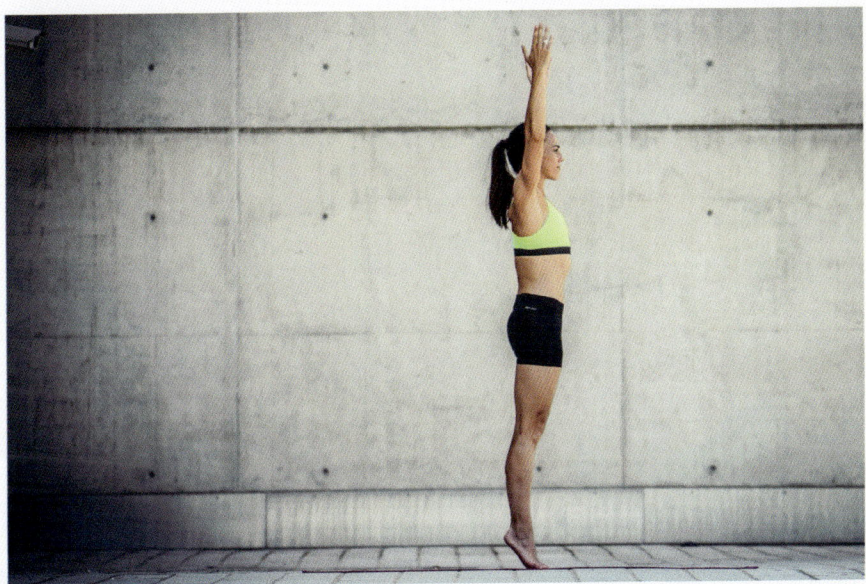

ESTIRAMIENTO DE LA FASCIA PLANTAR

OBJETIVO: Dotar de elasticidad y plasticidad a la musculatura de la planta del pie, alargarla y activarla para evitar el acortamiento.

POSICIÓN INICIAL: Sentado sobre tus piernas, con las puntas de los dedos apoyadas sobre el suelo, lleva el peso del cuerpo ligeramente hacia atrás para sentir cómo se estiran la fascia plantar y los cuádriceps al mismo tiempo.

POSICIÓN FINAL: Para trabajar también la estabilidad y la postura erguida, levántate lentamente sobre las puntas de los pies, manteniendo el eje del cuerpo recto. (Elevación de talones, *relevé*.)

OBSERVACIONES: Mantén la posición durante unos 20 segundos, descansa y repite el ejercicio. Al comienzo, sentirás ligeras molestias en la planta del pie, por falta de costumbre. Puedes hacerlo antes o después de las sesiones de carrera, o después de un día intenso de trabajo.

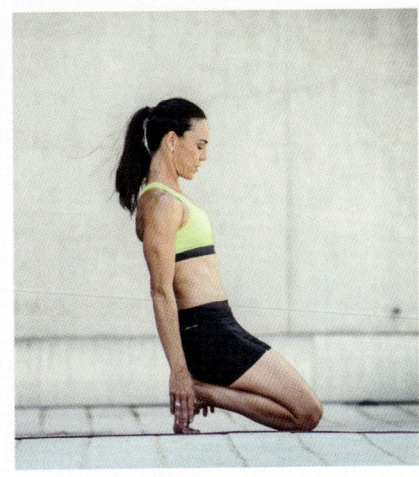

TABLA FRONTAL

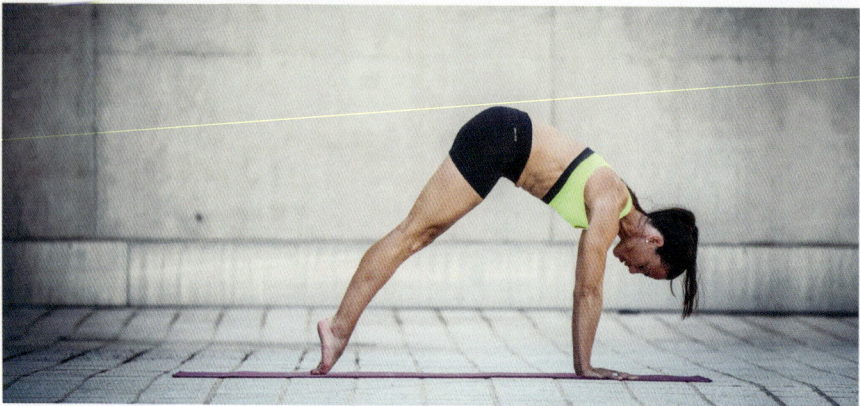

OBJETIVO: Ganar movilidad en el empeine.
POSICIÓN INICIAL: Bocabajo, en posición cuadrúpeda, manteniendo la espalda neutra. Manos situadas debajo de los hombros y rodillas debajo de las caderas.
EJECUCIÓN: Eleva la cadera hacia arriba, como en la postura del perro bocabajo de yoga, pero con el apoyo en los empeines.

Otra opción es usar las gomas elásticas para trabajar la flexibilidad y fuerza de los pies, empeines y tobillos.
OBSERVACIONES: Puedes alternar este ejercicio de movilidad con el estiramiento de la fascia plantar anterior. Realiza el ejercicio 5-8 veces de forma pausada y controlada.

ESTIRAMIENTO DE SÓLEO Y FLEXIÓN DE TOBILLO

OBJETIVO: Aumentar el grado de movilidad articular en el tobillo, así como alargar la musculatura del sóleo y estirar el tendón de Aquiles, habitualmente muy acortado en muchos corredores.

Este estiramiento es clave en el proceso de transición a un calzado minimalista, ya que toda la musculatura del pie y la pantorrilla necesita ganar elasticidad al ir disminuyendo la altura de *drop* y amortiguación de la zapatilla.

POSICIÓN INICIAL: De rodillas, con una pierna adelantada, lleva el peso del cuerpo hacia delante sin levantar el talón del suelo. En este caso, al tratarse de un estiramiento y no trabajar con peso, no pasa nada por colocar la rodilla por delante de los dedos de los pies.
OBSERVACIONES: Este ejercicio es un buen test de movilidad articular de tobillo y elasticidad. Una buena dorsiflexión de tobillo no solo evita alteraciones, sino que también ayuda a mejorar la técnica de carrera.

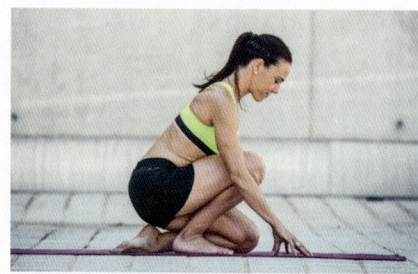

MOVILIDAD DE LA FLEXIÓN DORSAL DEL TOBILLO, FUERZA Y FLEXIBILIDAD

Otra opción de trabajo de fuerza, movilidad y flexibilidad son los ejercicios con gomas elásticas de resistencia. Resultan perfectos en procesos de rehabilitación tras lesiones en el pie o en el tobillo, así como preventivos, pues su objetivo es aumentar la fuerza en estas estructuras.

Son recomendables los movimientos de flexión y extensión de pie (flex y punta), así como los laterales hacia fuera y hacia dentro, reforzando también el tibial posterior.

Igualmente, conviene realizar movimientos de flexión y extensión de las falanges de los dedos de los pies.

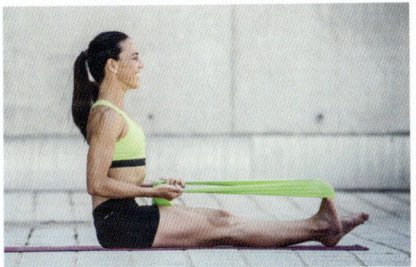
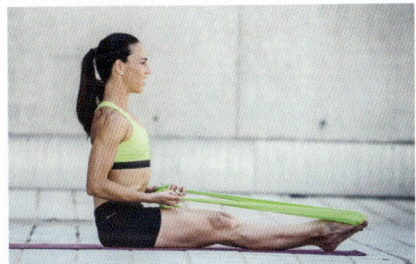

4. FUERZA DE TREN INFERIOR

SENTADILLA PROFUNDA

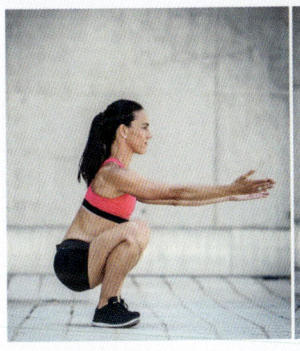
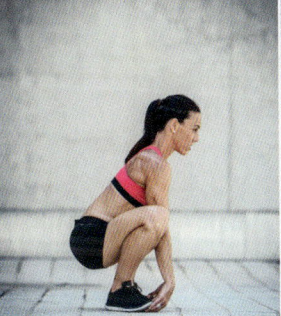
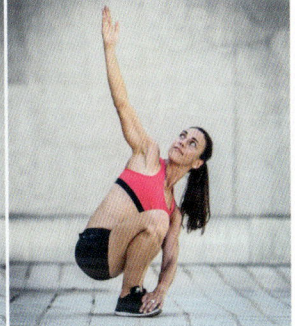

La descripción del ejercicio aparece en la parte del calentamiento como ejercicio de movilidad de caderas, columna y tobillo.

Una vez se domine la posición, se puede incluir la opción de rotación con apertura de pectoral, e incluso realizar el *over head squat*, con los brazos extendidos por encima de la cabeza sujetando una barra con poco peso, que ayude a mantener el cuerpo recto y la musculatura dorsal activa.

Resulta un excelente ejercicio para estirar la musculatura del pecho y movilizar la columna.

TEST DE SENTADILLA A UNA PIERNA

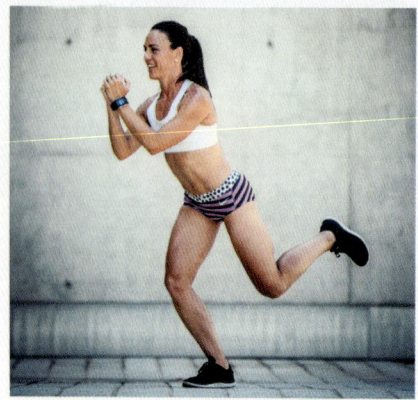

OBJETIVO: Comprobar fuerza, estabilidad, equilibrio y alineación del tren inferior, tanto del lado derecho como del izquierdo. La pérdida del equilibrio o la imposibilidad de realizar la fase de ascenso con el cuerpo erguido, así como la rotación de la rodilla hacia dentro (valgo) o hacia fuera (varo), indican una falta de fuerza y control en el glúteo medio, y una estabilidad débil.

En caso de realizarse la flexión de pierna, y producirse alguna de esas variaciones y falta de alineación: cadera-rodilla-tobillo, así como una cadera más baja, son indicadores de que existe una descompensación. Este gesto se traduce al apoyo de carrera, lo que implica que cada apoyo se está realizando de esta forma no alineada, y a la larga puede provocar lesiones.

POSICIÓN INICIAL: De pie, con la cadera neutra y nivelada, con un pie bien apoyado en el suelo y el otro despegado. Es preferible trabajar descalzo para mejorar el sentido propioceptivo, el agarre y la activación de la musculatura del pie y el tobillo.

EJECUCIÓN: Manteniendo las caderas niveladas, con una pierna extendida delante (o hacia atrás), flexiona la pierna de apoyo. Tanto en la fase de descenso como en la de ascenso el movimiento debe ser lento y controlado. Hay que vigilar que en todo momento el cuerpo permanece erguido y la cadera, la rodilla y el tobillo de la pierna de apoyo, estables.

OBSERVACIONES: Es conveniente realizarlo frente a un espejo para poder corregir la posición en caso de observar algún desequilibrio. También puede usarse una barra o una silla como apoyo ligero hasta realizar el ejercicio correctamente.

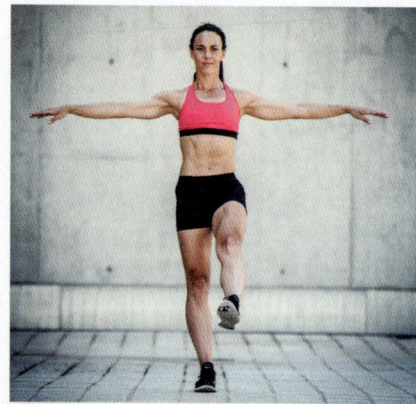

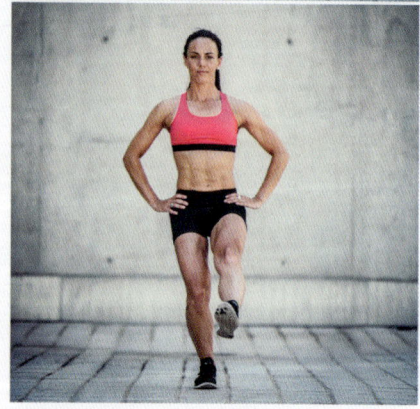

NÚMERO DE REPETICIONES: 6-10-15 repeticiones con cada pierna, en función del nivel de ejecución. Repetir la serie 2-3 veces, descansando al menos 30 segundos cada vez.

ACTIVACIÓN DEL GLÚTEO Y ESTABILIZADORES DE LA COLUMNA: PUENTE DE GLÚTEO

OBJETIVO: Activar la musculatura de los glúteos y los erectores espinales, así como los isquiotibiales y femorales. Es un ejercicio clásico pero realmente efectivo para activar las zonas que van a estar altamente implicadas durante la carrera.

POSICIÓN INICIAL: Tumbados en posición supina (bocarriba) con las piernas flexionadas y los pies apoyados en el suelo. Los hombros y la espalda han de estar relajados.

EJECUCIÓN: Desde la posición inicial, eleva lentamente la cadera (extensión) activando los glúteos y la musculatura lumbar, pero evitando una hiperextensión de la columna. Forma una línea recta que una los hombros, las caderas y las rodillas, manteniendo los pies apoyados y apuntando hacia el frente.

La parte alta de la espalda debe permanecer apoyada en la colchoneta, piensa como si el ombligo tocase la espalda. Eleva una pierna, no más allá de la altura de la rodilla de la pierna que se apoya sobre el talón. Se elevan las caderas hacia el techo, activando así los glúteos. Solo los hombros, parte alta de la espalda y talón de pierna base permanecen en el suelo durante el movimiento de elevación.

Eleva las caderas, mantén la posición un par de segundos, y a continuación baja la espalda lentamente, apoyándola vértebra a vértebra. Cuidado con las bajadas bruscas.

OBSERVACIONES: Se pueden apoyar únicamente los talones, si queremos que el reclutamiento de fibras en el glúteo sea mayor, activando menos de esta manera los femorales. Una vez se domina el ejercicio, las superficies de apoyo pueden variar, retando también a la estabilidad. Se pueden apoyar los pies sobre un bosu o un *fitball*, de forma que se añada dificultad e inestabilidad al ejercicio.

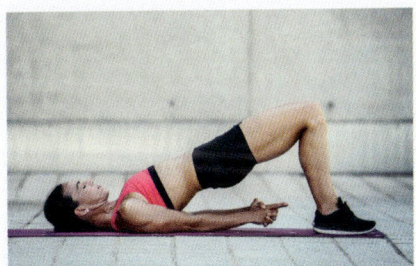

PUENTE DE GLÚTEO CON ELEVACIÓN DE UNA PIERNA

Es el ejercicio anterior, pero esta vez eliminando el apoyo de una pierna y focalizando el trabajo en la activación del glúteo para estabilizar la cadera.

Debe formarse una línea recta imaginaria desde los hombros, caderas, rodillas y pie.

Evita una hiperextensión de la columna y mantén las caderas arriba, que no caigan. Para ello, el glúteo debe estar contraído.

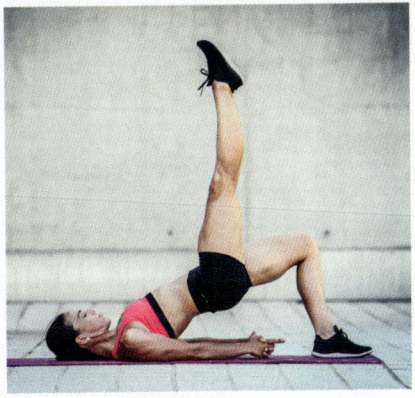

GLÚTEO MEDIO DESDE LA POSTURA DEL PUENTE CON GOMAS DE RESISTENCIA

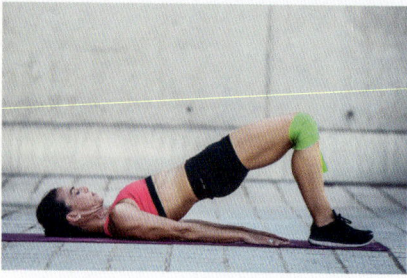

OBJETIVO: Trabajar el glúteo medio con bandas elásticas de resistencia.
POSICIÓN INICIAL: Tumbados en posición supina (bocarriba) con las piernas flexionadas y los pies apoyados en el suelo. Coloca una banda de resistencia alrededor de los muslos. Los hombros y la espalda han de estar relajados. La posición es la misma que en el puente de glúteos.
EJECUCIÓN: Desde la posición inicial, eleva lentamente la cadera (extensión) activando los glúteos y la musculatura lumbar, evitando una hiperextensión de la columna. Forma una línea recta que una hombros, caderas y rodillas, manteniendo los pies apoyados y apuntando hacia el frente.

Manteniendo la posición, realiza una abducción de caderas (abre las piernas y sigue con los pies apoyados en el suelo), focalizando el trabajo en el glúteo medio.

ESTABILIZACIÓN DEL *CORE* CON GOMAS DE RESISTENCIA

OBJETIVO: Activar toda la musculatura del núcleo o *core* con la ayuda de una goma de resistencia. Es un ejercicio perfecto para el control del *core* y su activación.
POSICIÓN INICIAL: De pie en posición neutra. Coloca un extremo de la banda de resistencia en una barra, pivote (algo fuerte que soporte la tensión), a la altura aproximada del pecho. Sujeta el otro extremo y aléjate para crear tensión en la goma. El punto de anclaje debe quedar a un lado (es decir, no te coloques de frente sino de lado).
EJECUCIÓN: Desde la posición neutra inicial con las manos juntas sujetando la banda de resistencia, extiende los brazos hacia delante, sintiendo la fuerza de resistencia de la goma. Para evitar movimientos no deseados, el *core* y los glúteos deben permanecer activos. Es el ejercicio anterior, pero esta vez eliminando el apoyo de una pierna y focalizando el trabajo en la activación del glúteo para estabilizar la cadera.

Debe formarse una línea recta imaginaria que pase por los hombros, las caderas, las rodillas y el pie.

Evita una hiperextensión de la columna y mantén las caderas arriba, que no caigan. Para ello, el glúteo debe estar contraído.

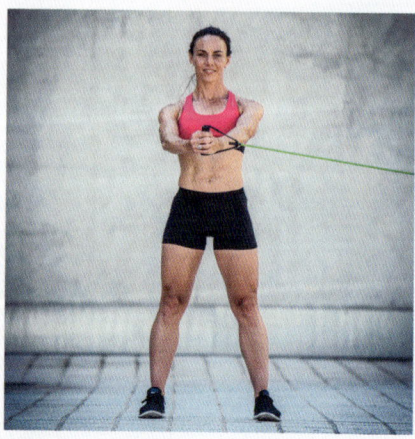

GLÚTEO MEDIO DESDE SENTADILLA CON GOMAS DE RESISTENCIA (ABDUCCIÓN)

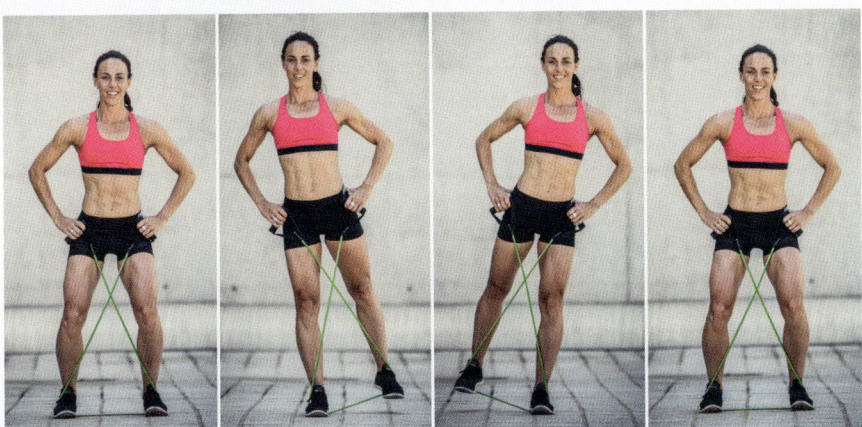

OBJETIVO: Trabajar el glúteo medio con bandas de resistencia elástica al mismo tiempo que la estabilidad de la cadera y los cuádriceps.

POSICIÓN INICIAL: De pie, con una posición neutra, con los pies separados a una anchura ligeramente mayor que la de las caderas. Coloca una banda de resistencia alrededor de los muslos. Los hombros y la espalda han de estar relajados. Puedes colocar las manos en la cintura, con los brazos en jarra.

EJECUCIÓN: Desde la posición inicial realiza una flexión de piernas, una sentadilla. Desde la sentadilla, extiende las piernas abriendo una de ellas en diagonal hacia atrás, sintiendo la activación del glúteo al abrir (abducción). Volver a la sentadilla, y repetir la extensión con la otra pierna.

Debe mantenerse el torso relajado y recto, evitando una excesiva extensión de la zona lumbar en el momento de extender la pierna atrás.

Lo ideal es realizar 8-12 extensiones con cada pierna, y repetir la serie 2-3 veces, descansando entre cada una al menos unos 30 segundos.

COMBINACIÓN DE PLANCHA Y ESTIRAMIENTO DE ESPALDA (POSE DEL BEBÉ)

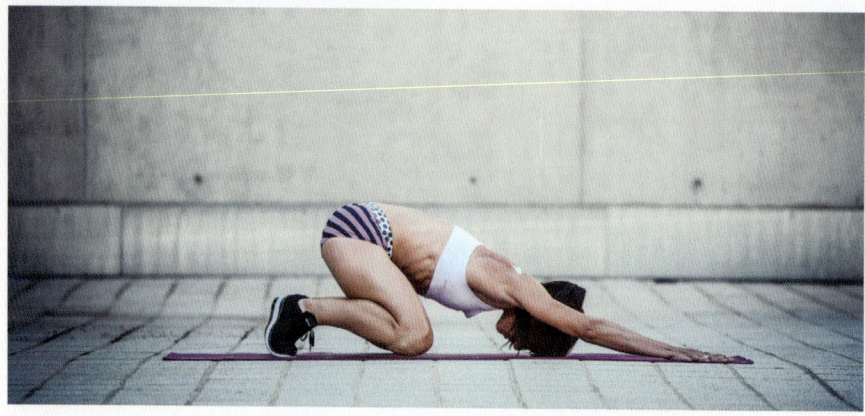

OBJETIVO: Trabajar el *core* y los erectores espinales. Fortalecer cuádriceps y glúteos. Estirar la columna.

POSICIÓN INICIAL: Posición de plancha con los talones juntos en primera posición de ballet, con los glúteos fuertes y apretados. Mantén la posición 5 segundos.

EJECUCIÓN: Desde la plancha, lleva el peso hacia atrás, como si te tirasen con una cuerda desde el coxis. Los glúteos se acercan lo máximo posible a los talones sin apoyar las rodillas (si resulta más sencillo pueden apoyarse en la pose del bebé), manteniendo una contracción del cuádriceps al mismo tiempo que se estira toda la espalda. Mantener la posición unos 5 segundos y volver a la tabla, trasladando todo el peso hacia delante e impidiendo que la zona lumbar se relaje y se arquee.

OBSERVACIONES: Esta combinación es muy intensa. Comienza aprendiendo los movimientos, hasta poder realizar 2 o 3 series de 8-10 repeticiones de la combinación. Notarás una fuerte activación del corsé natural del tronco, un fuerte trabajo de los glúteos y de la musculatura dorsal.

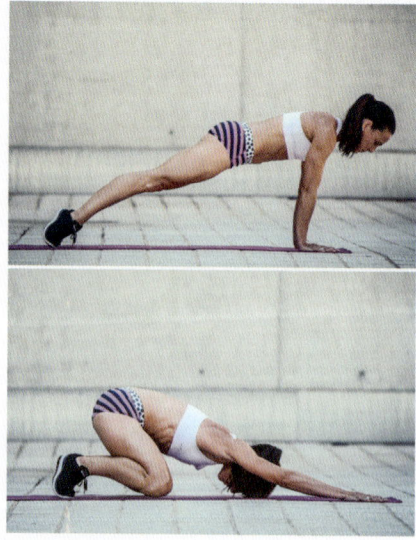

PESO MUERTO A UNA PIERNA CON ESTIRAMIENTO DE ISQUIOTIBIALES

El ejercicio de peso muerto es perfecto para trabajar no solo un grupo muscular grande como es la espalda (parte alta y zona lumbar), sino también los glúteos e isquiotibiales por la implicación que tienen en la ejecución y su función estabilizadora.

Es un ejercicio de potencia, incluido dentro de los trabajos de levantamientos olímpicos, los cuales se realizan con cargas altas. La propuesta que encontráis aquí es una adaptación del movimiento.

Una variación superinteresante y en la que además se trabaja el equilibrio, la fuerza de pie y tobillos y la estabilidad, es el peso muerto a una pierna. Puede realizarse sin peso como estiramiento dinámico, con una carga contralateral o con unas mancuernas en cada brazo para el trabajo de fuerza.

OBJETIVO: Estirar de modo dinámico los isquiotibiales. Trabajar la estabilización de la zona lumbar y la cadera.

TRABAJO DE FUERZA: Si se incluye una mancuerna a cada lado, se incrementa la fuerza de los femorales, los glúteos y la parte baja de la espalda. (También la parte alta, pues debemos mantener la posición de los hombros para que no caigan hacia delante-activación cintura escapular).

Otra opción es practicarlo con una sola mancuerna, contralateral, desafiando aún más la estabilidad.

POSICIÓN INICIAL: De pie, con una pesa o bien dos mancuernas, una en cada mano. Los pies a la anchura de las caderas, con las piernas en una posición fija, sin bloquear las rodillas (no se realiza una extensión total de la pierna de apoyo). Los hombros deben estar retrasados, en su posición natural (evitamos que las pesas los lleven hacia delante) y el peso en la zona media de los pies.

EJECUCIÓN: El torso permanece recto, la pesa o las mancuernas deben mantenerse cerca del cuerpo, sin forzar con los brazos su sujeción. Inclina el cuerpo hacia delante desde la cadera y al mismo tiempo eleva la pierna atrás. Es un movimiento pendular.

Las caderas permanecen paralelas al suelo, manteniendo una línea imaginaria desde la oreja, que pasa por la cadera, la rodilla y el tobillo de la pierna extendida atrás.

OBSERVACIONES: Cuando finalices este ejercicio, sentirás el trabajo, sobre todo, en los glúteos y en los bíceps femorales, y una parte de trabajo en la zona lumbar y en el core (actúa como estabilizador de la columna). También sentirás el trabajo en la parte alta de la espalda, si se ha mantenido la posición correcta de los hombros y no se han llevado hacia delante con el peso de las mancuernas.

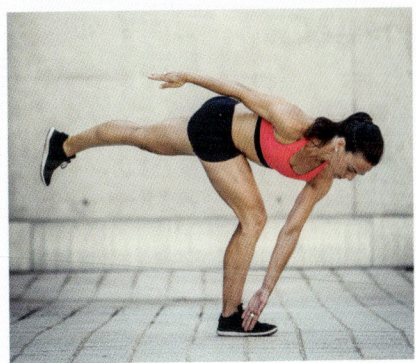

REVERSE LUNGE (ZANCADA CRUZADA)

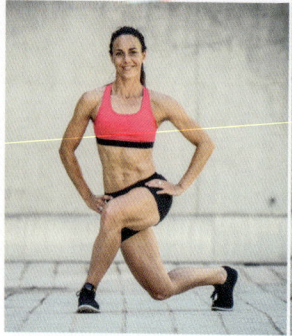
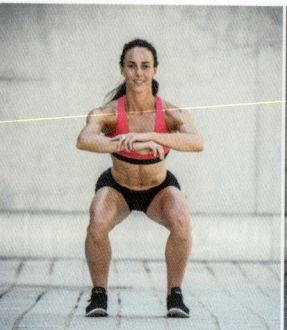
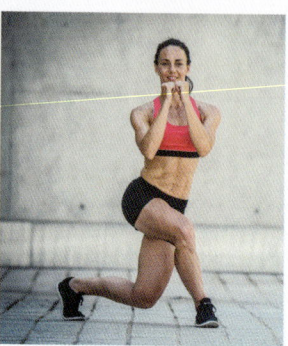

OBJETIVO: (Este ejercicio es también preparatorio para un trabajo específico posterior.) Mejorar la flexibilidad y movilidad de las caderas. Realizar un estiramiento dinámico del piriforme. Fortalecer los glúteos y cuádriceps, al mismo tiempo que se desarrolla la estabilidad.

POSICIÓN INICIAL: Posición neutra, con pies a la anchura de las caderas. Con el propio peso corporal como opción básica. Este ejercicio puede hacerse también con una mancuerna en cada mano, con los brazos cerca del cuerpo.

EJECUCIÓN: Extiende una pierna hacia atrás. Gira las caderas en diagonal hacia el lado opuesto de la pierna atrasada. Los dedos del pie apuntan hacia el talón de la pierna base.

Mantén el pecho abierto, y procura que los hombros miren al frente, es decir, hay que intentar no rotar el cuerpo. Como siempre, el abdomen fuerte. No olvides que la mayor parte del trabajo ha de hacerlo la pierna de apoyo, donde recae el peso.

Hay que bajar haciendo una sentadilla empujando con las caderas hacia abajo, manteniendo el talón de la pierna de apoyo en el suelo.

OBSERVACIONES: Una vez dominado el ejercicio, como parte de rutina de fuerza, puede volver a realizarse con una mancuerna en cada mano, manteniendo la estabilidad del tronco, hombros y dorsal.

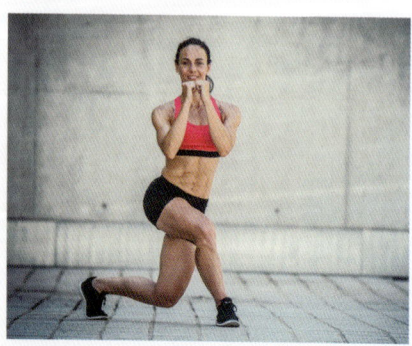

5. ESTIRAMIENTOS DINÁMICOS - SECUENCIA DE SALUDOS AL SOL

La secuencia propuesta es la más sencilla, sin embargo, en algunas de las posturas pueden añadirse ciertas variantes, como rotaciones (*véanse las posturas en las pp. 204-207*).

Lo ideal es mantener cada postura unos segundos. Realizarlo un par de veces de forma suave y controlada a cada lado, concentrándonos en cada postura y manteniendo el ciclo de la respiración. Posteriormente, dotar de más dinamismo a la secuencia.

1. **POSTURA DE LA MONTAÑA (TADASANA):** De pie con la columna erguida y el pecho abierto. Los brazos permanecen junto al cuerpo. Con esta postura comienza y finaliza la secuencia.
2. **POSTURA DE LA MONTAÑA EXTENDIDA (URDHVA HASTASANA):** INSPIRACIÓN. Eleva los brazos por encima de la cabeza, cogiendo aire por la nariz y alargando la columna.
3. **FLEXIÓN HACIA DELANTE (UTTANASANA):** ESPIRACIÓN. Deja caer el cuerpo hacia delante espirando. Si es necesario, puedes flexionar ligeramente las rodillas.
4. *LUNGE*: INSPIRACIÓN. Lleva la pierna derecha atrás cogiendo aire, manteniendo la pierna de delante flexionada en un ángulo de 90º, evitando que la rodilla sobrepase el dedo gordo del pie, con la columna alargada y las caderas alineadas.
5. **POSTURA DEL PERRO BOCA ABAJO (ADHO MUKHA SVANASANA):** ESPIRACIÓN. Desde la postura anterior, lleva la pierna adelantada hacia atrás soltando el aire. El coxis apunta hacia el techo y los talones deben permanecer lo más cercanos al suelo posible, estirando así las cadenas posteriores y la espalda.
6. **POSTURA DE TABLA:** INSPIRACIÓN. Desde la posición anterior, traslada el peso hacia delante, mientras inspiras, hasta llegar a la posición de plancha, manteniendo el abdomen fuerte y la columna recta (si es necesario, apoya las rodillas).
7. **FLEXIÓN EN POSTURA DE TABLA (CHATURANGA DANDASANA):** ESPIRACIÓN. Suelta el aire a través de una flexión de brazos (tríceps), en la que estos permanezcan cercanos al cuerpo y con los codos apuntando hacia atrás.
8. **POSTURA DE COBRA (URDHVA MUKHA SVANASANA):** INSPIRACIÓN. Inspira a la vez que separas el cuerpo del suelo, llevando los hombros hacia atrás para estirar la zona abdominal.

Deshacemos cada una de las posturas hasta volver a la inicial, donde empezamos de nuevo la secuencia de los movimientos con la otra pierna. A medida que se practica la secuencia, la fluidez y el dinamismo, así como la amplitud y la profundidad de los movimientos son mayores.

9. **POSTURA DEL PERRO BOCA ABAJO (ADHO MUKHA SVANASANA):** ESPIRACIÓN. Desde la postura anterior, se descarga la musculatura de la espalda.
10. *LUNGE*: INSPIRACIÓN. Ahora lleva adelante la pierna derecha, vigilando que quede con una flexión de unos 90º, sin que la rodilla sobrepase la punta de los pies. Mantén una postura alargada de la columna y las caderas empujando hacia el suelo, estirando así el flexor de la cadera de la pierna retrasada.
11. **FLEXIÓN HACIA DELANTE (UTTANASANA):** ESPIRACIÓN. Recupera esta postura dejando el tronco relajado. (Puedes mantener una ligera flexión de rodillas si te resulta más cómodo.)

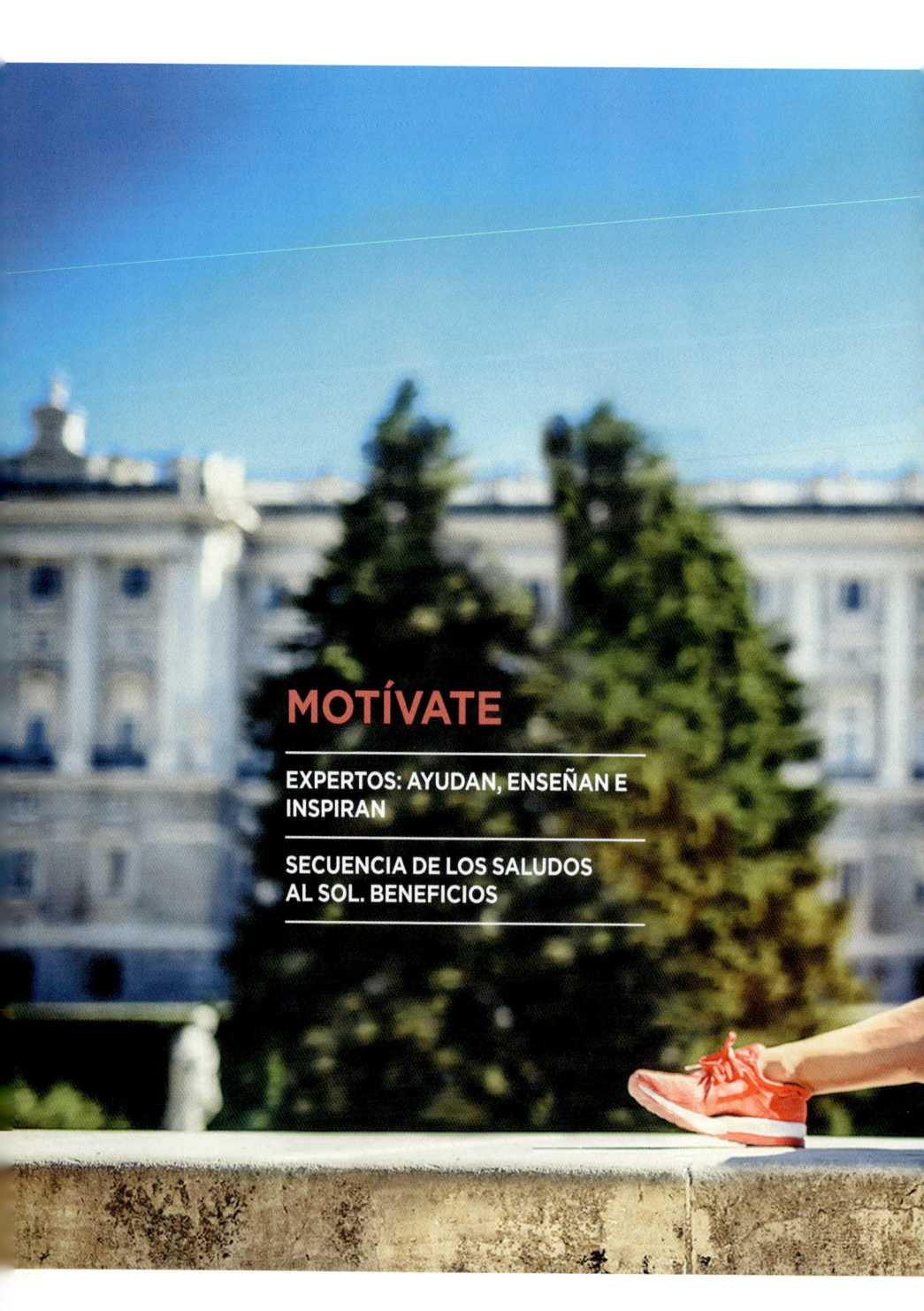

MOTÍVATE

EXPERTOS: AYUDAN, ENSEÑAN E INSPIRAN

SECUENCIA DE LOS SALUDOS AL SOL. BENEFICIOS

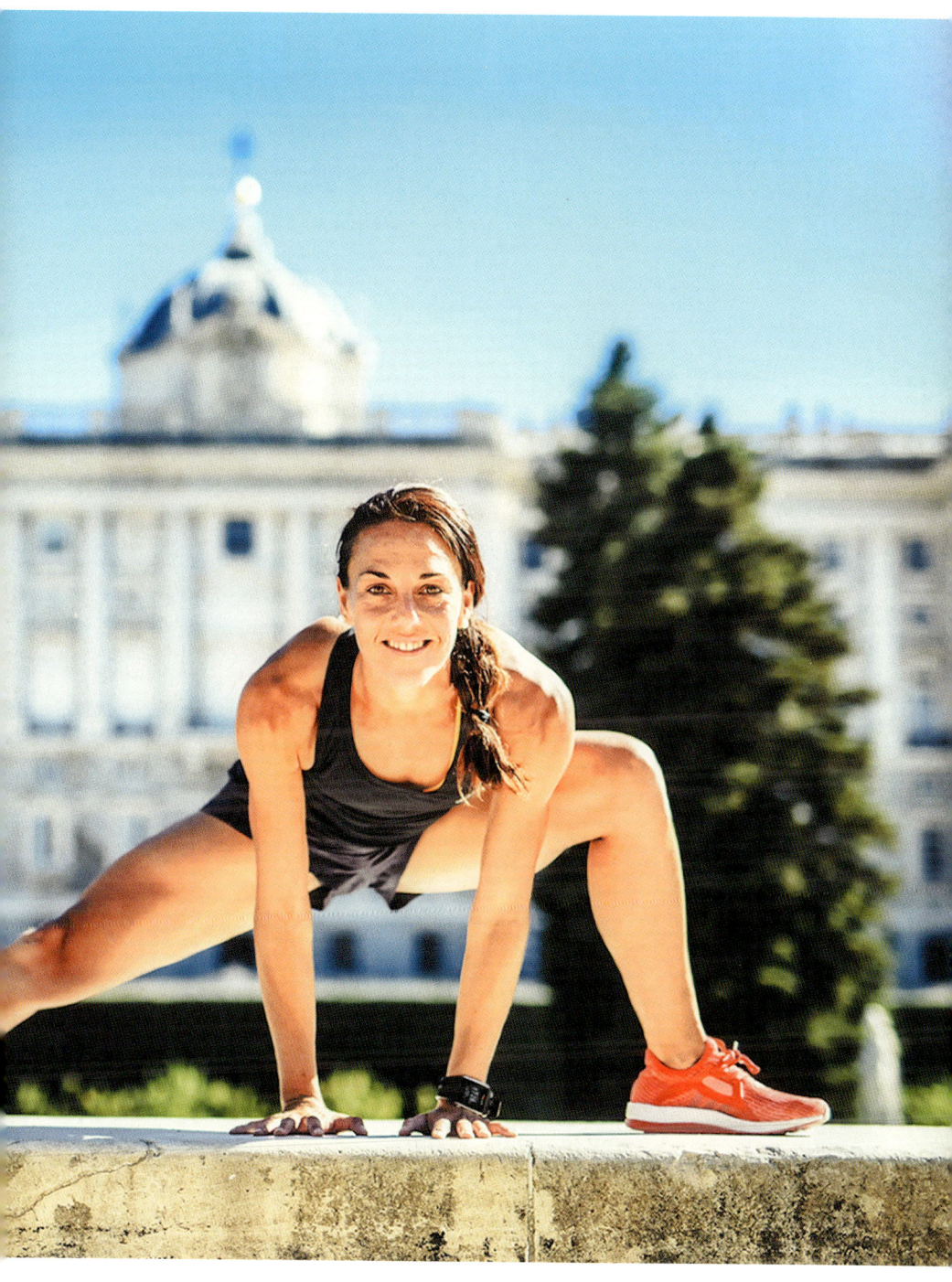

Llegados hasta aquí, no hemos encontrado ningún plan para preparar una carrera, ni tampoco una rutina de alta intensidad para trabajar de modo funcional, ni siquiera consejos para empezar a correr. ¿Entonces?

Habremos entendido que necesitamos tener un buen nivel de fitness general, una buena base de trabajo, si queremos correr de forma saludable, limitando el estrés de huesos y músculos, y lo que es más importante, de forma sana y alejados de lesiones.

Pero ¿cuántas veces has tenido el clásico conflicto entre «ángel y demonio», de si sales a correr o no? A mí me sucede, no muchas, sino muchísimas veces; negarlo sería una estupidez.

Son muchas las fuentes de motivación a las que acudo en estas ocasiones, y por ello, las he querido compartir en mi página web: www.onmytrainingshoes.com, donde encontrarás libros, música y otras motivaciones personales. Os invito desde aquí a echarle un vistazo.

Pero, como a todos, lo que más me motiva e inspira son las personas: sus historias, su experiencia y su ejemplo. No quería dejar pasar la oportunidad de que otros expertos también puedan ayudaros a vosotros en este camino.

EXPERTOS: AYUDAN, ENSEÑAN E INSPIRAN

Rodéate de personas que te enseñen, que te hagan grande y que te permitan desarrollarte con total libertad. Todos tenemos personas en las que apoyarnos, que nos ayudan a sacar la fuerza que en ocasiones parece que no tenemos, pero, sobre todo, personas de las que aprender y que inspiran. Tengo la suerte de contar con alguien al lado del que aprendo todos y cada uno de los días.

Pero quiero compartir con vosotros la visión de compañeros y amigos profesionales que también me inspiran y alientan a que demos lo mejor de nosotros mismos.

Como son profesionales de la Actividad Física y del Deporte, o atletas profesionales, he querido que compartan con nosotros su

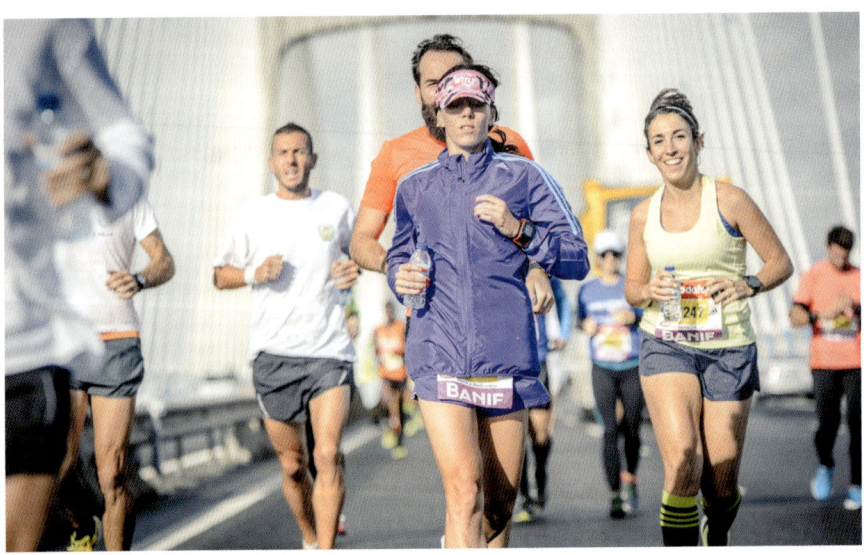

visión particular acerca de «Correr es algo más que correr», y lo que opinan sobre si es necesario estar en forma para correr, en lugar de al revés.

JOSÉ ACOSTA

Licenciado en Ciencias de la Actividad Física y del Deporte (CCAFYD), entrenador superior de triatlón y natación, máster de especialista en entrenamiento personal y alto rendimiento y actual master coach de *Born to Run*. Dedicado a la enseñanza deportiva desde los 14 años, sin duda, es un libro abierto y la mayor de mis fuentes de inspiración y motivación cada día.

Os hablo de él como entrenador al que acudí para que me enseñara a entrenar mejor y confiar en mí. Desde la primera sesión de técnica de natación, supe que era la única persona que podría ayudarme.

¿Por qué hay que estar en forma para correr, y no al revés?
Porque hemos olvidado correr.

Según crecíamos, de niños, íbamos desarrollando habilidades más complejas y fuerza para ellas. Te arrastras por el suelo, luego gateas, después te pones de pie, tras ello comienzas a andar y finalmente consigues correr. Es decir, correr requiere madurez y desarrollar ciertas habilidades posturales, de movilidad y de acción muscular y fisiológica.

Un día, ese niño se pasa más horas sentado que jugando en la calle, pasa a lo que conocemos como sedentarismo hasta que se le ocurre volver a correr.

Ya no tiene el tono postural adecuado, no mueve sus caderas igual, sus tobillos están bloqueados y sus pies deformados por no usarlos y llevar un calzado estrecho que los encoge y agarrota. Su cuerpo ha perdido las capacidades de desplazarse con habilidad en la marcha de la carrera.

Y eso es lo que corresponde a ponerse en forma para correr. Recuperar el tono postural, recuperar la movilidad funcional, recuperar las acciones fisiológicas necesarias para ello porque, si no se hace, existe el riesgo de lesión por un mal uso de tu cuerpo.

Has mencionado el tema del calzado. Controvertido tema al que voy a pedirte que te mojes y nos des indicaciones sobre él.
Nuestros pies son una obra maestra de ingeniería con sus elastómeros, muelles, estabilizadores y conjunto de bisagras para dar funcionalidad. Siempre digo a mis alumnos que se fijen en lo importante que son los pies que incluso tienen una carrera universitaria, de por vida, dedicada a ellos.

Los pies recordemos que, a nivel evolutivo, fueron en su momento manos y de ahí viene su gran virtud sensorial (son herramienta básica para detectar la fuerza de la gravedad) y sus defectos de falta de protección y limitada tracción.

En esto último entra el calzado, en proteger y dar tracción. El calzado es una herramienta y no debe comprometer la anatomía del pie (debe ser ancho), no debe comprometer su funcionalidad (debe ser flexible para dar movilidad al pie), debe permitir sensibilidad en lo posible (está claro que un electricista o alguien que viva en la nieve deben llevar un calzado determinado como herramienta) y la propiocepción, además de aportar tracción necesaria y protección.

No entiendo que, siendo los pies las herramientas fundamentales de todo deportista, haya deportistas que entrenen y cuiden más sus bíceps que sus pies.

¿Algún otro consejo que se nos pueda escapar o que no suela tener en cuenta el corredor?

Sí. El corredor controla sus kilómetros, sus ritmos, sus pulsaciones, sus marcas e incluso hay suerte y empieza a controlar su sueño, pero hay que empezar a concienciarle de que algo importante a controlar es el estrés ajeno al entrenamiento.

Debe buscar un equilibrio en todo esto y saber cuándo puede exigir más a su cuerpo y cuándo debe respetarlo para mantener a raya su nivel de estrés tanto físico como psíquico.

JUDITH CORACHÁN, TRIATLETA PROFESIONAL

«Nadadora desde que tenía uso de razón. Con este deporte, aprendí valores como la disciplina, la constancia, el esfuerzo... Claves para que siguiera creciendo como deportista y como persona. Aunque nunca dejé de practicar deporte, no fue hasta los 25 años que me animé a hacer un duatlón. Lo gané. Me gustaba, disfrutaba y se me daba bien pero, dos años más tarde, un problema de salud me obligó a dejarlo. Dos años después, recuperada, decidí volver a competir. Lo hice estrenándome en la media distancia, y con el estreno vencí la carrera y me proclamé Campeona de Cataluña de Media Distancia. Me puse en manos de Álvaro Rance, mi entrenador, quien hasta hoy me guía en mi carrera deportiva.»

La primera vez que vi a Judith fue en el campeonato de triatlón de media distancia –Ecotrimad en 2014– quedó segunda en una carrera demoledora, detrás de Aída Valiño, por las temperaturas de aquel día que no bajaron de los 35 grados. Ese mismo año, en el triatlón de Vitoria, quedo primera en nuestro grupo de edad. Más adelante, tuve la suerte de conocerla al pasar ambas a formar parte del equipo de *Where is the Limit?* Desde entonces, no dejo de admirar cómo evoluciona, y su pasión por lo que hace. Coincidimos en la mayoría de las carreras, y da gusto verla competir, y siento un enorme orgullo de ella. Es una fuente de inspiración como deportista pero también como persona, y desde luego quería que tuviese un lugar especial aquí.

Hace dos años que decidiste sacarte la licencia de triatleta profesional y, sin duda, eres la triatleta más completa y consistente que tenemos ahora en España, sin embargo, sigues trabajando como instructora de fitness en el gimnasio. ¿Cómo afecta esto a tus entrenamientos y rendimiento?

La verdad es que entreno menos de lo que me gustaría y descanso menos de lo que necesito. Siempre he trabajado de instructora, mi trabajo siempre ha sido físico y, desde hace tres años, quise entrenar a pesar del esfuerzo que eso conlleva. Se trata de buscar la medida justa de volumen de entreno para que pueda «sobrevivir» a la semana. La peor sensación no es el día a día, sino llegar a las carreras con la carga de toda la semana de trabajo y saber que no estas al cien por cien.

Nutrición y descanso: son los grandes olvidados del deportista amateur. ¿Qué peso tienen el descanso y la nutrición en tu planificación de entrenamientos y en el rendimiento?

Ahora mucho. Cada vez le he dado más importancia, al darme cuenta de que son factores claves en mi rendimiento. Para mí son un 50 % junto al entrenamiento. Con la nutrición no solo controlamos el peso, que debe ser óptimo a niveles tan exigentes, sino que nos aseguramos que nuestra alimentación esté diseñada a la perfección con nuestra rutina, nuestro gasto calórico, nuestras carencias alimentarias, correcta suplementación, hidratación... El descanso no solo es importante a nivel físico, sino también a nivel mental. Si no estoy descansada, no solo «no tiro» físicamente, tampoco anímicamente, y sin ganas no se va a ningún lado.

¿Qué valor e importancia encuentras en los entrenamientos de prehabilitación y fuerza en tu preparación para las competiciones de triatlón distancia?
Mucha. Es esencial esta preparación para una correcta adaptación y sobre todo para evitar lesiones a corto o largo plazo. Una buena base para todo debe ser el primer paso en cualquier planificación.

ISABEL MACÍAS, ATLETA PROFESIONAL

A Isa la seguía desde que comencé a moverme en las redes sociales y, posteriormente, gracias a varios encuentros realizados por Adidas, la he conocido un poquito más, y es una persona llena de fuerza. Lo que más me gusta de ella es su incansable afán de superación personal y cómo transmite los valores de sacrificio y trabajo.

Como atleta profesional, tu entrenamiento está enfocado al rendimiento. Son muchos los corredores populares que entrenan tanto o más que atletas de élite, buscando mejorar resultados que finalmente no llegan. ¿Qué está fallando?
Tú misma lo dices en tu pregunta, entrenan como atletas de élite sin serlo... Para llegar a esa «denominación» hay un proceso largo de trabajo, trabajo, más trabajo y planificación. Si se pudiese dar ese salto sin prepararse, que me lo hubiesen dicho hace 20 años (risas). El entrenamiento es una ciencia que debe ser personal para cada sujeto, para cada situación (ya que a un mismo atleta ni quiera le vale siempre lo mismo), y un popular debe entrenar conforme a sus objetivos, no a los de alguien que, por ejemplo, quiere ser olímpico.

¿Qué peso tienen las sesiones de trabajo específico de fuerza, y descarga y estiramientos en tu planificación semanal en un período normal de la temporada?
Prácticamente el mismo que las sesiones de trabajo. Al final, el trabajo de recuperación es casi más importante que el de entrenamiento, ya que es el que nos permite seguir día a día con garantías y salud. Cada vez cuido más los entrenamientos complementarios, como el trabajo de *core*, los estiramientos... Pero, sobre todo, he ido aumentando mis sesiones de fisioterapia; quizá la edad y los años de dedicación también así lo han exigido, y he comenzado a prestarle la atención que merecía al trabajo de fuerza. Muchas veces esta parte está subestimada, por desconocimiento o por falta de tradición en nuestro deporte, pero yo cada día me doy más cuenta de que este aspecto es clave.

¿Cuantos más kilómetros a la semana mejor? ¿Cantidad versus calidad?
Si algo he aprendido es que el entrenamiento es sentido común (como bien recalca siempre mi marido, licenciado CAFD y atleta de alto nivel). Que hagas más kilómetros no te garantiza nada, puede que solo sea

garantía de lesión. Hay que saber cuántos y cómo hacerlos, un equilibrio entre calidad y cantidad. Sí que tengo clara una cosa: al final, lo más importante es la constancia.

Eres inspiración para muchos corredores. ¿Cuál es tu mensaje básico para que el corredor popular pueda correr de forma saludable?
Que se deje asesorar por aquel que sabe, que se rodee de un equipo de profesionales con titulación: un preparador físico o entrenador de atletismo, un fisioterapeuta, un nutricionista, un médico para las pruebas de esfuerzo... Lo que vaya necesitando en cada momento, pero siempre con el respaldo del conocimiento.

¿Por qué existen tantos corredores con molestias, dolores y lesiones?
Cada caso es un mundo, pero seguramente muchos tengan en común el haberse lanzado a la aventura de preparar una carrera sin una correcta preparación. Tengo la percepción de que en la actualidad se le ha perdido el respeto a las largas distancias. Llevo toda la vida corriendo a alto nivel y aún me tiemblan las piernas cuando me hablan de el correr un maratón... ¿Cómo puede ser que a miles de personas no?

El entrenamiento de alto rendimiento en deportistas populares, ¿cómo lo ves?
Pues es fácil resumirlo en una palabra, como un sinsentido.

ALBA GARCÍA, ATLETA PROFESIONAL

A Alba la conocí gracias a mi amiga Cristina Mitre y su movimiento «mujeres que corren»; en una salida a correr y divertirnos en Asturias, me contaba cuál era su próximo objetivo: lanzarse al maratón y poder clasificarse para Río. Meses más tarde le diagnosticaron artritis y tuvo que dejar de correr porque su cuerpo no se lo permitía. Desde hace dos años, lidera un grupo de corredoras, «Yes, we run!», para fomentar el atletismo y el deporte.

Es una persona a la que admiro infinitamente por su valentía, por cómo se enfrenta a cada situación por mala que sea, tiene una fuerza interior que la ha llevado a volver a calzarse las zapatillas y pensar en regresar a la competición. Desde luego, estoy deseando que llegue ese día.

El número de lesiones en corredores populares iniciados y amateur crece de manera exponencial y, a menudo, son lesiones concurrentes o por exceso de sobreentrenamiento o por defecto o falta de entrenamiento adecuado.

¿Qué recomendaciones básicas nos das como deportista profesional con el fin de evitar que estas situaciones se produzcan?
En primer lugar aconsejaría hacer una adaptación al entrenamiento muy progresiva. Es lo que en el mundo del atletismo conocemos como «entrenar para entrenar». Cada corredor debe hacerla de forma individualizada y personal, ya que no es lo mismo la adaptación de una persona sedentaria a otra que hace deporte de forma habitual. Pero todos deben pasar por esta etapa, porque el running es un deporte con impacto, y por tanto, muy lesivo.

En segundo lugar aconsejaría llevar el material adecuado y trabajar mucho la fuerza, que nos ayuda a prevenir lesiones, y también a correr más.

Y por último, escuchar al cuerpo y saber cuándo nos está pidiendo un descanso. Los entrenamientos no asimilados, solo acumulan fatiga.

¿Qué peso ha tenido el entrenamiento y fuerza mentales a lo largo de tu proceso de recuperación?
En la recuperación de lo que es puramente la enfermedad ha influido el tratamiento por encima de todo. Pero el hecho de que yo haya estado siempre animada y que el estar enferma no haya afectado a mi vida, ha sido gracias a mi actitud positiva y mirar siempre al frente.

Como atleta profesional, ¿cuáles son las virtudes básicas que todo deportista debe trabajar y entrenar?
La ilusión por conseguir resultados, la constancia y capacidad de trabajo, y el ser feliz con lo que hace cada día.

Trabajas con corredores de todos los niveles a través de tu proyecto «Yes, we run!», ¿Qué parte es la que más trabajáis? ¿Cómo valoras el hecho de «estar en forma para correr»?
Intento que las chicas disfruten haciendo deporte y que consigan incorporarlo como rutina en su día a día. Que sea una obligación, que hacer deporte lo es, pero a la vez un regalo y no un suplicio. Además, trato de que lo hagan de la forma más saludable y «ordenada» posible, haciendo sesiones de técnica de carrera, series y fuerza, que son las facetas que más les cuestan.

CHEMA MARTÍNEZ, ATLETA

Todos conocemos tu frase, «No pienses, corre», pero ¿cómo debe empezar a correr el deportista popular o aquella persona que va a iniciarse en la carrera?
Paso a paso, sin prisa pero sin pausa, teniendo paciencia y con un objetivo sencillo a la vista.

¿Cómo de importante es el trabajo de fuerza en el gimnasio del deportista corredor? ¿Por qué?
Es una de las piezas claves en la preparación de un corredor, el tener una musculatura potente nos hará ser eficientes en la carrera y sobre todo hará que disminuya el riesgo de lesión.

¿Qué me dices de trabajar descalzo y fortalecer los pies? ¿Por qué?
Me gusta, siempre y cuando sea una herramienta en nuestra preparación y lo incluyamos como un tipo de trabajo específico, clave para trabajar pisada y fortalecer la musculatura del pie. Sería un trabajo más recomendado para un nivel avanzado.

Tu lema es: «No pienses, corre». ¿Cómo se puede entrenar la mente para rendir más?
Todo es entrenable, incluso la mente. Para mí la mente es la que diferencia al deportista normal del excepcional, así que solo hay que ponerse a trabajar con profesionales que nos puedan marcar el camino.

¿Qué crees que falta en los grupos de corredores populares?
Lo que nunca debe de faltar son kilómetros, sonrisas y ganas de superación.

DOMINGO SÁNCHEZ, PROFESIONAL DE LA ACTIVIDAD FÍSICA Y DEPORTE, EXPERTO EN FITNESS

Domingo es una de las personas con las que siempre aprendo y sin duda un buen amigo desde que comencé en el mundo del fitness hace ya más de diez años que nos conocemos. Es el mayor defensor de tener una buena condición física antes de ponerse a correr, y que explica en su libro *Fitness para corredores*. Desde su página web: www.prowellness.com, Domingo aborda absolutamente todos los temas relativos a fisiología del ejercicio, entrenamientos de fuerza, vídeos explicativos y una extensa variedad de artículos de los que siempre aprenderás nuevo conceptos.

Creo que es uno de esos libros de cabecera que todo corredor popular y entrenador deben tener. Sin duda alguna, el defensor máximo de que «menos es más». Gracias, Domingo, por confiar desde siempre en mí, por enseñarme tanto.

¿Cuál es la mayor carencia actualmente del deportista popular que empieza a correr o lleva tiempo corriendo?
A nivel de cualidades físicas, sin duda, un adecuado desarrollo de la fuerza y más específicamente del componente excéntrico que es el que predomina en la carrera, ya que el objetivo de carrera no es tanto acelerar sino evitar la pérdida de velocidad en cada zancada. Pero también existe un déficit en la programación, no solamente de kilómetros semanales, sino de componentes bien integrados en la planificación como son la movilidad, el desarrollo específico de la fuerza e incluso de componentes recuperadores.

Me encanta tu concepto de «La pirámide del corredor». ¿Por qué el corredor popular debe tenerlo cuenta?
Esta pirámide ofrece una visión general del peso de los contenidos en una adecuada programación durante la temporada, la mayoría de corredores solo tienen una visión a corto plazo, tan solo piensan en el día a día, contemplando los kilómetros que van a hacer y el recorrido, pero se pierde el peso y proporción que deben tener los diferentes componentes del entrenamiento. Hay que recordar que correr no es solo correr, hay componentes que mejoran la carrera cuantitativamente.

De forma muy breve, ¿a qué es a lo que se tiene que dar importancia cuando hablamos del trabajo de fuerza en corredores?
Por una parte, al trabajo de los estabilizadores, ya que esta es la base de una buena mecánica, y por otra, al trabajo de acondicionamiento específico, que no es solo trabajar músculo a músculo como en la clásica musculación de gimnasio sino integrar ejercicios multiarticulares que se acerquen al patrón de comportamiento. En este sentido los squat en general y los unipodales en particular deben formar parte de cualquier programa de fuerza de un corredor.

¿Por qué correr es algo más que correr?
Aunque el objetivo final sea correr más o mejor, la carrera no solo implica al sistema cardiovascular; también requiere un alto grado de movilidad, estabilidad dinámica y fuerza muscular.

Debemos pensar a medio y sobre todo a largo plazo, a todos nos gustaría correr dentro de dos, cinco, diez e incluso veinte años, debemos prestar atención al estrés articular y compensaciones de las grandes cadenas musculares que a largo plazo son los responsables de alteraciones que limitarán e incluso harán incompatible la práctica de la carrera.

El descanso y la nutrición, ¿por qué ayudan a disminuir el riesgo de lesión?
Siempre mantengo que la recuperación es parte del entrenamiento. Hay que ser inteligente y respetar las fases que necesita el organismo para completar sus períodos de vuelta al equilibrio e incluso con mejoras. Para ser mejor hay que optimizar todos los recursos de los tres pilares; carga de entrenamiento, aporte nutricional adecuado y descanso.

LUIS ALBERTO MARCO, ATLETA PROFESIONAL

Luis Alberto Marco es uno de los grandes atletas de nuestro país. Licenciado en CCA-FYD, también ha querido colaborar conmigo y ayudarnos a entender cómo podemos entrenar de forma eficiente y estar alejados de lesiones.

Como atleta profesional, tu entrenamiento está enfocado al rendimiento. Son muchos los corredores populares que entrenan tanto o más que los atletas de élite, buscando mejorar resultados que finalmente no llegan.

¿Qué peso tienen las sesiones de trabajo específico de fuerza, sesiones de descarga y estiramientos en tu planificación semanal en un período normal de la temporada?
El trabajo de fuerza tiene un peso de dos sesiones a la semana, esto es en porcentaje, un 30% de mi entrenamiento. Lo cual es bastante y demuestra la importancia que tiene.

¿Cuantos más kilómetros a la semana, mejor? ¿Cantidad versus calidad?
Eso es un error muy habitual. Yo siempre pregunto: ¿a qué intensidades has trabajado? ¿Cómo has contabilizado los kilómetros? Entre cantidad y calidad, obviamente calidad. Hay que tratar de eliminar los «kilómetros basura» que no aportan nada a nuestro rendimiento y además nos fatigan para sesiones más importantes. El «no pain, no gain» que muchas veces vemos como lema, para mí no tiene ningún sentido y menos aún en deportistas recreacionales.

Eres fuente de inspiración para muchos corredores, ¿cuál es tu mensaje básico para que el corredor popular pueda correr de forma saludable?
En primer lugar, que se deje asesorar por un buen profesional y no por el típico amigo que ha corrido no sé cuántos maratones o el que se vende como entrenador cuando no tiene formación alguna. Pero, sobre todo, les pediría que tuvieran sentido común, tanto a la hora de entrenar como de competir o de marcarse objetivos.

¿Por qué hay tantos corredores con molestias, dolores y lesiones?
Normalmente, debido a un plan de entrenamiento mal planteado. Muchos corredores pasan del sedentarismo a correr varios kilómetros al día, sin ningún tipo de preparación previa. Correr, aunque sea a velocidad baja, es una actividad de mucho impacto para articulaciones, tendones y ligamentos. Por eso es importante que el entrenamiento sea progresivo, tanto en intensidad como en volumen, y que además se incorpore un trabajo de fuerza que ha demostrado ser la herramienta más útil en la prevención de lesiones.

El entrenamiento de alto rendimiento en deportistas populares, ¿cómo lo ves?
Primero habría que especificar qué es entrenamiento de alto rendimiento. Si nos

referimos a aplicar el entrenamiento de deportistas de alto rendimiento a atletas populares, pues diría obviamente que no. Pero si entendemos el entrenamiento de alto rendimiento como un entrenamiento basado en los principios del entrenamiento (progresión de la carga, variedad del estímulo, individualización...), entonces por supuesto que sí, sería lo ideal.

MARIAM HERNÁNDEZ, ACTRIZ Y DEPORTISTA

A Mariam la conocí en uno de los primeros entrenamientos que realicé para una marca deportiva. Desde entonces, es una mujer que no deja de sorprenderme porque su vitalidad parece no tener límites y contagia a cualquiera que estemos a su lado. Quedamos en alguna ocasión para salir a correr juntas y contarnos nuestras cosas. Luego hemos coincidido en numerosos eventos, y siempre es un placer estar con ella. Tuve la suerte de acompañarla en la Media Maratón de Lisboa, que la hicimos juntas de principio a fin, ella con su música y su actitud positiva en todo momento. Es un amor de mujer.

Mariam, llevas toda la vida practicando deporte, y desde hace unos años, corres carreras populares de media distancia. ¿Qué te ha hecho incluir sesiones de gimnasio en tu planificación de entrenamientos?
Fue prácticamente por obligación. Empecé a sentir molestias y me preocupé mucho. Pregunté a profesionales y me hablaron de la importancia de entrenar y fortalecer para evitar lesiones y mejorar el rendimiento. Ahora mismo es una parte básica de mi entrenamiento semanal.

Si has sufrido alguna lesión y/o molestia, ¿a qué crees que pudo deberse?
Nunca me he lesionado (¡toco madera!), pero en la última media maratón de Lisboa sentí tantas molestias que casi no puedo llegar a meta. De hecho, terminé la carrera gracias a tu apoyo... (risas).

Estoy segura de que el mayor problema fue que solo corría, sin hacer un entrenamiento de fuerza específico.

Para los deportistas amateur, ¿por qué es importante que introduzcan otros tipos de deporte en sus vidas y no solo la carrera?
Personalmente, creo que el running es muy agresivo para nuestras articulaciones. Es un deporte de alto impacto y, por ello, yo prefiero combinarlo con otros deportes. Montar en bici o patinar son actividades que me divierten y con las que trabajo mucho a nivel cardiovascular, pero sin tanto impacto.

Desde tu experiencia, ¿qué tres consejos básicos darías a una persona que está empezando en el mundo de las carreras populares?
1. Que se haga una prueba de esfuerzo. Comprobar que nuestro estado de salud es óptimo debería ser la prioridad.
2. Equiparse bien. Elegir unas buenas zapatillas evitará lesiones futuras.
3. Seguir un plan de entrenamiento adecuado a su nivel. Poco a poco se va mejorando.

La locura actual que hay alrededor del running me preocupa mucho. No soy profesional, pero me atrevo a decir que mucha gente que corre maratones o ultramaratones está sobrepasando sus límites. No hay que olvidar que el deporte amateur debe ser un hobby, una diversión y una forma de liberar estrés, y no al contrario.

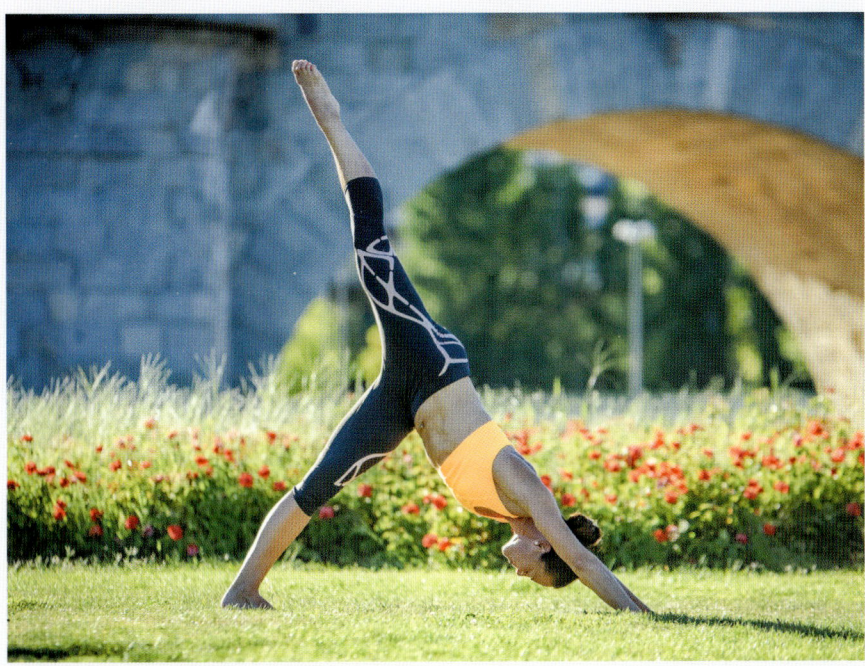

SECUENCIA DE LOS SALUDOS AL SOL. BENEFICIOS

La secuencia de los SALUDOS AL SOL es de las más completas de la práctica del yoga, y los beneficios de cada pose para la salud son muchos. Constituye una excelente forma de movilizar las articulaciones, despertar el sistema nervioso y el circulatorio, además de estirar de forma dinámica la musculatura.

Los saludos al sol son una secuencia de movimientos que los hindúes llevan realizando más de 25.000 años como una manera de agradecer la luz del sol y lo que esta nos aporta.

Descubrí esta maravillosa secuencia de ejercicios en el año 2001 cuando realicé el curso de *Instructor de BodyBalance* (*programa de clases colectivas de Less Mills*); desde entonces, ha estado presente en mis rutinas semanales, y en ocasiones, diariamente como modo de empezar el día o acabarlo. Todas las personas pueden realizarla, sin necesidad de ser practicantes de yoga.

A través de la práctica consciente de esta secuencia, podrás lograr ese estado de conexión alma-cuerpo, y hacer que los movimientos fluyan de manera fácil.

Esta sencilla secuencia puede ser el comienzo y el final para crear la rutina perfecta, por los beneficios que tiene sobre nuestro estado físico y mental.

Se aúnan la respiración y el movimiento, ayudando al cuerpo a calentar y alinearse, trabajando el cuerpo de manera global. Es importante que:

- Se coordine cada movimiento con una fase de la respiración (inspirar / espirar).
- Concentración en nuestra respiración y su conexión con el cuerpo (esto permite relajar tensiones y una actitud positiva).

¿CUÁLES SON SUS BENEFICIOS?

- Toma de conciencia corporal y sensación de control.
- Con la respiración **oxigenamos nuestro organismo y reducimos los niveles de tensión**, se calienta todo el cuerpo de forma global y no se produce estrés articular.
- Es importante que se realice una **respiración nasal**, más beneficiosa, ya que ayuda a oxigenar el cerebro, contrarrestando los efectos del estrés. También es beneficiosa porque calienta el aire y lo humedece antes de que este llegue a los pulmones, y también desecha los contaminantes. Finalmente, el **aumento de inhalación de oxígeno** permite que se regulen las funciones de los dos hemisferios cerebrales.
- Calentar el sistema músculoesquelético, despertar nuestros sentidos, dotar de elasticidad a la musculatura.
- Estirar la columna, mejorar la circulación sanguínea. Cada una de las asanas-poses tiene diferentes beneficios a nivel físico.

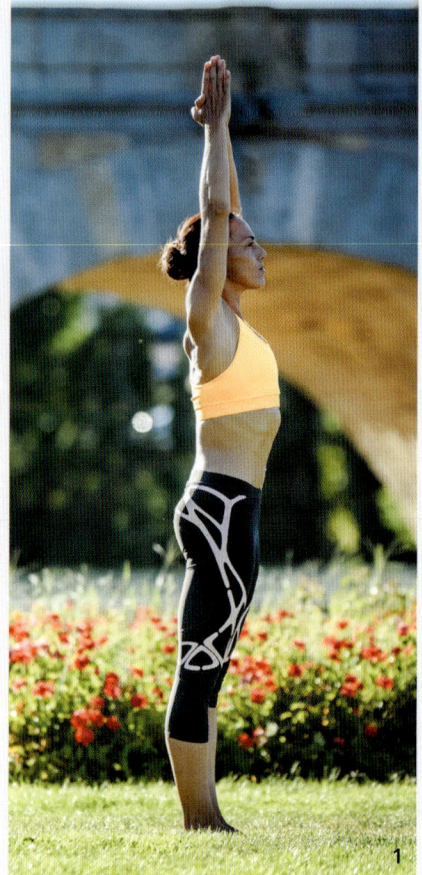

Actualmente, la secuencia puede variar con diferentes poses o asanas, si bien las básicas y fundamentales son ocho, a las que en ocasiones se añade alguna torsión u otra variación.

1. POSE DE LA MONTAÑA (TADASANA)

2. POSE DE LA MONTAÑA EXTENDIDA (URDHVA HASTASANA)

3. FLEXIÓN DELANTE (UTTANASANA)

- Lunge
- Posición de Tabla

4. FLEXIÓN EN POSICIÓN DE TABLA (CHATURANGA DANDASANA)

5. POSICIÓN DE COBRA (URDHVA MUKHA SVANASANA)

1. Comienzo con **POSE DE LA MONTAÑA,** tratando de conectar con la tierra (enraizar los pies en el suelo y mantener la columna erguida), mantener el pecho abierto para relajar el diafragma, crear estabilidad y buscar la simetría y longitud de cada músculo. En esta posición comenzaremos y finalizaremos la secuencia (*véase imagen en página anterior*).

2. **MONTAÑA EXTENDIDA:** INSPIRACIÓN. (Cogemos aire por la nariz.) Busca crecer a través de tu columna sin perder el contacto firme con el suelo.

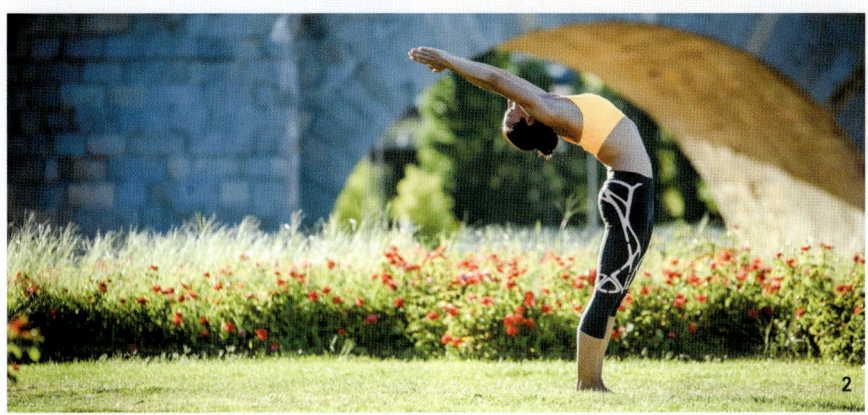

3. **FLEXIÓN HACIA DELANTE:** ESPIRACIÓN. Alargando las cadenas posteriores, y soltando el aire.

4. *LUNGE*: INSPIRACIÓN. Manteniendo la columna, desde el coxis hasta la coronilla (incluida la zona cervical), alineada. La rodilla ha de estar alineada con el dedo gordo del pie para que el peso no recaiga en la rodilla.

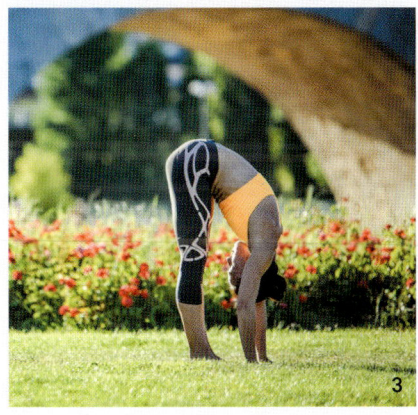
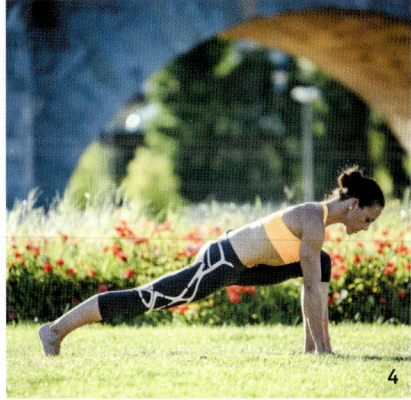

5. **POSE DEL PERRO BOCA ABAJO:** ESPIRACIÓN. La cadera se gira en retroversión. coxis que señale hacia arriba, empujando con los talones de la mano el suelo e intentando llevar los talones de los pies al suelo.

6. **TABLA:** INSPIRACIÓN. Traslado del peso del cuerpo hacia delante en posición de tabla. Se pueden apoyar las rodillas. Mantener la línea imaginaria desde el coxis hasta la coronilla y el transverso y los glúteos activados.

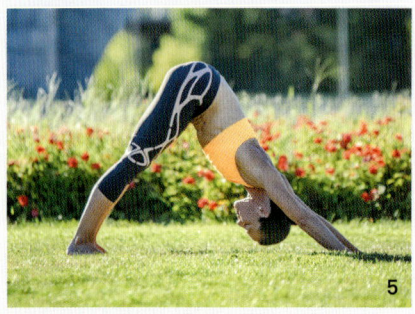

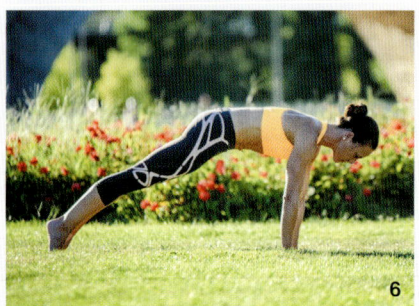

7. **FLEXIÓN DE BRAZOS:** ESPIRACIÓN. Flexionamos los brazos, con los codos apuntando hacia detrás y manteniendo la posición de tabla.

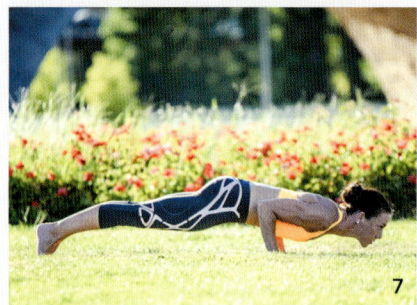

8. **COBRA / BABY COBRA:** INSPIRACIÓN. Estiramiento de la zona abdominal.

NOTA: Para las mujeres embarazadas, existen otras opciones de trabajo. En este caso, en lugar de la posición de «cobra», se colocaría en cuadrúpeda y haríamos el estiramiento del gato. Así, la posición inicial sería con los pies a la anchura de las caderas en lugar de pies juntos, para tener mayor estabilidad.

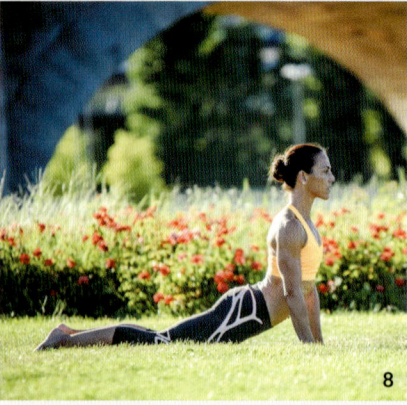

9. **POSICIÓN EL PERRO BOCA ABAJO:** Se vuelve a ella desde la posición anterior. Relajando la zona cervical y sintiendo el estiramiento de las cadenas posteriores.

10. **LUNGE:** La pierna que antes se llevó atrás, ahora se adelanta, manteniendo la rodilla alineada con los dedos de los pies, para volver a la posición de pies juntos y comenzar la secuencia de nuevo. Empuja con tus caderas hacia el suelo y siente el estiramiento del psoas ilíaco.

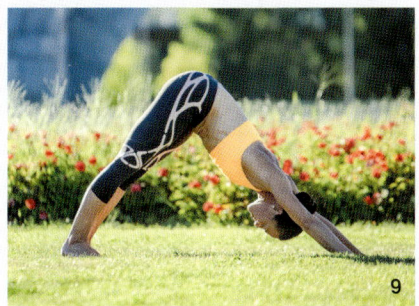
9

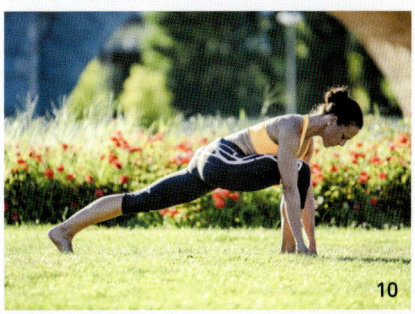
10

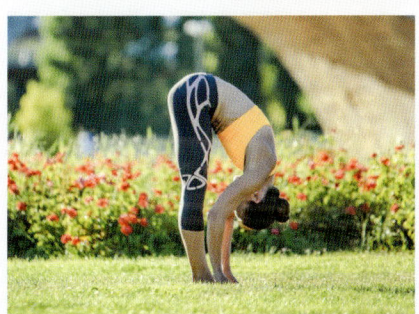

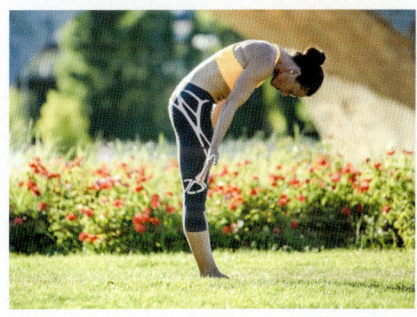

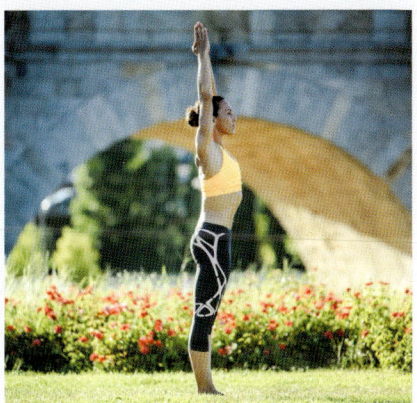

EJECUCIÓN: Esta secuencia la podéis realizar unas 4-6 veces, sintiendo cada vez mayor profundidad de los movimientos y dando fluidez a los mismos.

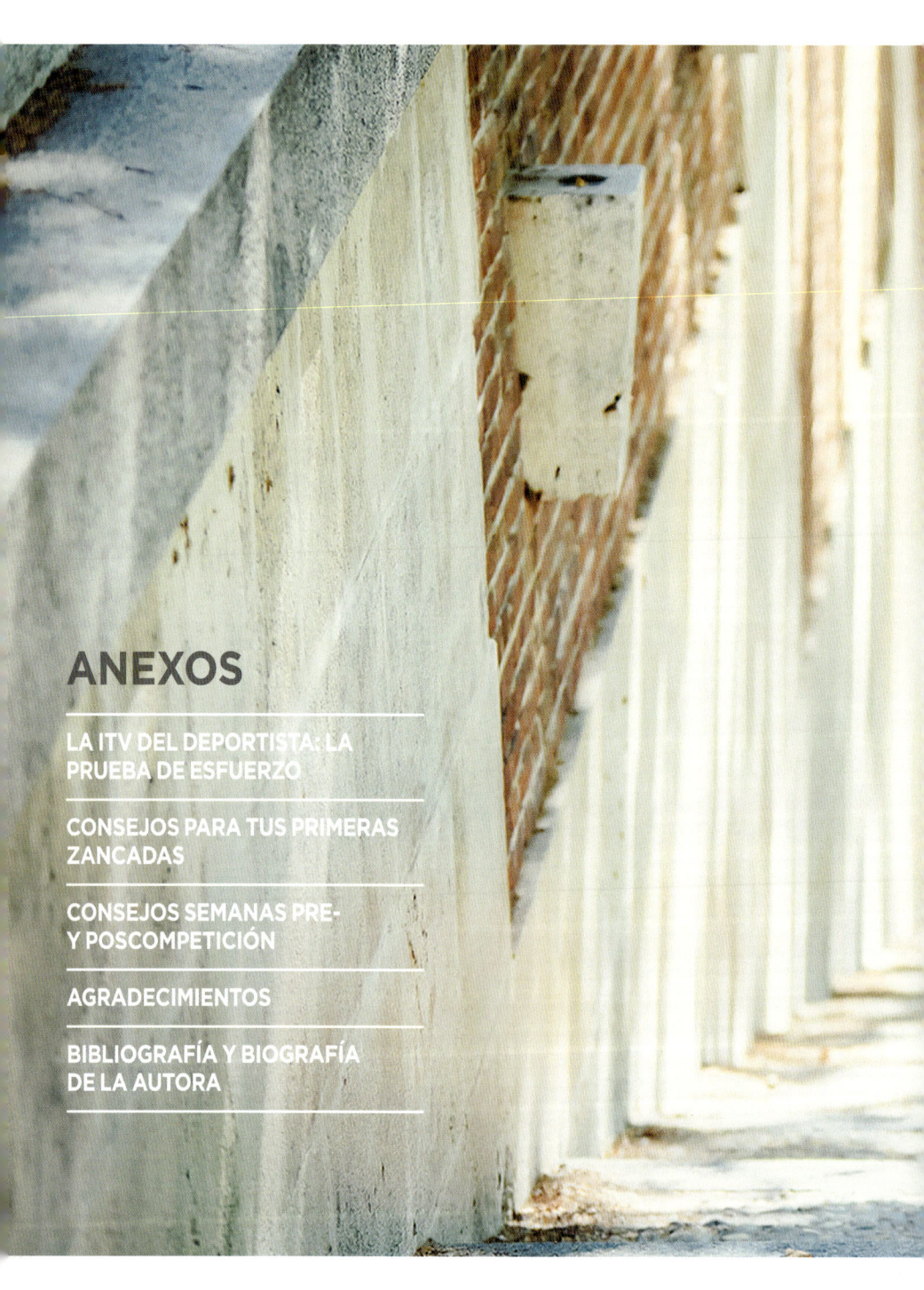

ANEXOS

LA ITV DEL DEPORTISTA: LA PRUEBA DE ESFUERZO

CONSEJOS PARA TUS PRIMERAS ZANCADAS

CONSEJOS SEMANAS PRE- Y POSCOMPETICIÓN

AGRADECIMIENTOS

BIBLIOGRAFÍA Y BIOGRAFÍA DE LA AUTORA

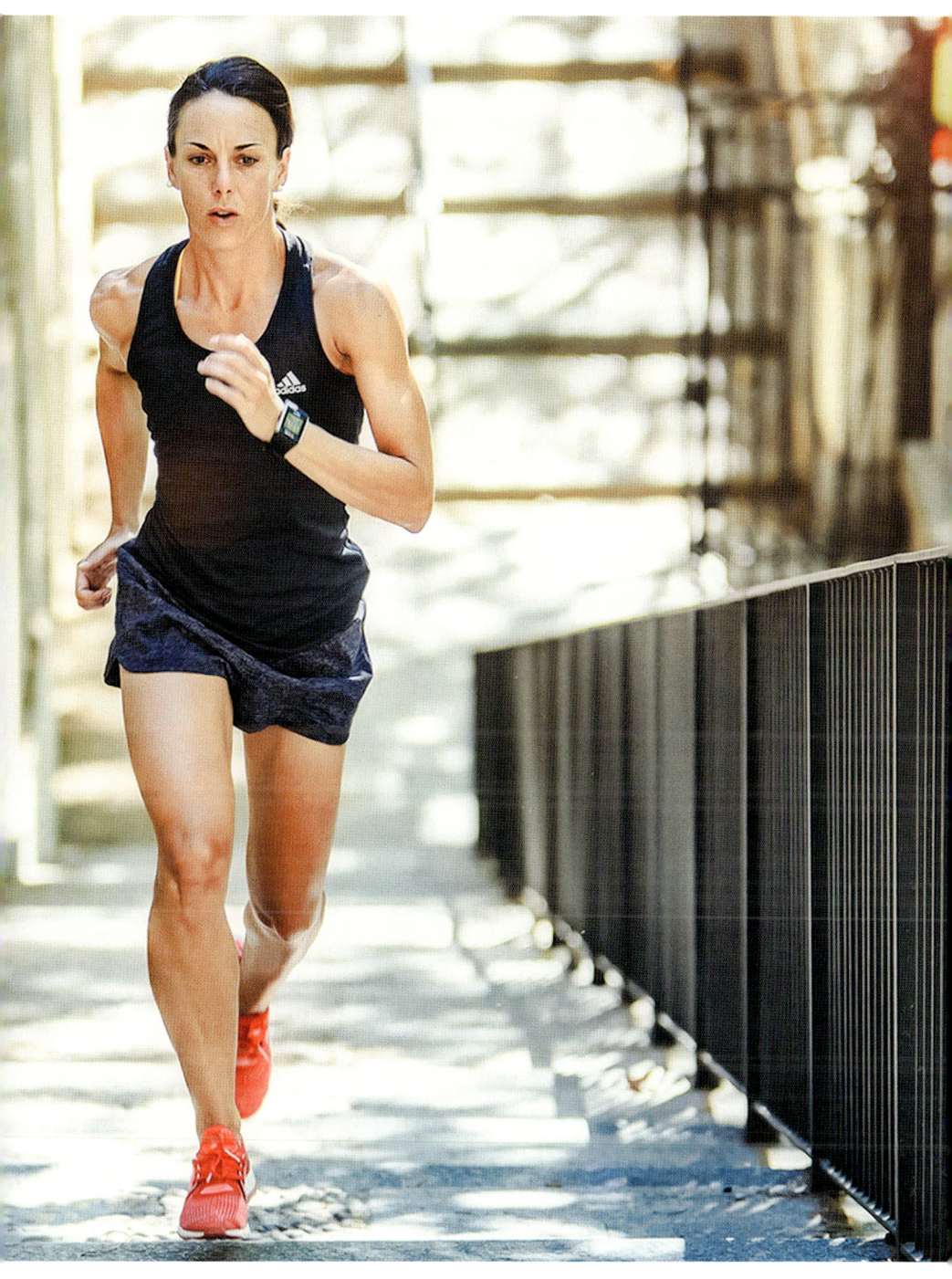

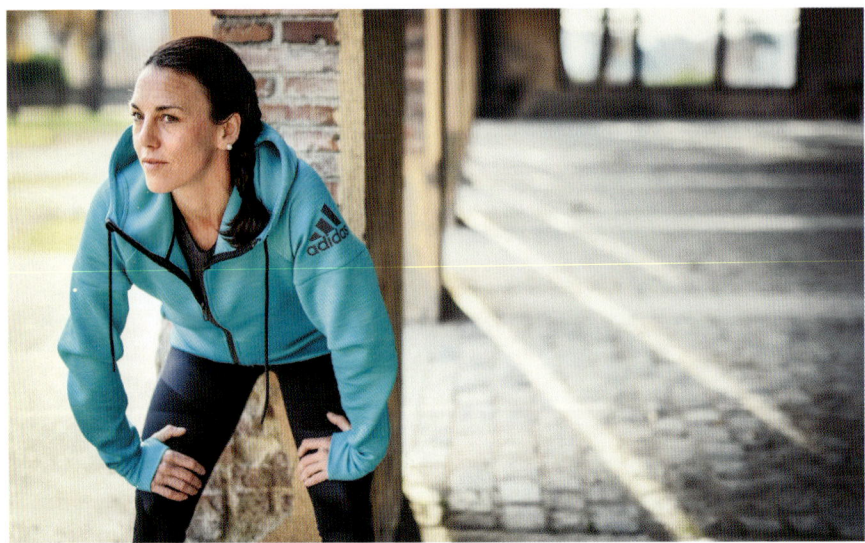

LA ITV DEL DEPORTISTA: LA PRUEBA DE ESFUERZO

Al igual que la maquinaria del coche, muestra maquinaria también debe pasar la revisión anual, la puesta a punto del deportista: la prueba de esfuerzo.

Es probable que muchos de vosotros penséis que este tipo de revisiones sean propias de deportistas de élite, sin embargo, se trata de una prueba indispensable y recomendable para todos los que practicamos deporte, independientemente de la intensidad, al menos, una vez al año. El objetivo fundamental es ver el estado de la salud y el corazón.

Esta prueba médica deportiva determinará el estado y forma física, así como el estado del corazón. Los datos obtenidos podrán servir como punto de partida para empezar tu programa de entrenamiento y empezar a mejorar el rendimiento.

¿En qué consiste una prueba de esfuerzo?

Se trata de un procedimiento de valoración de las respuestas que da el organismo ante diferentes situaciones de ejercicio físico y el estrés, estudiando los sistemas respiratorio y cardiovascular. El objetivo principal es evaluar el estado general de nuestra salud así como la capacidad funcional de respuesta que tenemos ante el ejercicio. Se realiza sobre un tapiz rodante o bien en ciclo-ergómetro (bicicleta estática específica).

Los parámetros que normalmente miden este tipo de pruebas, y permiten obtener así una visión específica de la resistencia, son: ventilación pulmonar, frecuencia cardíaca, consumo de oxígeno y la carga o intensidad.

Este tipo de pruebas de medicina deportiva, han de ser dirigidas por un médico o un licenciado en CCAFYD, quien realizará una valoración previa y datos físicos tales como estatura, edad, peso, porcentaje de grasa corporal, así como un electrocardiograma previo y durante la prueba. El especialista verá cómo funciona nuestro corazón y sus respuestas ante los estímulos, y podrá también descartar posibles patologías cardíacas.

Se puede realizar también un análisis de gases, denominado ergoespirometría, para poder determinar qué cantidad de oxígeno se consume en reposo y durante el ejercicio, así como qué cantidad de dióxido de carbono se elimina (VO_2Max).

Son pruebas muy importantes para determinar los umbrales aeróbico y anaeróbico, y aportan datos fundamentales para los planes de entrenamiento de los deportistas. Resulta pues un test de ejercicio cardiopulmonar integrado.

Con los resultados obtenidos se podrá establecer la intensidad ideal para cada tipo de entrenamiento. Así, se puede optimizar el rendimiento, y recomendar ritmos tanto de competición (en su caso), como de entrenamiento.

Esto resultará muy útil para poder realizar no solo planes de entrenamiento adaptados a cada individuo para mejorar su capacidad física de respuesta, sino que permite cuantificar y valorar la evolución del individuo al realizar una prueba posterior (al año siguiente o pasados seis meses).

Existen diferentes protocolos de actuación, sin embargo, los más habituales son los que implican incrementos progresivos de la intensidad de trabajo (prueba incremental) relacionados con el análisis directo del consumo de oxígeno, hasta alcanzar niveles máximos de esfuerzo.

Por ejemplo: sobre la cinta de correr, se va aumentando de forma progresiva la intensidad y velocidad, hasta alcanzar el nivel máximo al que pueda llegar el individuo. Finalmente, hay que tener una serie de consideraciones en cuenta antes de pasar la ITV del deportista:

1. Evitar ingerir bebidas con cafeína o estimulantes, ni tampoco medicamentos, el día de la prueba, ya que alterarían los valores.

2. Es importante descansar el día previo o bien realizar un entreno de corta duración regenerativo. No machacarse.

3. El día de la prueba no es conveniente entrenar, dado el esfuerzo al que estaremos sometidos (hay que intentar darlo todo ese día).

AHORA, SIN DUDARLO, REVISA CÓMO FUNCIONA TU CORAZÓN ANTES DE EMPEZAR TU PLAN DE ENTRENAMIENTO. NO OLVIDEMOS QUE EL OBJETIVO PRINCIPAL ES MEJORAR NUESTRA SALUD Y VER QUE TODO ESTÁ EN ORDEN.

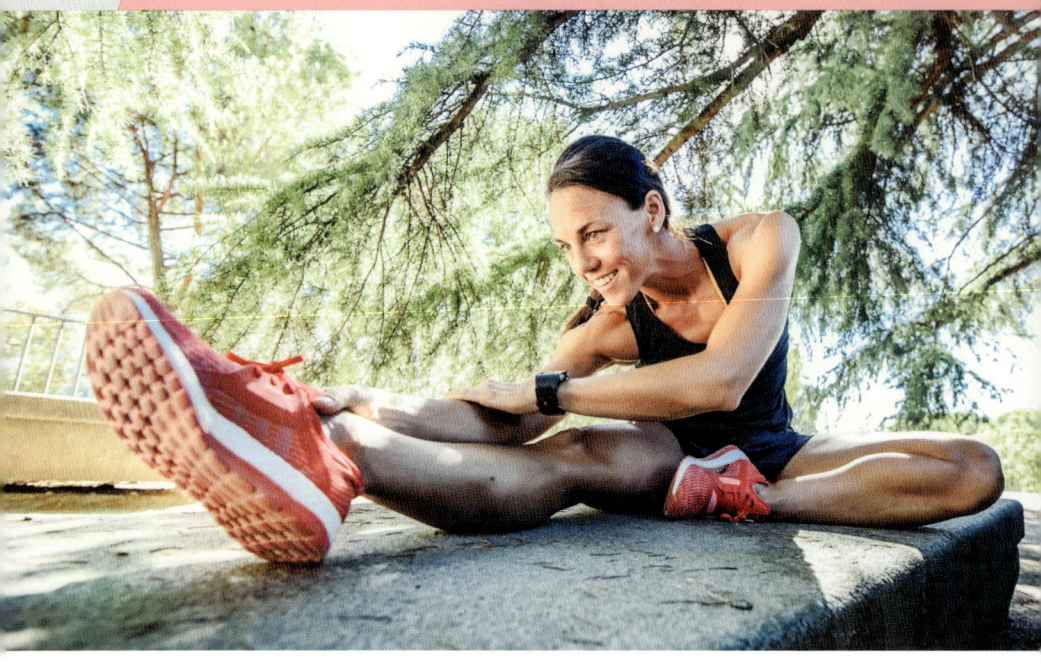

CONSEJOS PARA TUS PRIMERAS ZANCADAS

Con los propósitos de emprender un camino hacia una vida saludable, sois muchos los que estáis empezando a correr.

Por eso, he considerado básico e indispensable daros mis pautas básicas sobre todo lo que necesitamos saber para empezar esta actividad. Aspectos fundamentales, que en muchas ocasiones pasamos por alto.

El objetivo básico es que aprendamos a correr de forma natural y alejados de lesiones.

Igual que acudimos a clases de inglés para aprender inglés, nos apuntamos a la autoescuela para aprender a conducir y las normas de circulación, e igual que tomamos clases de natación si queremos aprender a nadar, lo primero cuando te decidas a correr, es **aprender a correr**.

Hay que recuperar los patrones naturales del movimiento como ya hemos visto a lo largo del libro.

> ANTES DE LANZARTE A CORRER COMO SI NO HUBIESE UN MAÑANA

1. Prueba de esfuerzo. Para todos nosotros, es fundamental este tipo de pruebas médicas en las que se analiza nuestra condición física y nuestro estado de salud y sobre todo, se descartan posibles patologías cardíacas.

2. Márcate un objetivo a corto y medio plazo. Tener objetivos nos ayuda a establecer un camino que nos lleve a ellos, es una fuente de motivación personal y que te ayudará a establecer un compromiso contigo mismo, SMART: específico, medible, asequible, realista y con una fecha.

3. Plan o rutina de entrenamiento. Déjate guiar por un profesional para que dirija tu entrenamiento o algunas sesiones específicas y te ayude en la consecución de tus objetivos.

4. Principio de progresión. Con la emoción, no te pongas a correr como si no hubiese un mañana. Hay que id adaptando el cuerpo a nuevos patrones de movimiento y al entrenamiento. Recuerda el «menos, es más».

5. Empezando con «CaCoS»: CAMINAR – CORRER, alternando minutos de carrera con minutos de caminar, por ejemplo (3 de caminar + 2 de correr) tres o cuatro veces, e ir aumentando las repeticiones y modificando los minutos de trote y caminar, a medida que avancen las semanas y las sensaciones sean buenas.

6. Incluye rutas de montaña. Una manera excelente de fortalecer las piernas y un buen entrenamiento cruzado.

7. Imprescindible los ejercicios de técnica de carrera, acondicionamiento de gemelos y activación y movilidad de los pies.

> **¿SOLO O EN GRUPO?**

Eso va a depender de muchos factores, principalmente de la disponibilidad y rutinas diarias. En todo caso, ahora existen numerosos clubes de corredores, en los que aprender buena técnica de carrera, entrenar con gente de tu mismo nivel, y variar un poco las rutinas. Asegúrate de que estén dirigidos por profesionales de la actividad. Es una buena forma de empezar y motivarte.

> **¿QUÉ ME PONGO?**

- **Comodidad.** Prendas que no te opriman demasiado, camisetas técnicas y con tejidos transpirables.

- **Pulsómetro ¿sí o no?** Tras realizar una prueba de esfuerzo, llevar un pulsómetro sencillo, que mida la frecuencia cardíaca y tenga cronómetro, resulta muy útil para aprender a conocer tu cuerpo, cómo reacciona, e ir asimilando sensaciones.

- **Calzado.** Este tema, sobre todo ahora, genera mucho debate, de manera que os hablo sobre mi opinión particular, tras haber experimentado y probado mucho calzado deportivo.
  Si estás empezando, y no tienes vicios adquiridos, aprovecha esta situación y busca un calzado funcional, que no te oprima los pies y les dote de movilidad. Que reste la mínima información posible a tus pies (ya lo vimos en el capítulo 4).

Esto permitirá que tus pies se vayan flexibilizando y fortaleciendo en progresión a tu carrera. Una mayor amortiguación, realmente, no corrige la pisada ni la forma de correr y tampoco facilita que tus pies reciban la suficiente información, por lo que provoca que estos no trabajen de forma natural. Si eres un corredor habitual, ve disminuyendo el drop en progresión. Y recuerda que es mucho más importante aprender a correr y utilizar la fuerza de los pies, que llevar un calzado bonito.

> **¿FRECUENCIA SEMANAL?**

Tanto si estás empezando a correr, como si eres ya un corredor popular o bien un deportista que también incluye la carrera en sus planes de entrenamiento, se debe empezar por el principio.

- **Iniciación.** Dos veces por semana el primer mes, creo que es una buena forma de comenzar a realizar la actividad, complementándola con trabajo de fuerza, ejercicios funcionales, clases de estiramientos, con el fin de realizar un entrenamiento completo y global. Posteriormente, incluir sesiones de cambios de ritmo y/o trabajo de series.

- **Nivel medio-avanzado.** 3-4 veces por semana, con trabajo de series (en función de los objetivos) y cambios de ritmo, para aquellos cuyo nivel y experiencia son mayores.

Como veis, son aspectos básicos, sencillos, y sobre todo, usa tu sentido común.

TIPOS DE SESIONES DE ENTRENAMIENTO DE CARRERA

CUANDO ENTRENES, ENTRENA. CUANDO COMPITAS, COMPITE. PERO NO ENTRENES COMPITIENDO

Existen diferentes tipos de sesiones de entrenamiento de carrera, para mejorar los ritmos, retardar la aparición de fatiga, mejorar nuestra potencia aeróbica, el consumo de oxígeno. Tanto si os estáis iniciando, o como si lleváis más tiempo entrenando sin la figura de un entrenador, es preciso conocer cuáles son los diferentes ritmos y entrenamientos destinados a mejorar nuestra velocidad corriendo.

Al margen de la razón por la que cada uno corre, el denominador común es queremos mejorar nuestros ritmos así como nuestras sensaciones, y para ello tendremos que tener un plan variado de rutinas.

Si tienes un entrenador que está llevando tu programa, hazle caso porque estoy segura de que te programará las sesiones en función de tus objetivos.

Se pueden y deben **incluir sesiones variadas en tus entrenamientos** de carrera, con el fin de trabajar diferentes aspectos en cada una: velocidad, distancias, trabajo de técnica de carrera, sesiones de entrenamientos de fuerza.

Sucede muchas veces, que se corre «a ciegas», por desconocer la nomenclatura de los tipos de sesiones, que si CaCoS, series, a umbral, etc. Vamos a despejar las dudas.

....

> **VARIAR DISTANCIAS**

Lo ideal es que tengas dos o tres recorridos de distancias diferentes para ir cambiando cada vez que tienes que salir a correr, y en función del tiempo que dispongas.

Para motivarte también puedes ir midiendo los tiempos del mismo recorrido cada vez que lo haces, así como las sensaciones, percepción del esfuerzo, ritmo, e ir viendo cómo es la evolución. Es una manera fácil de ir comprobando tus progresos. Pero, cuidado, no debes salir cada día como si compitieses para mejorar marca, porque puedes llegar a sufrir sobreentrenamiento en algún momento.

Según el tipo de trabajo que debas realizar, intenta reconocer los tiempos en esos circuitos.

....

> **ENTRENAMIENTO INTERVÁLICO - ENTRENAMIENTO DE SERIES**

Cuando se habla de entrenamiento interválico, hacemos referencia a entrenamientos fraccionados. Ir alternando períodos de esfuerzo intenso (90 %-100 % de tu frecuencia cardíaca máxima) con períodos de recuperación. La idea es recorrer distancias que pueden ir desde los 20 segundos a los 15 minutos y repetirlas entre seis y diez veces, pudiendo dividir estas repeticiones en blo-

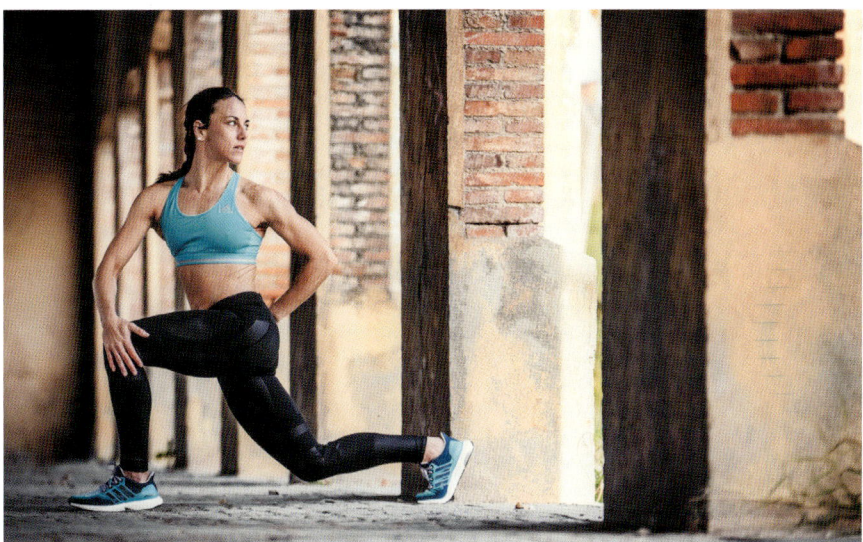

ques. Por ejemplo: 2 x (4 x 2´/3´) con 5 minutos de trote suave.

Por otro lado, supone un reto al metabolismo ya que obliga al sistema de suministro de energía y oxígeno a que sean más eficientes, y por otro lado, obtendrás ganancias de fuerza a nivel muscular (siempre que no lleguemos a un estado de fatiga).

El trabajo fraccionado es sin duda un elemento clave si se quiere mejorar corriendo, independientemente de las distancias que cada uno corra. Así, en función de los períodos y objetivos, hay infinidad de tipos de trabajo de series.

El objetivo es trabajar a intensidades mayores que en sesiones en las que aplicaremos ritmos continuos.

Si haces una buena sesión de series, acabarás exhausto y las piernas las notarás muy cargadas al día siguiente, esa es la parte fea. Sin embargo, con un trabajo de series a la semana, notarás la mejora a nivel de resistencia, ganarás fuerza en las piernas y capacidad de recuperación, y, sobre todo, empezarás a tener ritmos medios de carrera más rápidos.

Siempre hay que realizar un calentamiento previo que debe durar unos 10-15 minutos. Esto es fundamental, ya que el esfuerzo al que se somete al cuerpo con este entrenamiento es muy intenso, además de la necesidad de preparar al corazón y elevar las pulsaciones.

> **¿DÓNDE HAGO LAS SERIES?**

Tienes que buscar una recta en la que poder correr y mides su longitud (200 m, 500 m), algunas cuestas que midan unos 100-200 metros e incluir algunas series en la pista de atletismo de tu localidad.

> **ENTRENAMIENTO *FARTLEK***

La palabra *fartlek* nos ha perseguido desde las clases de educación física en el cole, hasta ser una de las más escuchadas hoy día. ¿Os suena verdad?

Fartlek es de origen sueco y significa «juego de velocidad». Sin duda es un entrenamiento divertido, ameno y una buena manera de ponerse a prueba.

Forma parte de los métodos continuos variables. Consiste en ir variando los ritmos de la sesión, en lugar de llevar siempre un ritmo medio continuo y mantenido. Se diferencia del entrenamiento de series en que no es tan estructurado, y no hay tiempos de descanso en parado, sino que se van cambiando y alternando los ritmos.

Por ejemplo: si tu ritmo medio en una carrera de 10 km es de 5 minutos por kilómetro, un entreno *farlek* podría ser (tras el calentamiento previo), correr 5 minutos a ritmo de 10 km, los siguientes 5 minutos a 4´50 /km y 2 minutos a 4´40/km, y repetir la secuencia de manera continuada hasta completar o bien una distancia determinada, o un tiempo de entrenamientos.

Si por ejemplo sales a correr una distancia de 7-10 km, puedes ir alternando un kilómetro a ritmo medio (que sientas que es intenso pero que podrías ir más rápido), con otro ritmo fuerte hasta completar el rodaje.

> **CARRERAS «A TEMPO»**

Carreras *a tempo* son otra forma útil para mejorar la velocidad.

Carreras *a tempo* implican la búsqueda del umbral anaeróbico, de manera que se trabaja de forma constante y continua a una intensidad alta, pero dentro de tu zona aeróbica, y que puedas mantener dicha intensidad y frecuencia entre 25-35 minutos. En caso de corredores muy preparados pueden estar entre 50-70 segundos.

Para que os hagáis una idea de cómo debes sentirte cuando llevas este ritmo, es una sensación de esfuerzo, pero te quedarían fuerzas para apretar un poquito más (desde el punto de vista sencillo para comprenderlo). Es decir, puedes hablar momentáneamente, pero no demasiado, en cuyo caso acabarías exhausto. Yo lo denomino correr «con ritmito, con ritmo alegre».

Lo que se trabaja con este tipo de ritmos es la capacidad del cuerpo para crear energía y hacer frente a los residuos. Entrenando a ritmo regular para aumentar su umbral de lactato (es decir, los sistemas de energía son cada vez más eficientes) y tu organismo será capaz de correr más rápido a niveles de esfuerzo más fáciles. Otros beneficios incluyen el enfoque mejorado, aprender a mantener un ritmo constante y la mejora de su fuerza mental y determinación mientras se ejecuta.

> **CARRERA CONTINUA**

Constituirá un alto porcentaje de las sesiones de entrenamiento. Es una carrera que se realiza entre el 70 %-80 % de la frecuencia cardíaca máxima y cuyo fin es la eficiencia energética del metabolismo puramente aeróbico y de obtención de energía desde el sustrato energético lipídico. Puede ir desde los 30 minutos hasta horas (corredores de larga distancia). Es una parte básica para el desarrollo de una buena resistencia de base.

¿Y cómo saber qué ritmo llevo o si estamos entrenando dentro de los niveles aeróbico y anaeróbico?

Lo más sencillo es hacerte con un pulsómetro que por lo menos recoja los valores de frecuencia cardíaca y ritmo. Junto con los datos obtenidos en la prueba de esfuerzo, conocerás las zonas de trabajo para cada tipo de sesión atendiendo a tus umbrales.

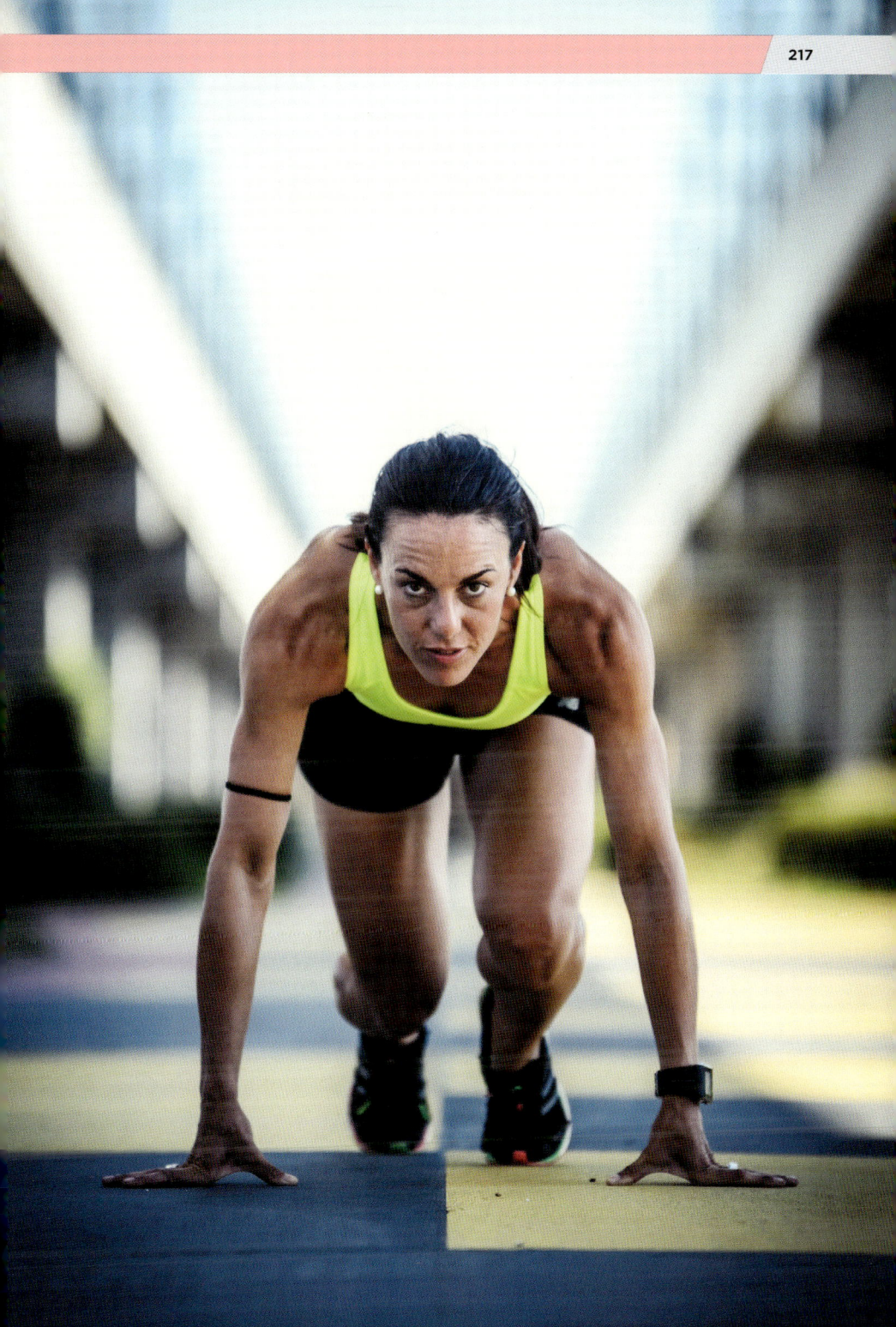

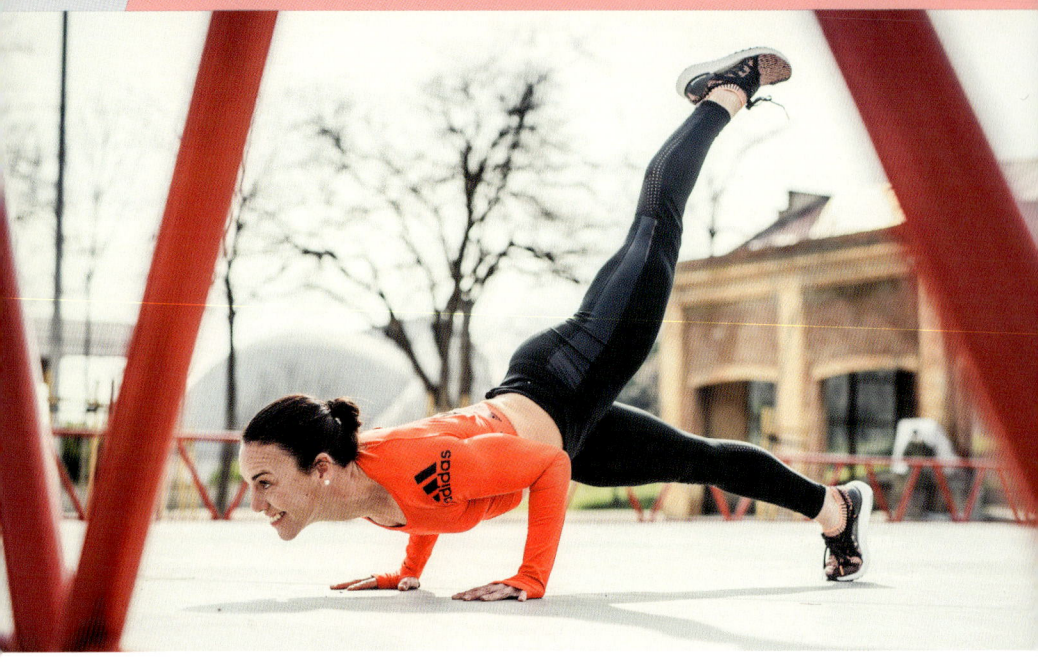

CONSEJOS PARA LAS SEMANAS PRE- Y POSCOMPETICIÓN

¿Cómo y cuánto entrenar la semana previa a una carrera? ¿Qué hacer el día anterior? ¿Y los días posteriores? Son algunas de las preguntas que muchos me hacéis y espero resolver además de ofreceros consejos fundamentales para llegar al día de la carrera en las mejores condiciones.

QUÉ HACER Y QUÉ NO HACER LA SEMANA PREVIA A TU CARRERA, ASÍ COMO LA SEMANA POSTERIOR.

Hay factores que escapan de nuestro control, como pueden ser las condiciones meteorológicas, por ejemplo, pero todo lo demás, si lo llevamos bien preparado, hará que tengamos muchos aspectos controlados y poder estar más concentrados en la carrera y en nuestra actuación en la misma.

Lo primero de todo es actuar con sentido común, y no querer hacer en una semana lo que se debería haber hecho durante las doce semanas previas de preparación mínima. Es un error bastante común aumentar el volumen de las tiradas pensando que eso ayudará el día de la carrera. Como poco, lo más alejado de la realidad.

....

> SEMANA PREVIA A LA CARRRERA

• No hagas nada nuevo esa semana y sigue adelante con el plan. No hay experimentos de última hora.

• Varias semanas antes de la carrera, las intensidades –ritmos y volúmenes– en los entrenamientos son muy parecidos a los que se llevará el día de la competición, esto es, son entrenamientos bastante exigentes en los que se ha producido un pico de intensidad.

• La semana previa toca una bajada de volumen e intensidad, aunque sí hay toques de poco volumen con intensidades parecidas a

la competición para adaptar el sistema nervioso: con el objetivo de que física y neuromuscularmente el cuerpo llegue a asimilar perfectamente las cargas anteriores y se tome un respiro para que se recupere y evitar así correr en estado de fatiga muscular.
- No dejes de moverte: ritmos más suaves y una intensidad menor.

Predomina el trabajo suave y recuperador tanto de la fatiga residual del músculo cardíaco como de la saturación que ha tenido el sistema nervioso durante las últimas semanas.

- Seis o siete días antes puedes introducir un entreno de series cortas y explosivas para reactivar tus piernas.
- No realices esfuerzos muy intensos, entrenamientos interválicos de alta intensidad o entrenamientos de fuerza máxima los días previos: causará fatiga muscular, con posibilidad de agujetas.
- Sesiones de estiramientos dinámicos y movilidad, sin impacto articular y que mantendrán tu musculatura y las articulaciones en movimiento.
- Si vas a darte un masaje de descarga o descontracturante, mi consejo es que lo hagas al menos cuatro días antes, y no esperes al día previo.

RECUERDA: LOS MASAJES TAMBIÉN HAN DEBIDO REALIZARSE DURANTE LA PREPARACIÓN PREVIA PORQUE, SI NO, ROMPERÍAMOS LA RUTINA JUSTO LA ÚLTIMA SEMANA, Y NO QUEREMOS ESO.

Tras un masaje de descarga, la musculatura también queda fatigada e incluso a veces puedes llegar a sentirte un poco dolorido; por otro lado, si te das un masaje de relajación, la musculatura queda demasiado relajada y necesitamos que esté «despierta» y preparada para reaccionar perfectamente el día de la carrera.

> **NUTRICIÓN**

¿CÓMO ALIMENTARSE LA SEMANA PREVIA DE LA COMPETICIÓN?

Todos hemos escuchado eso de la conocida «carga de hidratos» pero tampoco es cuestión de excesos.

La carga de hidratos tiene como objetivo aportar y acumular la suficiente cantidad de hidratos de carbono para poder llevarse a cabo el intercambio de nutrientes y tener energía suficiente para afrontar la carrera sin llegar a la fatiga o falta de energía. Pero todo en su justa medida.

Con aumentar un poquito la ingesta durante la semana y el día anterior (algo de pasta, arroz), es suficiente si el resto de tu dieta es variada. Además, ten en cuenta que bajas la carga general de entrenamiento, eso ya hace que tu alimentación pueda estar por encima del gasto y haya esa carga por sí sola.

- Evita una cena demasiado pesada porque la digestión será más lenta, puede impedirte descansar en condiciones o simplemente no te siente bien.
- Evitar los alimentos grasos que también dificultan las digestiones (embutidos, bollería, salsas, etc.).
- Evita los alimentos integrales y con fibra el día anterior. Puede provocar que tu aparato digestivo trabaje demasiado y quizá sientas ganas de ir al baño en el momento menos oportuno.
- Para carreras de más de 80 minutos de duración, algún nutricionista recomienda aumentar un poquito la ingesta de sal

los días anteriores, pues esto provoca que se retenga más líquido. De este modo, retardarás la pérdida de agua.
- La mejor opción es hidratarte bien los días previos a la carrera, con agua y con sales minerales. Para que los músculos puedan realizar sus funciones de contracción perfectamente, evitando los efectos de la deshidratación, como los calambres.
- Evita tomar relajantes musculares, pues inhiben de forma considerable la función contráctil de los músculos.

....

> EL DÍA PREVIO

- **Actívate:** Para alejar los nervios y despejar la mente. Realiza un trote muy suave de 15-25 minutos máximo para activar las piernas y movilizar el riego sanguíneo, acabando con unos 4-6 esprintillos de unos 30-40 metros.
- Repasa bien el recorrido, perfil y altimetría de la carrera, para no llevarte ninguna sorpresa y poder anticiparte y planificarte. Mentalmente ayuda muchísimo.
- Revisa también dónde se encontrarán los puntos de avituallamiento, sobre todo en carreras superiores de 15 km, porque así sabrás cuándo puedes tomarte un gel energético y tomar agua.
- Prepara toda tu equipación la noche antes, y mi consejo es que lleves una de repuesto por lo que pueda pasar: se te mojen las zapatillas o el calcetín, haga frío o demasiado sol... Tienes que sentirte cómodo durante la carrera, no pruebes nada nuevo ese día. Y sobre todo, descansa. Es típico que el día anterior, al no entrenar, haya corredores que se dediquen a visitar toda la ciudad a pie, sin dar reposo a sus piernas para el día siguiente.

- Mira bien la previsión del tiempo, y actúa en consecuencia. Si anuncian lluvia, llévate un chubasquero o camiseta de manga larga, te ayudará a que no cojas frío. Yo siempre llevo unos guantes para mantener las manos calientes, sobre todo en los momentos previos a la salida.
- Lleva ropa para poderte cambiar después de la carrera y no quedarte con la ropa sudada y coger frío. Son cosas muy simples, pero que mucha gente pasa por alto.

....

> ¿Y DESPUÉS QUÉ?
SEMANA POSCOMPETICIÓN
Pueden ocurrir dos cosas:

1. Si no has entrenado adecuadamente o la carrera ha sido demasiado dura, puede que estés un par de días andando a lo «walking dead», lo que para mí significa que algo no ha ido bien.

2. Si todo se ha llevado siguiendo una progresión adecuada y corriendo a los ritmos previstos, es normal que sintamos fatiga y los músculos un poquito cansados. Estos estarán hinchados y pesados hasta que se terminen de eliminar los residuos acumulados por la rotura de fibras, ácido láctico, etc., pero si puedes moverte y subir y bajar escaleras bien, habrás triunfado.

En cualquier caso, no debes pararte y dejar de moverte, sino todo lo contrario.

Este período es muy importante trabajarlo bien para:
- Recuperar los almacenes de glugógeno (que suelen tardar entre 24 horas o más en volver a llenarse, depende de cada individuo).
- Recuperar la fosfocreatina, así como las enzimas proteicas. Realmente, el diseñar

un plan de entrenamientos acorde a esta fase de recuperación, es un arte y varía en cada uno de nosotros.
- No entrenar a los ritmos e intensidades altos de las semanas previas.
Tomar contacto de forma suave, a ritmos bajos, a modo de recuperación activa, para ayudar a que la sangre se oxigene y se limpie.
- Trotes muy suaves, sesiones de 30 minutos con la bici estática e incluso nadar, son actividades que nos mantienen activos a un nivel bajo de impacto articular, y nos ayudarán a recuperarnos del esfuerzo.

Tras una semana, precisamente cuando el cuerpo ha asimilado ese «entreno de alta intensidad», habiendo llevado una recuperación y entrenamiento adecuados a esta semana poscarrera, sentiréis que estáis a tope y que vuestras piernas van más rápido de lo que pensabais, es fruto de lo que se denomina: supercompensación.

En todo caso, seguid siempre las indicaciones de vuestro entrenador o preparador físico, y aunque os sintáis con fuerzas pasados unos días, empezad a retomar de nuevo el plan de entrenamiento de menos a más.

Es muy sencillo: si al día siguiente te marcas unas series, o un entrenamiento de fuerza intenso (cuando tu cuerpo aún no ha vaciado los residuos ni ha recuperado los niveles de glucógeno y proteínas), lo único que provocarás es un desgaste excesivo con efecto rebote, es decir, luego no tendrás fuerzas para entrenar el resto de la semana.

EN RESUMEN, EN LA SEMANA POST, TODO LO QUE SE HACE ES CON EL OBJETIVO DE RECUPERAR PARA POSTERIORMENTE ENTRENAR CON GARANTÍAS DE ESTAR AL CIEN POR CIEN DE NUEVO.

Espero que estos pequeños consejos los tengáis presentes para vuestras próximas carreras y puedan ayudaros a llegar llenos de energía y afrontarlas sin problema.

AGRADECIMIENTOS

Si has llegado hasta aquí, no quiero dejar pasar la oportunidad de darte las gracias por haberme dejado espacio en tu vida y en tu tiempo. Espero de corazón haber sabido transmitirte no solo mi pasión, sino también la necesidad de mantenerte en forma para mejorar tu salud y tu práctica deportiva.

Pero no he llegado hasta aquí sola, y son muchas las personas que, sin darse cuenta, han hecho posible que haya crecido como persona y como deportista. Todas y cada una de ellas tienen un lugar especial en lo que hago.

Doy las gracias a mis padres, Belén y Carlos, por haberme enseñado los valores del esfuerzo, el sacrificio, la constancia y haberme dejado tomar mis propias decisiones a lo largo de mi vida. Por estar a mi lado incondicionalmente con el amor más verdadero que puede existir. Gracias, papás, por haberme dejado crecer libremente y vivir cada una de las mil experiencias que he tenido la suerte de vivir.

A mi hermano Luis, bastión fundamental en mi vida. Siendo el pequeño, es quien me ayuda a ser mejor persona.

Mi familia es mi todo. Gracias no solo por apoyarme, sino también por empujarme a luchar por mis sueños y empujarme una y otra vez a no dejar de aprender nunca.

Gracias también a José, en su faceta de entrenador. Por ayudarme en mi camino como deportista, por saber llevarme de la única manera que solo él es capaz y por devolverme la ilusión por no dejar de creer y crecer como deportista. Por dejarme ser libre, por su forma de enseñarme lo que significa querer a alguien y poder disfrutar de lo que amamos.

A Cristina Mitre, quien cuando apenas acababa de iniciar mi andadura digital, me contestó un mensaje a través de una red social. Desde ese momento, sin apenas conocerme, confió plenamente en mí y me dio la oportunidad de ver de cerca y compartir su trabajo, sus sueños, sus retos y sus ilusiones. Fue la primera persona que creyó que yo podía aportar algo y su apoyo ha sido constante; siempre me ha animado a luchar por aquello en lo que creo. Me siento orgullosa de tenerla como amiga y, con el tiempo, he ido aprendiendo a vivir intensamente, como ella dice, «a golpe de zapatilla».

Gracias, Cris, por no haberme dejado ni un solo segundo, pese a que no estemos cerca.

A mis amigas de siempre, Marta, Patricia, Inés e Ivanova, por haber soportado todas y cada una de las malas etapas, pero sobre todo las buenas. Por crecer juntas. Ivanova, no te dejé leer el manuscrito porque tu mente inquieta hubiese tachado todo, pero sé que me quieres igual. Gracias, amiga, por estar a mi lado siempre.

Gracias a los amigos y atletas que desde el primer mensaje dijeron sí para formar parte de este proyecto y aportar su visión: Judith, Cris, Mariam, Alba, Isa, Chema, Luis Alberto, Domingo.

Por supuesto, gracias a mi amigo Sebas Romero, quien desde el momento de conocernos captó la esencia de lo que quería transmitir. Me enamoré profundamente de su personalidad, de su buen hacer y de su trabajo. Solo había una persona que quería que formase parte de este proyecto, y ese es él. No sé cómo darte las gracias por hacerlo todo tan fácil y tan bonito.

Gracias al resto del maravilloso equipo de Black&Rad, Javi y David, y a Sheila por ponerme bonita.

A Martín Giachetta y a su mujer, Celeste, quienes cuando aún estaba trabajando fuera y les comenté mi idea de empezar a publicar desde una web mis experiencias y conocimientos de fitness, fueron los primeros que me animaron a hacerlo. Mirad lo que habéis conseguido, amigos.

A mis compañeros y familia de Gimnasio Físico, que desde hace ya diez años me han permitido desarrollarme profesionalmente, y poder compaginarlo con las clases y formaciones en el gimnasio; quienes hoy me cubren las clases cuando tengo que competir o trabajar fuera. Especialmente, a mi compañero Iñaki García, por ser capaz de soñar despierto.

A todos y cada uno de los profesores, instructores y compañeros de profesión de los que a lo largo de los últimos 15 años he ido aprendiendo infinidad de cosas en cada seminario, en cada taller, en cada formación dentro del sector del fitness, de la actividad física y del deporte.

En esta lectura ha estado presente mi pasado como bailarina de ballet clásico. Aunque quizá no lleguen a leerme, doy gracias a la Escuela de Danza África Guzmán por haberme enseñado los valores de la disciplina de la danza, por haber hecho que la danza siga presente en mi día a día, sin vosotras saberlo. Con los lloros, las risas, los nervios que viví a lo largo de mis 14 años en la escuela. A mis maestras María José, Julieta, África, Ángela... A Vicky, por recibirnos desde la puerta de la escuela; a Graham, por su música... Siempre os llevo orgullosamente conmigo.

Gracias también a Gregorio Olmo, que sin apenas conocerme, al poco del lanzamiento de la web, me dio la oportunidad de cursar dos formaciones, una de las cuales me ha permitido centrarme en lo que hoy puedo escribir y enseñar sobre los aspectos fundamentales del análisis y coaching de carrera.

A las marcas deportivas que han confiado en mí por mi trabajo como profesional del fitness y como deportista.

A María, la responsable de este libro, por haber tenido tantísima paciencia y ampliar el plazo de entrega muchos meses más. Gracias por tu comprensión y paciencia.

Y por supuesto, gracias infinitas a todas y cada una de las personas que me siguen y leen a través de las redes sociales por hacerme valorar aún más mi trabajo, por enseñarme cada día que se puede hacer, y porque ocupan un lugar fundamental en el crecimiento de ese proyecto personal que nació hace ya tres años. Siempre os he llamado equipo, porque juntos las cosas se llevan mucho mejor. Gracias por estar al otro aldo y compartir vuestras experiencias.

Y gracias por supuesto a *Women's Health*, que ha sido mi casa en los dos últimos años y que me ofreció la oportunidad única de poder emprender este proyecto juntos, que confiamos siga creciendo.

BIBLIOGRAFÍA

Akuthota, V. y Nadler, S. F., «Core strengthening», *Archives of Physical Medicine and Rehabilitation*, abril de 2004, n.º 85, supl. 3, pp. 86-92.

Ferreiro, A., Moore, T. y Fredericson, M., «Core stability exercise principles», *Current Sports Medicine Reports*, 2008, vol. 7, n.º 1, pp. 39-44.

Bird, Stephen P. y Stuart, Will, «Integrating Balance and Postural Stability exercises into the Functional Warm-up for Youth Athletes» *Strength and Conditioning Journal*, junio de 2012, vol. 34, n.º 3, pp. 73-79.

Bonacci, J., Saunders, P. U., Hicks, A., *et al.*, «Running in a minimalist and lightweight shoe is not the same as running barefoot: a biomechanical study», *British Journal of Sports Medicine*, 2013, vol. 47, pp. 387-392.

Boyle, M., *Functional Training for Sports*, Human Kinetics, 2016.

Calais-Germain, Blandine, *Anatomía para el movimiento*, Barcelona, La Liebre de Marzo, 2011.

Chicharro, J. L. y Sánchez, D., *Fisiología y fitness para corredores*, Champaign, Illinois, Producciones Prowellness, 2014.

Cook, G., *Movement Functional Movement Systems*, Santa Cruz, California, On Target Publicactions, 2011.

Daoud, Adam I., *et al.*, «Foot Strike and Injury Rates in Endurance Runners: A Retrospective Study», *Medicine & Science in Sports & Exercise*, American College of Sports Medicine, 2012, vol. 44, n.º 7, pp. 1325–1334.

Horack, Fay B., «Postural orientation and equilibrium: what do we need to know about neural control of balance to prevent falls?», *Age and Ageing*, septiembre de 2006, vol. 35, supl. 2, pp. ii7-ii11.

Kusher, A. M., *et al.*, «The Back Squat: Targeted Training Techniques to Correct Functional Deficits and Technical Factors that Limit Performance», *Strength and Conditioning Journal*, abril de 2015, vol.37, n.º 2, pp. 13-60.

Lieberman, Daniel E., *et al.*, «The human gluteus maximus and its role in running », *The Journal of Experimental Biology*, 2006, vol. 209, pp. 2143-2155.

Maffetone, P. y Laursen, Paul B., «Athletes: Fit but Unhealthy?», *Sports Medicine Open*, 26 de mayo de 2016.

Tam, N., Wilson, J. L. A., Noakes, T. D. y Tucker, R., «Barefoot running: an evaluation of current hypothesis, future research and clinical applications», *British Journal of Sports Medicine*, 2014, vol. 48, pp. 349–355.

Van Gent, R. N., Siem, D., Van Middelkoop, M., Van Os, A. G., Bierma-Zeinstra, S. M. A. y Koes, B. W., «Incidence and determinants of lower extremity running injuries in long distance runners: a systematic review», *British Journal of Sports Medicine*, 2007, vol. 41, pp. 469-480.

Verstegen, M. y Williams, P., *Core Performance Endurance*, Nueva York, Rodale Books, 2007.

LA AUTORA

ISABEL DEL BARRIO IZQUIERDO (Madrid, 1980) es exbailarina, entrenadora personal y triatleta.

Licenciada en Derecho y Administración de Empresas por la Universidad Carlos III de Madrid y posgrado en Berkeley (California, Estados Unidos), compaginó sus estudios con clases de entrenadora personal. En 2013 dejó la empresa privada para centrarse en su propia aventura empresarial, la creación del blog *On my training shoes*, por el cual recibió en 2015 el premio a la Promoción del Deporte de la revista *Gym Factory*.

Aparte de ser columnista en diferentes medios de comunicación, está acreditada por la NSCA (National Strenght and Condition Association) como especialista en entrenamiento personal y sigue su formación con el posgrado de entrenamiento personal en el INEF dc la Universidad Politécnica de Madrid.